公共卫生防控与常见疾病护理

主编 孙 敏 石钦霞 赵方方

U0200777

郑州大学出版社

图书在版编目(CIP)数据

公共卫生防控与常见疾病护理 / 孙敏，石钦霞，赵方方主编. — 郑州：郑州大学出版社，2023. 9(2024.6 重印)

ISBN 978-7-5645-9644-6

Ⅰ. ①公… Ⅱ. ①孙…②石…③赵… Ⅲ. ①公共卫生－卫生管理②常见病－护理 Ⅳ. ①R126.4②R47

中国国家版本馆 CIP 数据核字(2023)第 144521 号

公共卫生防控与常见疾病护理

GONGGONG WEISHENG FANGKONG YU CHANGJIAN JIBING HULI

策划编辑	薛 晗	封面设计	曾耀东
责任编辑	李龙传 王飞峰	版式设计	苏永生
责任校对	张 楠	责任监制	李瑞卿

出版发行	郑州大学出版社	地 址	郑州市大学路 40 号(450052)
出 版 人	孙保营	网 址	http://www.zzup.cn
经 销	全国新华书店	发行电话	0371-66966070
印 刷	廊坊市印艺阁数字科技有限公司		
开 本	710 mm×1 010 mm 1 / 16		
印 张	15.5	字 数	271 千字
版 次	2023 年 9 月第 1 版	印 次	2024 年 6 月第 2 次印刷

书 号	ISBN 978-7-5645-9644-6	定 价	59.00 元

作者名单

主　编　孙　敏　石钦霞　赵方方

编　委　（以姓氏笔画为序）

王明雪　莱州市妇幼保健院

王明俐　胜利油田中心医院

石钦霞　利津县凤凰城街道卫生院

孙　敏　临沂市人民医院

赵方方　青州市中医院

编写说明

公共卫生是关系一个国家或一个地区人民大众健康的公共事业。公共卫生服务不仅是一种成本低、效果好的服务，而且是一种社会效益回报周期相对较长的服务。各国政府在公共卫生服务中起着举足轻重的作用，并且政府的干预作用在公共卫生工作中是不可替代的。许多国家对各级政府在公共卫生中的责任都有明确的规定和限制，以利于更好地发挥各级政府的作用，并有利于监督和评估。为进一步提升医疗服务体系应对公共卫生事件能力，高效率、高水平开展医疗救治工作，本书基于抗疫实践，凝练医院“平战结合”的经验，从突发公共卫生事件的应急管理、突发公共卫生事件的工作方案、突发公共卫生事件下医疗保障、社区卫生机构的防控、突发公共卫生应急保障5个方面介绍了突发公共卫生事件的管理实践，或许对相关医院的突发公共卫生事件管理体系建设具有指导性意义。

本书对计划生育技术服务工作规范、公共卫生问题（如不孕症、宫颈癌前病变筛查与宫颈癌疫苗）进行了介绍。随着社会经济和医疗专业的迅速发展，护理队伍的整体素质有了较大的提升，护理理念也随之不断创新和发展。为此，本书还对部分常见病如脑血管病、颅内肿瘤手术护理及重症患者的护理技术进行了总结与归纳。

本书可供基层医院承担公共卫生服务职责的护理人员参考。

目 录

第一章 突发公共卫生事件的应急管理 …… 001

第一节 国际突发公共卫生事件的应急管理 …… 001

一、世界卫生组织突发公共卫生事件和灾害风险管理 …… 001

二、美国、英国突发公共卫生事件的应急管理措施 …… 003

三、国际疾病暴发预警和反应的综合事件管理 …… 005

第二节 我国突发公共卫生事件的应急管理 …… 005

一、我国突发公共卫生事件的应急管理发展历程 …… 006

二、我国突发公共卫生事件的分级响应标准 …… 006

三、我国新型冠状病毒肺炎的应急处理与思考 …… 011

第二章 突发公共卫生事件的应急管理工作方案 …… 015

第一节 突发公共卫生事件的医院应急管理 …… 015

一、工作方案 …… 015

二、医院感染防控督导员制度 …… 017

第二节 突发公共卫生事件的护理应急管理 …… 022

一、组织架构 …… 022

二、保障机制 …… 023

第三节 应急状态下的护理人力资源管理 …… 023

一、护理人力需求评估 …… 023

二、确定调配优先等级 …… 024

三、紧急调配管理要素 …… 024

四、前线人员的排班与轮替 …… 025

第四节 应急状态下的防护物资管理 …… 025

一、防护物资管理工作职责和流程 …… 025

二、防护物资需求评估要点 …… 026

三、防护物资应急管理原则 …… 026

第五节　门诊预检分诊 …… 026
一、分诊区工作 …… 027
二、出诊区工作 …… 027
三、抢救区工作 …… 028
四、留观区工作 …… 029
五、急诊清创缝合室(小手术室)工作 …… 029
六、急诊输液区工作 …… 029
第三章　突发公共卫生事件下的医疗保障 …… 030
第一节　我国医疗保障政策现状 …… 030
一、医疗保障政策演进 …… 030
二、医疗保障政策现状 …… 031
第二节　突发公共卫生事件下医疗保险政策的比较和创新 …… 032
一、突发公共卫生事件下医疗保险政策的国际比较和创新 …… 033
二、突发公共卫生事件下医疗保险政策的国内比较和创新 …… 034
第三节　突发公共卫生事件下医疗服务政策的比较和创新 …… 039
一、突发公共卫生事件下医疗服务政策的国际比较和创新 …… 039
二、突发公共卫生事件下医疗服务政策的国内比较和创新 …… 040
第四节　突发公共卫生事件下医疗保障政策的创新 …… 047
一、国内外医疗保障政策创新的启示 …… 047
二、我国医疗保障政策的设计 …… 050
第四章　社区卫生机构公共卫生的防控 …… 054
第一节　值守应急体系和信息报送 …… 054
一、成立防控工作小组 …… 054
二、健全值守应急制度 …… 055
三、做好信息收集与报送 …… 055
四、调整日常诊疗安排 …… 056
第二节　预检分诊与转诊 …… 057
一、社区卫生机构及医务人员的工作任务 …… 057
二、患者转诊 …… 058
第三节　应急强化培训和各类人群的心理干预 …… 059
一、人员培训 …… 060
二、各类人群的心理干预 …… 061

第四节　社区卫生机构与社区、公安部门联防联控 …………… 062
一、外防输入 ………………………………………………… 062
二、内防扩散 ………………………………………………… 064
第五节　县(区)级疾病预防控制机构防控 ………………… 069
一、建立疫情防控工作组 …………………………………… 069
二、人员培训 ………………………………………………… 070
三、现场流行病学调查 ……………………………………… 070
四、密切接触者的追踪和管理 ……………………………… 071
五、特定人群的个人防护 …………………………………… 071
第五章　突发公共卫生事件的应急保障措施 ……………… 073
第一节　确诊(疑似)患者急诊手术的应急保障 ………… 073
一、应用范围 ………………………………………………… 073
二、人员架构和工作职责 …………………………………… 073
三、保障机制 ………………………………………………… 076
第二节　普通病区发生疫情的应急保障 …………………… 077
一、应用范围 ………………………………………………… 077
二、人员架构和工作职责 …………………………………… 077
三、保障机制 ………………………………………………… 079
第三节　医务人员发生感染的应急保障 …………………… 080
一、应用范围 ………………………………………………… 080
二、人员架构和工作职责 …………………………………… 080
三、保障机制 ………………………………………………… 081
第六章　计划生育技术服务工作规范 ……………………… 083
第一节　计划生育技术指导工作规范 ……………………… 083
一、指导职责 ………………………………………………… 083
二、指导内容及要点 ………………………………………… 083
三、指导方式 ………………………………………………… 086
第二节　计划生育技术服务分级随访工作规范 …………… 086
一、随访对象 ………………………………………………… 087
二、随访目的 ………………………………………………… 087
三、随访项目 ………………………………………………… 087
四、计划生育服务随访时间及内容 ………………………… 088

五、随访职责 …… 092
六、随访要求 …… 093
第三节　退出育龄期宫内节育器取出管理规范和转诊流程 …… 094
一、高危计划生育手术管理规范 …… 094
二、退育期转诊流程 …… 095
第四节　计划生育技术服务机构女性生殖健康检查工作规范 …… 096
一、技术服务内容 …… 096
二、机构与人员的管理 …… 098
第七章　不孕不育症 …… 101
第一节　不孕不育症患者的心理状态及评估、治疗 …… 101
一、不孕不育症患者的心理状态及评估 …… 101
二、不孕不育症伴发情绪障碍的诊断 …… 103
三、不孕不育症的心理治疗 …… 104
第二节　输卵管积水的合理治疗 …… 108
第三节　输卵管阻塞的治疗 …… 109
第四节　输卵管吻合术及输卵管宫角植入术 …… 112
第五节　输卵管微小病变的腔镜治疗 …… 115
第六节　异位妊娠的微创手术治疗 …… 119
第七节　卵巢储备减退和(或)高龄患者辅助生殖技术的微刺激方案 …… 122
一、微刺激方案IVF的条件 …… 122
二、周期预处理的注意事项 …… 123
三、使用枸橼酸氯米芬启动微刺激 …… 125
四、促性腺激素联合治疗 …… 126
五、预防过早黄素化 …… 127
六、扳机 …… 127
七、取卵、受精和胚胎冷冻的注意事项 …… 128
八、用于微刺激的芳香化酶抑制剂 …… 129
九、微刺激方案与常规大剂量FSH方案用于DOR患者的成本比较 …… 131
第八节　温和刺激替代微刺激 …… 133
一、黄体期温和刺激方案降低高FSH/LH水平 …… 133

二、黄体期刺激:能否获得更有发育潜能的胚胎 …………………………… 135
三、黄体期温和刺激 ……………………………………………………… 136
四、温和刺激延长了卵巢抑制和雌激素预启动 …………………………… 136
第八章 宫颈癌前病变筛查与宫颈癌疫苗 ……………………………… 139
第一节 宫颈癌前病变检查(阴道镜的使用) …………………………… 139
一、阴道镜的组织学基础 ………………………………………………… 139
二、阴道镜检查 …………………………………………………………… 140
三、电子阴道镜检查 ……………………………………………………… 143
四、图像及电子数据的管理 ……………………………………………… 144
第二节 宫颈癌前病变的细胞学和筛查 ………………………………… 144
一、宫颈细胞学分级方法 ………………………………………………… 145
二、细胞学报告 …………………………………………………………… 146
三、临床转诊 ……………………………………………………………… 149
四、宫颈腺上皮内瘤变/原位腺癌的细胞学诊断 ………………………… 149
五、腺癌的细胞学特征 …………………………………………………… 150
六、宫颈癌筛查 …………………………………………………………… 150
七、改进宫颈癌筛查 ……………………………………………………… 152
八、细胞学解读 …………………………………………………………… 153
九、HPV 检测用于宫颈癌初筛 …………………………………………… 154
十、HPV 检测用于 CIN 治疗后随访 ……………………………………… 155
十一、HPV 检测用于轻度细胞学异常的分流 ……………………………… 155
十二、HPV 分型检测的意义 ……………………………………………… 156
第三节 HPV 疫苗与宫颈癌预防 ………………………………………… 156
一、预防性疫苗的种类及特点 …………………………………………… 156
二、HPV 疫苗的交叉保护 ………………………………………………… 159
三、HPV 疫苗我国应用现状 ……………………………………………… 160
四、解决方案 ……………………………………………………………… 161
五、宫颈癌的预防 ………………………………………………………… 162
第九章 脑血管病手术护理 ……………………………………………… 167
第一节 颅内动脉瘤夹闭和包裹术 ……………………………………… 167
第二节 颅内动静脉畸形切除术 ………………………………………… 169
第三节 颈内动脉内膜剥脱术 …………………………………………… 171

第四节　颅内外血管搭桥术 …………………………………………………… 173
第五节　颈动脉结扎术 ………………………………………………………… 175
第六节　颞肌颞浅动脉贴敷术 ………………………………………………… 176
第十章　颅内肿瘤手术护理 …………………………………………………… 178
第一节　大静脉窦旁脑膜瘤切除+血管窦重建术(以矢状窦旁脑膜瘤为例) ………………………………………………………… 178
第二节　大脑凸面脑膜瘤切除术 ……………………………………………… 180
第三节　额下经终板入路颅咽管瘤切除术 …………………………………… 182
第四节　海绵窦内病变切除术 ………………………………………………… 183
第五节　桥小脑角区病变切除术(以听神经瘤为例) ………………………… 185
第六节　松果体区肿瘤切除术 ………………………………………………… 187
第七节　经纵裂—胼胝体入路丘脑病变切除术 ……………………………… 189
第八节　小脑半球病变切除术 ………………………………………………… 190
第九节　第四脑室肿瘤切除术 ………………………………………………… 192
第十一章　重症患者的护理 …………………………………………………… 194
第一节　主动脉夹层腔内修复术护理 ………………………………………… 194
第二节　主动脉夹层手术护理 ………………………………………………… 201
第三节　胸腹主动脉瘤护理 …………………………………………………… 205
第四节　主动脉食管瘘护理 …………………………………………………… 207
第五节　肺动脉高压护理 ……………………………………………………… 211
第六节　烧伤重症护理 ………………………………………………………… 215
一、重症烧伤患者的急救措施 ………………………………………………… 216
二、重症烧伤患者的监测 ……………………………………………………… 217
三、头面部烧伤患者的护理 …………………………………………………… 218
四、吸入性损伤护理 …………………………………………………………… 219
第七节　重症患者导管护理 …………………………………………………… 220
一、经外周静脉穿刺的中心静脉导管 ………………………………………… 220
二、中心静脉导管 ……………………………………………………………… 223
三、经鼻胃(肠)管 ……………………………………………………………… 225
四、口咽通气管 ………………………………………………………………… 231
五、鼻咽通气管 ………………………………………………………………… 233
参考文献 ………………………………………………………………………… 236

第一章 突发公共卫生事件的应急管理

第一节 国际突发公共卫生事件的应急管理

21 世纪以来，世界成为一个紧密相连、息息相关的整体。一国引发的危机往往会超越国界、蔓延全球，各国政府所面临的问题日益趋同。2003 年的“非典”疫情、2014 年埃博拉疫情、频发的禽流感疫情等都是国际性的公共卫生危机事件。对于突发公共卫生事件的应急管理，不少国家建立了涵盖各个方面的应急管理体系，能够正确应对突发的公共卫生事件。应急管理体系是指应对突发公共事件时的组织、制度、行为、资源等应急要素及其关系的总和。建立完善的公共事件应急管理体系，对突发公共事件进行得当的应急处理能避免或减少人员和财产损失，保障经济和社会的持续稳定。下面简单介绍国际上包括世界卫生组织在内的公共卫生事件应急管理经验，为我国突发公共卫生事件的应急管理提供借鉴。

一、世界卫生组织突发公共卫生事件和灾害风险管理

虽然各国通过实施多灾害风险管理、《国际卫生条例(2005)》和强化卫生系统，增强了降低突发公共卫生事件和灾害风险及后果的能力，但许多社区面对大量的危险事件仍然显得异常脆弱。应对不同灾害和风险的支离破碎的方法，过分强调临时反应，而不是强调防止事件的发生和做好适当的应急准备，整个卫生系统内部和卫生系统与其他部门之间缺乏协同，妨碍了社区和国家实现公共卫生最优结果的能力。为了解决当前和正在出现的公共卫生风险及有效利用和管理资源的需要，世界卫生组织制定了突发公共卫生事件和灾害风险管理(EDRM)的框架或范式，以强化当前的做法和实践。

(一)突发公共卫生事件和灾害风险管理的愿景

突发公共卫生事件和灾害风险管理框架提供了一种共同的语言和一种

全面的方法，适用于所有正在努力减少卫生风险和突发事件及灾害后果的卫生部门和其他部门的所有行动者。其愿景是“为面临突发事件风险的所有人提供尽可能高的健康和福祉标准，增强社区和国家的抗逆力、卫生安全、全民健康覆盖和可持续发展”；强调在预防、准备、应对和恢复的连续过程中评估、沟通和降低风险，并构建社区、国家和卫生系统的恢复能力，侧重于在不同情况下（包括在脆弱、资源匮乏和资源丰富的环境中）改善处于危险中的社区；目标是使各国和社区的卫生部门及其他相关部门具有更强的能力和体系，从而减少和减轻与各类突发事件及灾害相关的卫生风险和后果。

（二）突发公共卫生事件和灾害风险管理的方法和流程

突发公共卫生事件和灾害风险管理的核心原则及方法：基于风险的方法；全面的应急管理（包括预防、准备、响应和恢复）；涉及所有风险的方法；普惠的、以人为本、以社区为中心的方法；多部门和多学科协同；基于全卫生系统；落实伦理考量。

灾害风险管理流程：预防（完全避免危害和相关灾害的不良影响）—缓解（危害和相关灾害的不良影响减轻或受到限制）—防范（政府、社区和个人有效地预见灾害事件的影响，并进行科学的防范）—应对（在灾害发生期间或灾害发生后立即提供应急服务和公共援助，以抢救生命、降低卫生影响、确保公共安全及满足受影响人群的基本生存需要）—恢复（暴露于危害的系统、社区或社会及时有效地抵御、吸收和适应，包括通过维持和恢复其必需的基本结构和功能）。

（三）突发公共卫生事件和灾害风险管理的职能

1. 政策、策略和立法　确定政府及突发公共卫生事件和灾害风险管理其他行动方的组织结构、角色和责任，包括加强突发公共卫生事件和灾害风险管理能力的战略。

2. 规划和协调　强调突发公共卫生事件和灾害风险管理规划和运作的有效协调机制。

3. 人力资源　包括涉及所有级别的突发公共卫生事件和灾害风险管理能力的人员配备、教育和培训，以及人员的职业健康和安全。

4. 财政资源　支持实施突发公共卫生事件和灾害风险管理的活动、能力建设和用于应急响应和恢复的应急资金。

5. 信息和知识管理　包括风险评估、监测、预警、信息管理、技术指导和研究。

6. 风险沟通　认识到有效沟通对卫生和其他部门、政府当局、媒体及公众都至关重要。

7. 卫生基础设施和物流　重点强调安全、可持续和准备就绪的卫生设施、关键基础设施（如水、电）及支持突发公共卫生事件和灾害风险管理的物流和供应体系。

8. 卫生和相关服务　各种与突发事件和灾害风险管理有关的医疗卫生服务和相关措施。

9. 社区突发公共卫生事件和灾害风险管理能力　重点加强地方卫生职工队伍的能力和以社区为中心的普惠规划和行动。

10. 监测和评价　包括监测实现突发公共卫生事件和灾害风险管理目标的进展情况的过程，例如，监测风险和能力及评价战略、相关规划和活动的实施情况、突发公共卫生事件和灾害可能会影响到每一个人，是全人类所面临的共同挑战，而突发公共卫生事件和灾害风险管理框架就是对这一挑战的实质性回应。突发公共卫生事件和灾害风险管理措施实施前后对比见表 1–1。

表 1–1　突发公共卫生事件和灾害风险管理措施实施前后对比

实施前	实施后
基于灾害事件进行管理	基于灾害风险进行管理
被动应对	前瞻性预测灾害风险并采取防范措施
仅针对灾害采取措施	对灾害所引起的所有风险均采取措施
以灾害管理为中心	关注社区的应对能力
单一部门管理	多部门和多学科协同管理
各部门分别承担不同责任	全卫生系统共同负责
强调对灾害及时响应	强调前期实施风险管理
为社区制定应对方针	与社区共同制定应对方针

二、美国、英国突发公共卫生事件的应急管理措施

美国应急管理工作起步较早，现在已经形成了比较成熟的应急管理机制，其突发公共卫生事件的应急和管理能力在全球首屈一指。1979 年美国成立了国家应急管理署（FEMA），专门负责应急管理工作。在公共卫生事件

的处理中,建立了覆盖联邦政府、州和地方的三级公共卫生机构,各司其职,实行垂直管理。联邦政府卫生与公共服务部(HHS)承担着公共卫生的主要职能,下设具有独立管理职能的部门,包括联邦疾病控制与预防中心(CDC)等,与联邦政府其他机构协调履行使命,负责疾病监测、流行病的控制;州卫生局受联邦政策性的指导和要求,相互协作,负责药物供给、实施治疗、医疗人员培训和医院间的协调;地方性卫生机构负责地方疾病的治疗和预防。2008 年 1 月,为加强应急预案的实施,又将国家应急预案改进为更加有指导意义的国家应急框架(NRF):第五级和第四级突发事件影响范围为市和县,由当地政府(市和县等)负责;第三级突发事件影响范围为州一级或者大城市,由州政府指挥协调处置;第二级和第一级突发事件影响范围为州一级或者国家层面,由州和(或)联邦政府协同处置。标准的应急指挥体系(ICS)是国家应急框架的一个重要组成部分,设公众信息、安全和联络三个职能方面的指挥员和处置部、计划部、后勤部、财政或行政部四个参谋部成员来沟通协调各方工作。同时,联邦政府每年投入大量经费加强专业应急队伍的建设。

英国作为世界应急管理先进国家,建立了完善的应急管理体系,在全球突发公共卫生事件应急实践中,英国的应对系统具有明显的优势。其战略层面的应对指挥由卫生部及其下设机构主要是突发事件计划协作机构(EPCU)负责,而执行层面的突发事件应对则由国民健康服务系统(NHS)及其委托机构开展。EPCU 的主要职责是制定、颁布、修改并维护突发公共卫生事件应对计划,推动突发事件应对准备的培训工作,从突发事件处理中总结经验教训,并与应对系统中的其他部门协调合作。国民健康服务系统地区行政机构在整个系统中的职责是确保地方卫生服务机构在突发事件中的快速恰当的响应。英国政府出台的《国内突发事件应急计划》,包含应急事件的风险评估和预防措施;应急处置的规划培训和演练;在应对和处置过程中各相关部门之间的合作协调;突发事件处置结束后,社会政治经济、文化心理的调适并及时总结。体制方面,内阁办公室设立国民紧急事务秘书处(CCS),作为常设国家应急管理办事机构,负责协调跨部门、跨机构的应急管理工作和紧急救援行动;非常设机构的内阁紧急应变小组(COBR)是应急管理协调和决策的最高机构,根据突发事件的性质和严重程度纳入相关层级的官员。机制方面,建立"金、银、铜"三级处置机制:"金级"是战略层,主要负责制订方针、策略、长期规划,调度应急资源;"银级"是战术层,主要负责应急处置的组织与协调;"铜级"是操作层,具体负责事件发生现场有关处置措施的执行。突发事件处置、突发事件发生后的恢复与重建工作以地方政府为主，公共基础设施的恢复重建资金80%由中央财政提供。

三、国际疾病暴发预警和反应的综合事件管理

关于疾病暴发的流行病学数据和业务信息是动态的，并会迅速变化。世界卫生组织发展了一个综合的事件管理系统，以管理关于疾病暴发的关键信息并确保重点国际公共卫生专业人员，包括世界卫生组织各区域办事处、国家办事处、合作中心和全球疫情警报及反应网络各合作伙伴之间准确和及时的交流。事件管理系统的特征包括以下几方面。

(1)该系统是关于流行病情报、核实工作现状、实验室调查和业务信息的综合性数据库。

(2)该系统能跟踪和记录疾病暴发史、关键性决定、世界卫生组织和各伙伴的重要行动及重点文件。

(3)该系统管理后勤支持及专用应对设备、材料和物资。

(4)该系统也是关于应对小组国际专家的技能、经验和可得性的综合数据库。

(5)该系统具有全球疫情警报和反应网络中技术机构的概况，重点为支持国际疾病暴发反应的准备工作和能力。

(6)该系统为会员国、公共卫生官员、媒体和公众提供标准化信息产品。

(7)该系统负责与全球疫情警报和反应网络沟通，以便加强业务准备工作。

世界卫生组织事件管理系统生动地反映了预警和应对活动的情况，并以系统的方式提供信息以便采取行动，使世界卫生组织和全球疫情警报及反应网络能更充分地进行准备，更快地做出反应并更有效地管理资源。

（赵方方）

第二节　我国突发公共卫生事件的应急管理

我国建立了以“统一领导、综合协调、分类管理、分级负责、属地管理”为主的应急管理体制，逐步形成了防范化解重特大安全风险，健全公共安全体系，整合优化应急力量和资源，统一指挥、专常兼备、反应灵敏、上下联动的中国特色。

一、我国突发公共卫生事件的应急管理发展历程

新中国成立以来,我国的公共卫生应急管理发展历程大致可以分为三个阶段。第一阶段为1949—2003年,应急管理体系主要是由各政府部门组成,独立开展所负责领域的灾害处置工作。第二阶段为2003—2008年,2003年"非典"发生后,开始着手建立"一案三制",即应急预案,应急体制、机制、法制,到2008年"一案三制"的全国应急管理体系初步形成。第三阶段为2008年至今,应急管理体系配套逐渐完善。这一时期,我国逐渐形成了以《中华人民共和国突发事件应对法》为中心,各单项法律法规相配套的应急法制体系;以国家应急预案为最高级,各地方、企事业单位预案为分支的应急预案体系。

2018年3月,全国人民代表大会会议通过了组建应急管理部的决定,将分散在国务院办公厅、公安部、民政部、自然资源部、水利部、农业农村部、国家林业和草原局、中国地震局、国家防汛抗旱总指挥部、国家减灾委员会、国务院抗震救灾指挥部、国家森林草原防灭火指挥部等部门的应急管理相关职能统一整合到应急管理部。此外,县级以上各级政府成立应急管理局,在各自的职责范围内做好突发事件应急处理的有关工作;县级以上地方人民政府卫生行政主管部门,具体负责组织突发公共卫生事件的调查、控制和医疗救治工作。"中央—地方"应急管理体系的形成,标志着我国应急管理工作进入法治化、制度化、规范化的发展阶段。

二、我国突发公共卫生事件的分级响应标准

根据突发公共卫生事件的性质、危害程度、涉及范围,突发公共卫生事件可划分为特别重大(Ⅰ级)、重大(Ⅱ级)、较大(Ⅲ级)和一般(Ⅳ级)四级。

1. 特别重大—Ⅰ级响应　有下列情形之一的为特别重大(Ⅰ级)突发公共卫生事件。

(1)肺鼠疫和肺炭疽在大、中城市发生并有扩散趋势,或肺鼠疫、肺炭疽疫情波及2个以上的省份,并有进一步扩散趋势。

释义:在直辖市、省会城市、国家计划单列市的城区发生1例以上肺鼠疫病例或2例以上有流行病学联系的肺炭疽病例;或者相关联的肺鼠疫、肺炭疽疫情(有明确的流行病学联系)在2个以上省份均有病例发生。

(2)发生传染性非典型肺炎(严重急性呼吸综合征,SARS)、人感染高致病性禽流感病例,并有扩散趋势。

释义：发生1例以上传染性非典型肺炎病例；或者发生2例以上有流行病学关联的人感染高致病性禽流感病例；或者在一个县（市）行政区域内，多点散发人感染高致病性禽流感病例。

（3）涉及多个省份的群体性不明原因疾病，并有扩散趋势。

释义：2周内在2个以上省份发生临床表现相同的群体性不明原因疾病，并出现死亡病例，病例数不断增加或疫区范围不断扩大，经国家卫生行政部门组织调查，仍然原因不明。

（4）发生新传染病或我国尚未发现的传染病发生或传入，并有扩散趋势，或发现我国已消灭的传染病重新流行。

释义：在我国发生全球首次发现并经世界卫生组织确认的传染病，短期内不断出现新病例，或出现死亡病例；或者在我国首次发生具有较强传染性和较高病死率的传染病，病例数不断增加或疫区范围不断扩大；或者发现我国已经消灭的天花和脊髓灰质炎野毒株病例。

（5）发生烈性病菌株、毒株、致病因子等丢失事件。

释义：《病原微生物实验室生物安全管理条例》中规定的第一类病原微生物，以及其他烈性致病因子丢失，已经对人群造成严重健康危害的事件。

（6）周边及与我国通航的国家和地区发生特大传染病疫情，并出现输入性病例，严重危及我国公共卫生安全的事件。

释义：周边及与我国通航的国家和地区发生特大传染病疫情，并出现输入性病例，经国务院卫生行政部门组织专家评估认为严重危及我国公共卫生安全的事件。

（7）国务院卫生行政部门认定的其他特别重大突发公共卫生事件。

释义：国务院卫生行政部门根据事件的性质、发生的时间、涉及的人群及社会影响的范围，认定是特别重大的突发公共卫生事件。

2. 重大—Ⅱ级响应　有下列情形之一的为重大（Ⅱ级）突发公共卫生事件。

（1）在一个县（市）行政区域内，一个平均潜伏期内（6 d）发生5例以上肺鼠疫，肺炭疽病例；或者相关联的疫情波及2个以上的县（市）。

释义：在一个县（市）行政区域内，6 d内肺鼠疫或肺炭疽累计发病达到5例以上，病例发病时间分布不清的，按事件最新进程累计病例数为准；或者相关联的肺鼠疫或肺炭疽疫情在2个以上县（市）均有病例发生。

（2）发生传染性非典型肺炎、人感染高致病性禽流感疑似病例。

释义：一个省份内发生1例以上传染性非典型肺炎疑似病例，或者发生

1 例以上人感染高致病性禽流感疑似或确诊病例。

(3)腺鼠疫发生流行,在一个市(地)行政区域内,一个平均潜伏期内多点连续发病 20 例以上,或流行范围波及 2 个以上市(地)。

释义:腺鼠疫发生流行,在一个市(地)行政区域内,6 d 内出现多个疫点(以鼠疫患者的住处为中心,将其周围可能被污染的邻舍或帐篷划定为疫点),累计发病 20 例以上。病例发病时间分布不清的,按事件最新进程累计病例数为准;或者相关联的腺鼠疫疫情在 2 个以上市(地)均有病例发生。

(4)霍乱在一个市(地)行政区域内流行,1 周内发病 30 例以上或波及 2 个以上市(地),有扩散趋势。

释义:霍乱在一个市(地)行政区域内流行,7 d 内累计发病30 例以上,病例发病时间分布不清的,按事件最新进程累计病例数为准;或者相关联的疫情在 2 个以上市(地)均有病例发生,并连续出现病例。

(5)乙类、丙类传染病波及 2 个以上县(市),1 周内发病水平超过前5 年同期平均发病水平 2 倍以上。

释义:在缺乏前 5 年周平均发病水平资料的情况下,由省级以上卫生行政部门组织专家,根据事件的性质、危害程度、涉及范围等判定。

(6)中国尚未发现的传染病发生或传人,尚未造成扩散。

释义:中国尚未发现的传染病是指埃博拉、猴痘、黄热病、人变异性克雅氏病等在其他国家和地区已经发现,在我国尚未发现过的传染病。

(7)发生群体性不明原因疾病,扩散到县(市)以外的地区。

释义:在一个县(市)行政区域内发生群体性不明原因疾病,有死亡病例发生,并扩散到其他县(市),经省级以上卫生行政部门组织调查,仍然原因不明。

(8)发生重大医源性感染事件。

释义:同种同源的医源性感染(包括医院感染),发生 5 例以上病例或直接造成 3 人以上死亡。

(9)预防接种或群体预防性服药出现人员死亡。

释义:发生与预防接种或群体预防性服药事件相关的死亡病例,并经省级以上卫生行政部门组织专家鉴定,明确死亡原因为预防接种或群体预防性服药所致。

(10)一次食物中毒人数超过 100 人并出现死亡病例或出现10 例以上死亡病例。

释义:一次食物中毒是指具有相同暴露史的,食用了被生物性、化学性有毒有害物质污染的食品或食用了含有毒有害物质的食品后出现的急性和亚急性食源性疾病。

(11)一次发生急性职业中毒50人以上或死亡5人以上。

释义:一次急性职业中毒是指具有相同职业危害因素暴露史的急性职业中毒。

(12)境内外隐匿运输、邮寄烈性生物病原体、生物毒素造成我境内人员感染或死亡的。

释义:因境内外隐匿运输、邮寄《病原微生物实验室生物安全管理条例》中规定的第一类病原微生物,或烈性生物毒素,已经造成我境内人员感染发病或死亡。

(13)省级以上人民政府卫生行政部门认定的其他重大突发公共卫生事件。

释义:省级以上人民政府卫生行政部门根据事件的性质、发生的时间、涉及的人群及社会影响的范围,认定是重大的突发公共卫生事件。

3. 较大—Ⅲ级响应　有下列情形之一的为较大(Ⅲ级)突发公共卫生事件。

(1)发生肺鼠疫、肺炭疽病例,一个平均潜伏期内病例数未超过5例,流行范围在一个县(市)行政区域以内。

释义:在一个县(市)行政区域内,6 d内肺鼠疫或肺炭疽累计发病在5例以下。病例发病时间分布不清的,按事件最新进程累计病例数为准。

(2)腺鼠疫发生流行,在一个县(市)行政区域内,一个平均潜伏期内连续发病10例以上,或波及2个以上县(市)。

释义:腺鼠疫发生流行,在一个县(市)行政区域内,6 d内累计发病10例以上,病例发病时间分布不清的,按事件最新进程累计病例数为准;或者相关联的腺鼠疫疫情在2个以上县(市)均有病例发生。

(3)霍乱在一个县(市)行政区域内发生,1周内发病10～29例或波及2个以上县(市),或市(地)级以上城市的市区首次发生。

释义:在一个县(市)行政区域内,7 d内霍乱累计发病10～29例,病例发病时间分布不清的,按事件最新进程累计病例数为准;或者相关联的霍乱疫情在2个以上的县(市)均有发生;或者市(地)级以上城市的市区当年首次发生。

(4)一周内在一个县(市)行政区域内,乙、丙类传染病发病水平超过前5年同期平均发病水平1倍以上。

释义:在缺乏前5年周平均发病水平资料的情况下,暂按下列标准:痢疾、甲型肝炎、伤寒、副伤寒、麻疹,在一个县(市)行政区域内,同一事件累计发病100例以上或累计发病10例以上,并出现死亡病例。流行性脑脊髓膜炎、出血热,在1个县(市)行政区域内,同一事件累计发病10例以上,并出现死亡病例。流行性感冒,在一个县(市)行政区域内,同一事件累计发病数500例以上。

(5)在一个县(市)行政区域内发现群体性不明原因疾病。

释义:在一个县(市)行政区域内发现群体性不明原因疾病,并出现死亡病例,经省级以上卫生行政部门组织调查,仍然原因不明。

(6)一次食物中毒人数超过100人,或出现死亡病例。

(7)预防接种或群体预防性服药出现群体心因性反应或不良反应。

释义:预防接种或群体预防性服药出现群体心因性反应或不良反应,并经省级卫生行政部门组织专家鉴定确认的事件。

(8)一次发生急性职业中毒10~49人或死亡4人以下。

(9)市(地)级以上人民政府卫生行政部门认定的其他较大突发公共卫生事件。

释义:市(地)级以上人民政府卫生行政部门根据事件的性质、发生的时间、涉及的人群及社会影响的范围,认定是较大的突发公共卫生事件。

4. 一般—Ⅳ级应急响应　有下列情形之一的为一般(Ⅳ级)突发公共卫生事件。

(1)腺鼠疫在一个县(市)行政区域内发生,一个平均潜伏期内病例数未超过10例。

释义:腺鼠疫发生流行,在一个县(市)行政区域内,6 d内累计发病10例以下,病例发病时间分布不清的,按事件最新进程累计病例数为准。

(2)霍乱在一个县(市)行政区域内发生,1周内发病9例以下。

释义:在一个县(市)行政区域内,7 d内霍乱累计发病在9例以下,病例发病时间分布不清的,按事件最新进程累计病例数为准。

(3)一次食物中毒人数30~99人,未出现死亡病例。

(4)一次发生急性职业中毒9人以下,未出现死亡病例。

(5)县级以上人民政府卫生行政部门认定的其他一般突发公共卫生事件。

释义:乙、丙类传染病事件,符合《国家突发公共卫生事件相关信息报告管理工作规范》报告标准,但未达到Ⅲ级标准的事件定为一般事件(Ⅳ级)。

其他传染病：可参照乙、丙类传染病事件进行定级。县级以上人民政府卫生行政部门根据事件的性质、发生的时间、涉及的人群及社会影响的范围，认定是一般的突发公共卫生事件。

三、我国新型冠状病毒肺炎的应急处理与思考

2019 年底至 2022 年底，我国多个地区发生新型冠状病毒肺炎疫情，中共中央、国务院高度重视，对新型冠状病毒肺炎疫情防控工作进行全面部署，各部委、各省市、各医疗机构积极响应，与此同时，中方与世界卫生组织、相关国家和中国港澳台地区及时沟通协调，密切协作，及时遏制了疫情扩散和蔓延。

（一）国家卫生健康委员会的应急响应

（1）国家卫生健康委员会成立疫情应对处置领导小组。会商分析疫情发展变化，及时指导和支持各地开展患者救治、疫情防控及应急处置等工作。

（2）将新型冠状病毒肺炎纳入《中华人民共和国传染病防治法》规定的乙类传染病，并采取甲类传染病的预防、控制措施，同时纳入《中华人民共和国国境卫生检疫法》规定的检疫传染病管理。

（3）组织专家制定《新型冠状病毒肺炎诊疗方案》，为疾病的传播途径、诊断标准、防控和治疗等方面提供了指南性的意见。制定《新型冠状病毒肺炎防控方案》，对疫情防控进行部署。

（4）针对各级医疗机构新型冠状病毒肺炎的救治、院内感染防控、社区网格化防控、农村地区新型冠状病毒肺炎疫情防控、实验室生物安全、公共交通工具肺炎传播控制、紧急心理危机干预、公共场所新型冠状病毒肺炎卫生防护等多个方面做出部署、制定指南。

（二）国家其他部委的应急响应

（1）国家医疗保障局、财政部印发了《关于做好新型冠状病毒感染的肺炎疫情医疗保障的通知》及补充通知，确保患者不因费用问题影响就医，确保收治医院不因支付政策影响救治，确保疫情防控、医疗救治等工作平稳有序。

（2）民政部动员慈善力量依法有序参与新型冠状病毒肺炎疫情防控工作，动员广大社会组织和社会组织党组织在疫情防控中发挥积极作用，对殡葬服务机构、婚姻登记场所、流浪乞讨人员救助管理机构、精神卫生福利机构提出了疫情防控要求。

(3)教育部就2020年春季学期延期开学进行了部署,要求各高校、中小学、幼儿园等推迟开学时间。

(4)交通运输部发文暂停了进入武汉的道路、水路客运班线发班及省际、市际包车客运业务,严格管控营运车、船驶离武汉,对抵离武汉公路、水路通道进行查控。并组织开展疫情防治应急物资、医患等人员运输的车辆跨省通行高速公路,实行免收车辆通行费政策,并保障优先通行,规范开展交通运输管控。

(5)文化和旅游部要求暂停旅游企业经营活动。

(6)人力资源社会保障部对企业疫情防控、防控期间劳动关系问题等方面制定相应要求。

(7)市场监管总局积极维护防疫用品市场价格秩序,联合农业农村部、国家林业和草原局加强野生动物市场监管,禁止野生动物交易活动。

(8)农业农村部联合交通运输部、财政部等,确保鲜活农产品运输通畅,确保农产品供应。

(三)省级应急响应

为了有效预防、及时控制和消除突发公共卫生事件的危害,保障公众身体健康和生命安全,维护正常的社会秩序,各省根据《突发公共卫生事件应急条例》启动分级响应。下面以2019年底我国发生的新型冠状病毒肺炎疫情,介绍广东省的应急响应。

2020年1月23日,广东省启动重大突发公共卫生事件一级响应,迅速推出一级响应的16条措施。广东省卫生健康委员会对进一步做好医院感染预防与控制工作进行部署,要求做好发热门诊感染防控及医务人员防护工作,加强公共场所管理,决定在全省公共场所实施佩戴口罩的控制措施。广东省医疗保障局联合省财政厅、省卫生健康委员会进一步加大对疫情防控的医疗保障力度,持续做好疫情防控相关药品、医用耗材采购工作。在响应民政部各项工作部署之外,广东省民政厅还引导全省广大社会工作者和志愿者依法、科学、有序参与疫情防控工作。广东省教育厅要求在疫情得到控制之前,大专院校、中职学校、中小学、幼儿园不开学。在交通运输、文化和旅游、人力资源和社会保障、市场监督管理、农业农村、城乡和住房建设、金融监管等方面,广东省政府各职能部门均积极响应国家部门相应工作部署与要求。

(四)各级医院的应急响应

各级医院在省卫生健康委员会的指导下,成立了医院疫情防控指挥部或应急工作办公室，同时组建专项工作组，如诊治专家组、疫情防控培训组、疫情防控场地消毒组、医院感染防控督导组、志愿者服务组等；并构建行政职能部门、各临床科室及第三方服务公司的多方联防、联控、联动机制，加强协调配合、信息互通与资源共享，实行网格化管理，按照依法防控、科学防治、精准施策的要求，在科学救治、防控组织保障、科普宣传教育等方面落实疫情防控措施。

（五）世界卫生组织的应急响应

世界卫生组织在完成病原核酸检测后，迅速开展对病毒进行命名等工作，并将此事件定性为“国际关注的突发公共卫生事件”（PHEIC），各国对出入境进行严格的管制。与中国联合组成新型冠状病毒肺炎专家考察组访问北京、四川（成都）、广东（广州、深圳）和湖北（武汉）等省市，调研新型冠状病毒肺炎疫情防控、医疗救治等情况，并发布《中国-世界卫生组织新型冠状病毒肺炎（COVID-19）联合考察报告》，为全球新型冠状病毒肺炎疫情防控提出了应对建议。

（六）我国应对新型冠状病毒肺炎疫情的思考

（1）加强公共卫生领域相关法律法规建设。建议研究制定公共卫生母法，明确公共卫生在我国的国民经济和社会事业发展中的法律地位，确定各级政府在健康中国建设和贯彻预防为主方针的法定责任，在全社会树立预防为主的理念。公共卫生立法要为现代化的疾控体系建设发展提供法律保证。及时修订《中华人民共和国传染病防治法》《突发公共卫生事件应急条例》《中华人民共和国野生动物保护法》等，尽快修订完善相关法规的实施细则和各项规章。落实推进国务院《关于改革完善医疗卫生行业综合监管制度的指导意见》，在加强执法、队伍建设、执法范围、经费保障等方面围绕新型冠状病毒肺炎发生时出现的新问题进行细化，并尽快组织实施。

（2）加强疾控机构管理体制机制建设。疾控机构应作为主导国家公共卫生安全的专业机构，切实承担国家公共卫生安全的管理和技术支撑，是各级党委政府实现疾病预防控制的主要实施者和管理者，应建立职责明确、能级清晰、运转顺畅、保障有力的疾控体系和较为完善的管理机制。健全适应我国国情的重大疫情和突发公共卫生事件应急响应机制，健全科学研究、疾病控制、临床救治的有效协同机制及公共卫生重大风险研判、评估、决策、防控协同机制。改革完善疾控体系的管理机制，跨部门、跨区域的管理协调机制，高效协同、无缝衔接的防治结合机制。健全适宜的人才队伍培养和财政投入的长效保障机制。

(3)改革和完善突发公共卫生事件应急处置体系。建立国家突发公共卫生事件应对和重大疫情防控的相对独立的应急体系。疾病预防控制中心应急工作直接对国家应急部负责,日常工作由疾病预防控制中心承担。包括制定预案、培训、演练、应急队伍管理、疫情监测、报告分析、预警预测等。一旦发现疫情,及时预警、评估、报告,迅速根据相关法律法规,按程序和能级启动应急响应。职能管理部门依据法律授权,指挥处置各项工作,包括调动跨区域医疗卫生资源,紧急征用社会资源等。

(4)加快建设现代化的信息系统。公共卫生大数据及信息系统是疾控体系现代化建设的重要组成部分,也是提升公共卫生服务能力的重要手段和依托。建议基于国家全民健康基础信息化建设,依托公共卫生服务体系的改革和完善,深度融合医疗服务、公共卫生基础信息,运用区块链、大数据、人工智能、云计算、物联网等技术,紧密围绕"精准全维度大数据实时采集体系""疾病监测与流行规律人工智能深度学习体系""大数据云计算智能预警预测体系"和"应急保障统一资源管理和调配体系",在常态化监测、疫情预警处置、趋势预测研判、传染源追本溯源、资源调配和防控救治方面发挥重要支撑作用。依托国家全民健康信息平台,以电子病历、健康档案及全员人口数据库为基础,在信息安全、标准规范、运行维护保障体系支撑下,健全和完善覆盖全国的疫情报告监测预警及其突发公共卫生事件信息网络体系。构建公共卫生云平台及疾病控制业务应用系统,实现疾病动态监测预警处置、儿童接种疫苗的全流程管理、健康危害因素监测与评价、职业健康、妇幼保健、综合监督服务等一系列基于平台开展的业务应用。通过公共卫生云平台,建立面向公众的公共卫生信息服务,让老百姓真正体会到信息化带来的便利,从而提升公共卫生服务的及时性、便捷性和公平性,提高群众的满意度。

(5)加强各级部门应急管理队伍建设。地方政府的应急管理机构在突发事件的指挥和决策过程中不能过度依赖上级政府,要准确把握卫生事件的特点,提升本级"应急办"的专业性和权威性。广大医院应根据自身问题,借鉴相关经验,不断完善突发事件的应急管理体系,增强应急管理意识,提高突发公共卫生事件快速反应能力和协调水平;要提升物资供需匹配和应急医疗救治能力;要推进防控与科研相结合,完善疫情防控医学研发机制;要提高各层级各部门的应急预案针对性和实用性等。

(赵方方)

第二章 突发公共卫生事件的应急管理工作方案

为了科学应对突发公共卫生事件，提高应急管理的快速反应能力和整体协调水平，根据国家和各省卫生健康委员会关于疫情防控的各项工作要求、规定、诊疗方案等制定应急管理工作方案十分必要。在护理工作方面，应包括护理人力的紧急调配、应急状态下的人员培训、防护物资的管理等，以确保科学防控疫情，高效有序开展工作。

第一节 突发公共卫生事件的医院应急管理

2020 年初，我国湖北省武汉市出现新型冠状病毒肺炎疫情。短时间内，疫情迅速蔓延至全国多省市，国家立即启动了突发公共卫生事件应急管理，全国多地启动特别重大突发公共卫生事件 Ⅰ 级响应，国家卫生健康委员会组织制定并不断更新了《新型冠状病毒肺炎防控方案》，明确了健全防控机制、科学划分疫情风险等级、分区分级精准防控、病例与突发事件报告、流行病学史调查、标本采集与检测、病例救治、院内感染预防控制、密切接触者的追踪和管理、重点场所机构及人群的防控、特定场所的消毒、宣传教育与风险沟通、专业人员培训和相关调查研究等方面的工作要求。下面以国内某三甲医院应对新型冠状病毒肺炎疫情为例，介绍突发公共卫生事件医院应急管理工作方案。

一、工作方案

为科学应对突发公共卫生事件，提高应对事件的快速反应能力和协调水平，维护医院正常的医疗、教学、科研、后勤保障秩序，保障医院安全、文明、祥和的医疗秩序，最大限度地减少人员伤亡、财产损失，根据国家有关规定和上级有关要求，结合医院工作实际，制定本方案。

（一）工作目标

通过健全机构、规范流程、强化培训、模拟演练、有效应急、督查落实来明确在突发公共卫生事件发生时医院各有关部门及人员的职责和任务，加强相互间的协调和衔接，提高应急处置能力，保障人民群众的身体健康和生命安全，维护正常医疗秩序。

（二）管理组织及工作职责

为正确、及时应对突发公共卫生事件，提高应对质量和保证应急工作迅速有效地开展，医院成立突发公共卫生事件应急管理办公室。

1. 管理架构

（1）组长。

（2）副组长。

（3）成员。

（4）秘书。

2. 工作职责

（1）负责医院的日常应急管理工作并协调做好全院各类应急处理行动。

（2）据疫情发生的地域范围、流行趋势、收治病例数、传播速度及对医院的影响，对疫情形势及时做出判断，确定响应等级。

（3）按响应等级部署各职能小组，统一开展突发公共卫生事件防控工作。

（4）组织相关部门制定应急预案，并按预案要求，组织院内相应部门和人员做出积极应对。

（5）按照预案，做好各类物资保障工作，组织相关部门开展应急演练，并根据演练情况及时改进各项工作。

（6）根据相关法律、法规和规章授权发布或报告相关应急信息。

（三）保障机制

（1）制订并完善医院突发公共卫生事件应急预案，明确组织架构及分工。

（2）建立医院感染防控督导员（简称“感控督导员”）制度。

（3）确定各职能小组成员名单并定期对所有人员的联络方式进行更新和维护。发生突发公共卫生事件时，所有人员必须保持通信联络畅通，发布应急响应等级后及时开展相关工作。

（4）应急物资、抢救设备和耗材等专人管理，固定位置放置，定期检查，保证各类医疗设备、器材性能良好，处于备用状态。

(5)定期对应急医疗小组成员进行应急演练，提高人员素质，确保完成任务。

(四)工作考核

(1)医院将突发公共卫生事件的应对工作纳入主要负责人年度绩效考核范围，健全责任追究制度。

(2)应急响应结束后，应急管理办公室要组织对突发事件应对工作进行调查评估，根据调查评估结果，对相应的责任人进行奖惩。

(3)应急管理办公室要根据突发事件应对情况进行总结与分析，及时组织完善、改进相应的应急预案。

(4)有下列情形之一的，对主要责任人、负有责任的主管人员和直接责任人员给予行政处分：①未按规定及时采取控制措施；②未履行突发事件监测职责；③不服从指挥调度；④在事件调查、控制、救治工作中玩忽职守。

(5)有下列情形之一的，由医院予以批评教育：①捏造或歪曲事实，故意散布谣言或以其他方法煽动扰乱医院秩序；②突发事件发生后，有关责任人未及时到现场处置造成损失的。

(五)工作要求

1. 领导重视　各级领导要对此项工作高度重视，逐级明确责任，建立相应方案，切实做到领导到位、措施到位、人员到位，决不能因为工作失误或麻痹大意贻误时机。

2. 发挥堡垒作用　在日常工作中，要经常做好党员干部和群众的思想教育工作，时刻保持高度警惕，随时准备应对突发公共卫生事件的处置工作。

3. 加强重点部位的监控　要安排各重点部位和重点要害的监控，特别是加强网上舆论监控，对有害信息及时清除或屏蔽，加强信息的整理收集。发现有害信息要及时处理并上报主管部门和宣传部门。

4. 加强团队协作　做到统一部署、密切配合、协同作战，发挥整体作战的合力。

二、医院感染防控督导员制度

为进一步强化医院感染防控工作，确保各项措施有效落实，建立感控督导员队伍，逐步完善运行机制，精准、实时监测和指导隔离病区等高风险区域工作人员防护工作，避免发生职业暴露，督导医院各病区（房）、科室做好感染防控工作，最大限度地确保医护人员与患者的健康和生命安全。

（一）定义

感控督导员是指经过相关培训，参与医院感染防控的监督与管理工作，能发现并纠正医院感染防控（以下简称"感控"）工作中存在的问题及医疗活动中个人防护、操作等存在的感染隐患，指导处理职业暴露风险，推进提高医疗质量并确保医务人员的安全。

（二）队伍建设

（1）按照《病区医院感染管理规范》（WS/T 510—2016），病区应建立职责明确的病区医院感染管理小组，负责病区医院感染管理工作。病区负责人为本病区医院感染管理第一责任人，医院感染管理小组人员包括感控医师和感控护士等。

（2）感控督导员属于其余感控专（兼）职人员，不能由医院感控管理部门的专职人员担任，原则上从病区医院感染管理小组中的感控医生、感控护士中择优录取，经培训合格后开展工作。

（3）感控督导员队伍设 1 名组长（组长可由医院感控管理部门负责人兼任），感控督导员队伍在院长的直接领导下开展工作。

（4）人员要求。①具有一定的医疗、感控及相关医学专业技术背景；②经医院感控专业知识培训并合格后上岗；③具有较强的业务素质、能力，熟悉掌握感控工作的各项制度和标准；④有较高的工作热情，工作认真细致，有较强的社会责任感。

（三）工作职责

（1）通过实时监控系统等观察、指导隔离病区的工作人员正确穿戴和摘脱防护用品，发现问题及时纠正。

（2）指导隔离病区医务人员按要求做好安全防护，督促医务人员做好手卫生。

（3）通过实时监控系统等观察、监督和纠正医务人员在隔离病区进行各项操作行为时的危险因素。定期或不定期进入隔离病房，现场检查工作。

（4）监测隔离病区医护人员职业暴露情况，发生职业暴露时及时干预，指导医护人员紧急进行有效处理，评估暴露风险并及时上报。

（5）通过实时监控系统等随时与隔离病区（房）内的医护人员保持联系，观察医护人员的行为和精神状态，及时缓解医护人员的紧张情绪。

(6)定期检查负压病房各区域负压值参数。

(7)督导落实空气、物体表面(简称“物表”)、环境消毒和医疗废物处理等工作。

(8)每日对医院内各科室医务人员的防护情况及感控危险因素进行监督和巡察,积极反馈问题,提出改进意见或建议。

(9)收治疑似或确诊患者的隔离病区要实行感控督导员轮班制,确保24 h人员在岗。

(四)组织保障

(1)定期对感控督导员开展相关知识培训及考核,定期组织应急演练活动,不断提高感控督导员知识能力水平。

(2)建立一支相对稳定的感控督导员队伍,充分发挥其监督作用,不断完善人员能力评价制度,探索与绩效考核制度紧密衔接的管理办法,不断提高整体感控能力。

(3)建立感控督导员会议和活动机制,定期组织召开会议或座谈会,畅通感控监督结果的沟通与反馈渠道,总结成效,分享工作经验。

(4)在隔离病区相应区域建立完善的视频监控和语音对话系统,便于感控督导员通过监控终端,协助及指导工作人员正确穿脱高、中风险防护用品,指导医务人员操作,尽量减少感控督导员进入高风险区域,进一步降低医务人员感染风险。

(五)各类督导检查表

预检分诊点、发热门诊、普通门诊、普通病区感控督导检查内容见表2-1~表2-4。

表2-1　预检分诊点感控督导检查

检查内容	检查结果
1. 应设置相对独立的预检分诊点	
2. 设立在门诊、急诊醒目位置,标识清晰,通风良好,流程合理,具有消毒隔离条件	
3. 备有医用外科口罩、体温表或体温计、流水洗手设施或手消毒液(不可使用仅含氯己定成分的手消毒液)、患者基本情况登记表、医疗垃圾桶	
4. 个人防护:穿工作服、戴工作帽和医用外科口罩,每次接触患者后立即洗手或进行手消毒	

续表 2-1

检查内容	检查结果
5. 有预检分诊流程图，且预检分诊点工作人员熟知流程并掌握相关问诊内容	
6. 各门诊分诊点和门诊医生熟知预检分诊流程并掌握相关问诊内容	
7. 预检出的疑似患者，应由预检分诊点的工作人员陪送到发热门诊	
8. 陪送路线图及陪送人员的个人防护（穿隔离衣、戴工作帽、N95 口罩和清洁橡胶手套）	
9. 物表和物品的消毒	

表 2-2 发热门诊感控督导检查

检查内容	检查结果
1. 远离其他门诊、急诊，设置独立区域，出入口与普通门诊、急诊分开，要设立醒目的标识。内设挂号、诊室、隔离观察室、卫生间等。设置独立的医护人员工作区域和医护人员专用通道	
2. 制定实操性强的预检分诊、工作人员防护、环境物表和物品消毒、污物处理等指引并落实	
3. 制定胸部 X 射线检查的陪送路线图及陪送人员的个人防护标准	
4. 制定护送隔离病区或转院的患者交接流程图，且要求交接人员须在隔离病区或接收指定区域脱摘防护用品	
5. 发热门诊工作人员上岗前须接受医院感控相关知识及防护用品的正确穿脱流程操作和手卫生培训，并经考核合格方能上岗	
6. 检查发热门诊工作人员是否熟知预检分诊的流程并掌握相关问诊内容	
7. 检查个人防护用品的配备并在有效期内	
8. 考核发热门诊工作人员的防护用品穿脱流程操作	
9. 检查各个区域空气、物表、地面等的消毒及终末消毒落实情况	
10. 清洁工具的管理	
11. 医疗废物处置管理	

表 2-3　普通门诊感控督导检查

检查内容	检查结果
1. 门诊大厅预检分诊情况	
2. 各分诊台预检分诊情况	
3. 门诊医师是否一人一诊室	
4. 门诊医师是否对患者的流行病学史进行调查	
5. 心电图、超声等医技科室医护人员是否对患者的流行病学史进行调查	
6. 医务人员个人防护情况	
7. 医疗废物处置情况	
8. 是否开展全员培训及应急演练	

表 2-4　普通病区感控督导检查

检查项目		检查结果
1. 对陪护的管理	有无对陪护进行监测	
	对陪护的更换有无规定	
2. 入院筛查表的填写	有无填写	
	填写是否完整	
3. 疑似留院观察(简称“留观”)病例的管理	是否有 1～3 间病房作为留观或隔离用	
	留观或隔离的选址是否合适	
	隔离是否符合标准	
	工作人员防护是否到位	
4. 人员的防护	是否符合标准预防	
5. 工作人员体温记录	是否详细记录(每天询问健康情况)	
6. 医疗废物处置情况	是否符合相关要求	
7. 人员培训	是否开展全员培训及应急演练	

(赵方方)

第二节　突发公共卫生事件的护理应急管理

突发公共卫生事件护理应急管理方案是在卫生健康委员会、医疗卫生机构、医院整体应对突发事件的基础上,针对护理工作的专业性、特殊性而制定的。适用于接到发生突发公共卫生事件通知或报告,医院启动应急工作后,护理部门开展的应对准备和应急防治、处置工作。下面以国内某三甲医院应对新型冠状病毒肺炎为例,介绍突发公共卫生事件护理应急管理工作方案。

一、组织架构

(一)应急工作护理领导小组

1. 人员构成

(1)组长:主管全院护理工作的院领导。

(2)副组长:护理部主任。

(3)组员:护理部干事及临床各科室护士长。

2. 工作职责

(1)组长、副组长:关注、掌握突发公共卫生事件的进展,授权启动护理防控应急方案,调整护理工作重点;组织修订应急处理措施、护理工作制度和流程;合理进行护理人力分配和防控布局;指导、协调护理职能小组工作。

(2)护理部干事:负责处理突发公共卫生事件应急的日常事务,传达护理领导小组指令,发布护理防控应急方案及护理工作制度、流程;收集、整理突发公共卫生事件的相关资料,记录全院防控护理日志。

(3)科室护士长:实施护理应急方案,执行护理工作制度和流程;组织防控理论与技能培训;检查、督导应急处理措施落实到位;定期汇报防控护理工作进展情况;积极援助其他部门工作。

(二)应急工作护理职能小组

1. 护理专家小组

(1)人员构成:突发公共卫生事件涉及专业的护理专家或专科护士。

(2)工作职责:指导疑难、危重患者护理工作,落实护理会诊、疑难病例讨论制度,协助护理计划的制订及措施的落实;收集有关信息,及时向护理领导小组反馈，修订相应应急处理措施。

2. 护理培训小组

(1)人员构成：护理教育培训小组成员和医院职能部门管理人员。

(2)工作职责：开展多种形式的培训，使全院护理人员掌握突发公共卫生事件应急的基本知识和技能、治疗和护理要点、防控措施及消毒隔离防护知识等；组织学习相关法律、法规及防治工作指引等，依法防治、科学防治。

3. 护理质控小组

(1)人员构成：护理质量控制小组成员。

(2)工作职责：检查督导防控护理应急方案及护理工作制度、流程的实施；发现护理质量、服务质量等方面的问题，及时反馈科室，跟踪整改情况；向护理领导小组提出改进意见和下一步工作设想。

二、保障机制

(1)根据医院突发公共卫生事件应急管理方案制订突发公共卫生事件护理应急管理方案，并严格执行。

(2)护理部负责应急工作护理领导小组、护理职能小组成员名单及所有人员的联络方式的及时更新和维护。

(3)突发公共卫生事件时护理领导小组及职能小组所有人员必须保持通讯畅通，确保收到通知后及时开展相关应急工作。

（赵方方）

第三节　应急状态下的护理人力资源管理

为科学、快捷调度全院护理人员，高质量完成各项防控任务，同时保障普通患者的医疗质量与安全，确保双轨运行顺畅有序，由护理部全面负责护理人力调配工作，建立应急状态下的护理人力资源管理工作方案。

一、护理人力需求评估

(一)外派医疗队

上级部门下达的外派医疗队的护理人员数量和人员具体要求。

（二）疫情紧急救治任务

急诊预检分诊工作量、感染科（含发热门诊、病房、重症监护病房、负压病房）工作量（包括疑似和确诊患者数量、疫情发展趋势研判等）。

（三）医院其他患者工作量评估

门诊预检分诊工作量、医院各病区现有患者总数及护理工作量。

（四）全院护理人员数量和结构评估

急诊科、感染科、呼吸科、重症医学科、各专科重症监护病房（ICU）等重点病区护士、感控护士、全院有重点病区轮转经历的护士数量及其工作年限、职称、职务分布。

二、确定调配优先等级

根据工作任务和护理人员现状评估结果，确定护理人员调配优先等级（表2-5）。

表2-5 全院各部门护理人员调配优先等级

护理人员调配优先等级	部门
一级	外派医疗队
二级	感染科（含病房、重症监护病房、负压病房）、急诊预检分诊、发热门诊护理人员调配优先等级
三级	急诊科、门诊部、呼吸科、重症医学科、胸外科
四级	其他病区

三、紧急调配管理要素

（一）组建护理人力资源库

人员标准：身心健康，相关专业工作年限≥2年，年龄<50岁；护士占20%，护师占40%，主管护师占30%，副主任护师及以上占10%。专业构成：呼吸、感染、重症医学、急诊、心理、感控等。根据人员结构和数量组建若干批次应急梯队，以满足外派医疗队和一线人员轮替的需求。

（二）遵循的调配原则

紧急状态下全院护士必须无条件服从护理部调配。遵循统筹兼顾的原则，科学平衡紧急救援任务与常规任务的人力需求；根据疫情发展和护士的数量、结构、身心负荷，及时动态调整人力；根据防护物资、人力数量、排班模式等情况，确保护理质量与人员安全；在保证质量和安全的前提下实现护理人力使用效率的最大化。

（三）精准、科学、快速调配

1. 流程一　病区护士长申请→科护士长在大科内调整，缺额报护理部→护理部在人力资源库内调配。

2. 流程二　护理部根据全院情况统一调配→科护士长大科内调整。

四、前线人员的排班与轮替

根据疫情发展和护理人员的数量、结构、身心负荷，及时动态调整人力，确保护理质量与护理人员安全。

（1）根据工作量进行弹性排班。在人力配置充足情况下，每周工作 20 ~ 24 h，每日工作 4 ~ 6 h，最好工作 1 d、休息 1 d 交替进行。

（2）前线人员每 20 ~ 30 d 为 1 个工作周期，一周期结束便从人力资源库内组建第二梯队进行替换，替换下来的人员安排在指定生活区内休息 14 d，确保护理人员有良好的休息和调节心理状态的时间。若护理人员出现不适或心理状态异常的情况时，应立即进行轮替，减少感染的风险，彰显护理管理的人文关怀。

（赵方方）

第四节　应急状态下的防护物资管理

为了科学管理突发公共卫生事件时期的卫生应急物资，确保医务人员防护到位，确保防护物资按需分配、高效使用、减少浪费，建立应急状态下的防护物资管理方案。

一、防护物资管理工作职责和流程

防护物资管理工作由医院应急管理办公室统一领导，医务处、护理部负责确定各部门防护物资使用级别和标准，评估物资需求量；药材器械库负责管理发放防护物资；各科室护士长负责病区的防护物资申领及使用。

二、防护物资需求评估要点

（1）评估医院现有防护物资种类、数量与质量。

（2）根据疫情救治任务预估全院防护物资需求。

（3）确定防护物资调配优先等级：按医院各分区（发热门诊、隔离病房、负压病房等）实际收治患者数、工作量、工作人员数量，确定各区域防护物资调配优先等级。

三、防护物资应急管理原则

（1）根据疫情评估结果，动态调整防护物资种类、数量等储备，综合协调，统一管理，优先保证外派医疗队、院内重点科室的患者救治。

（2）根据病房实际收治患者数、工作人员数量、工作量、可能产生气溶胶的操作量等，结合防护等级按需配发防护物资。

（3）遵循"保重点区域、保重点操作、保重点患者"原则进行防护物资发放。

（4）防护物资落实专人管理，定点、分类放置，登记造册，班班交接。

（5）倡导厉行节约，避免防护过度，杜绝浪费。

（赵方方）

第五节 门诊预检分诊

门诊作为来院患者就诊的第一场所，在突发公共卫生事件期间，提高预检分诊能力做好预检筛查对医院防控工作起着至关重要的作用。

根据突发公共卫生事件防控需要及相关文件要求，急诊科成立应急防控组织，以"预防为主、防治结合、科学指导、及时救治"为原则，建立预警机制，制定突发公共卫生事件期间的工作流程，明确各区域的工作重点，确保急诊和急救工作科学、规范、有序开展。

一、分诊区工作

突发公共卫生事件期间，急诊作为医院接诊患者的第一个重要关卡，做好防控工作，制定并细化急诊预检分诊流程，有效守住“第一关”尤为重要。特殊时期，急诊预检分诊护士应该实施二级防护，而急诊预检分诊工作有别于常规模式，疫情防控期间封闭急诊科其他入口，设置室外预检分诊台，形成单通道入口，并在预检分诊台处设置医用红外线测温门，对就诊患者及陪同人员进行体温监测，体温异常者应使用水银体温计复测体温，根据体温及询问的相关流行病学史对患者进行分流指引。此外，一方面，在急诊预检区合理划分候诊区域，疫情防控期间有流行病学史或有相关临床症状的患者在等候时，分诊护士对其进行相对隔离，避免交叉感染；另一方面，在患者经过筛查后，进入诊区就诊或候诊时，分诊护士应严格执行“一人一诊一室”及“一人一陪”的制度，保证诊室工作有条不紊地开展。

二、出诊区工作

（一）院前急救出诊工作

院前急救是急诊科常规工作之一，但存在多变性和复杂性，在突发公共卫生事件期间，风险更高，出诊人员接到出车任务时，必须仔细询问相关流行病学史，以区分疑似患者或非疑似患者的出诊接诊工作，根据实际情况进行人员防护准备和选择相应的工作流程。在接诊疑似患者的过程中，应注意区分普通救护车和负压救护车的操作要点，使用普通救护车接诊时，应将医疗舱所有窗户打开通风，同时注意为患者保暖；如使用负压救护车，则应保证所有医疗舱的窗户都关闭，保证负压系统的正常运行；无论是在普通救护车还是负压救护车接诊过程中，都应该严格执行“一人一车”的隔离制度。另外，在院前急救出诊期间，要严密观察患者的生命体征，如有病情加重及时抢救。

（二）负压救护车工作

在突发公共卫生事件期间，急诊科常常需要承担确诊患者的转诊或转院治疗的任务，在院前转运过程中，防护措施落实不到位，就会造成不同程度的职业暴露甚至医院感染的暴发流行。因此，在呼吸道传染病患者转运工作中，尽可能使用转运用负压救护车或负压隔离舱，正确有效地使用负压救护车或负压隔离舱能有效避免医务人员发生交叉感染，也能有效避免传染源对周围环境的污染。

(1)负压救护车,即通过科学技术,降低救护车内的气压,使空气单方向的由车外流向车内,再通过负压将车内的空气进行无害化处理后排出,最大限度地阻止了病原体传播,降低了医务人员交叉感染的风险,减少了呼吸道传染性病源对环境的污染。

(2)负压隔离舱主要由密闭舱体、负压生成装置及空气过滤装置三大部分构成。舱体为相对密闭结构,由负压生成装置降低隔离舱内的气压,形成微负压,而且隔离舱的排气口配备了高效过滤空气净化系统,使患者呼出的气体经过净化处理后排出舱外,能有效降低呼吸系统传染性病毒对环境的污染和医务人员感染的风险。

此外,在转运过程中,医务工作人员应尽量处于上风口,并限制车内人员活动,保证转运的安全,如危重患者使用的是人工气道,应采用密闭式吸痰装置,以降低交叉感染的风险。

三、抢救区工作

(一)危重症患者抢救工作

急诊抢救室是收治急危重症患者的集中地,因受场地、环境等因素的限制,危重症患者多、病情急,且复杂多变,在突发公共卫生事件期间,成为医院防控的难点和重点。

突发疫情防控期间,抢救室设置 24 h 保安岗及门禁系统,严格限制探视,实施无陪护制度。同时,抢救室医护人员积极做好突发公共卫生事件期间的公告宣传,完善医、护、患沟通。如遇疑似患者,应立即启动应急预案,上报突发公共卫生事件工作指挥部,启用应急防护用品,在一级防护的基础上,升级为二级或三级防护。值得注意的是,对疑似或确诊危重症患者实施抢救的医护人员必须相对固定,不允许穿防护服往返于隔离病区和抢救区,从而增加感染的风险。

(二)疑似危重症患者转运工作

突发公共卫生事件期间,急诊危重症患者的院内转运过程的防控工作十分重要,须制定合理的工作流程,充分评估转运的风险,做好转运的人员及物资准备,确保患者转运途中的安全,减少在转运过程中产生感染的风险。转运过程中要严密观察患者生命体征,对危及生命的患者及时施救。

四、留观区工作

急诊患者具有多学科性、病情多变的特点，在确诊入院前需要多科会诊或等候检验检查结果，故有留观的需求，应做好留观期间的医院防控工作，切实降低医院内交叉感染的风险。

五、急诊清创缝合室(小手术室)工作

在突发公共卫生事件期间，急诊清创缝合室承担外伤清创缝合的工作，存在体液、血液等容易形成气溶胶传播的风险，清创缝合室的防控工作也同等重要。

六、急诊输液区工作

急诊输液室内人员流动性大、病种多，是传染病交叉感染的主要地点之一，因此要求急诊输液区域合理划分，设置相对隔离的区域供无流行病学史，但有相关临床症状的患者输液；另外，护理工作人员积极协助感控小组规范做好输液区感控工作，以确保输液区工作安全有序地进行。

（赵方方）

第三章 突发公共卫生事件下的医疗保障

第一节 我国医疗保障政策现状

一、医疗保障政策演进

自中华人民共和国成立以来，我国的医疗保障政策发展历经了艰辛摸索的四个时期。

第一个时期是20世纪50年代至80年代的医疗保障产生时期，彼时对应于中华人民共和国成立后的计划经济体制，搭建起以劳保、公费医疗政策和农村合作医疗政策为主的传统医疗保障体系。

第二个时期是20世纪90年代开始的医疗保障转型时期，伴随经济体制改革的推进，原有医保政策弊端显现，而“两江试点”（江苏镇江和江西九江）打开了医疗保障制度改革的新思路。此后国务院在借鉴地方经验的基础上出台44号文件，即1998年国务院《关于建立城镇职工基本医疗保险制度的决定》，规定了城镇职工基本医疗保险制度的成套政策，并相继出台新型农村合作医疗政策、城镇居民基本医疗保险政策，标志着我国进入建立社会医疗保障的时代。

第三个时期是2009年开启的“新医改”到2016年出台“十三五”深化医药卫生体制改革规划时期，在此期间相继出台医疗服务体系改革政策、医疗保险支付方式改革政策、城乡居民大病保险政策、长期护理保险试点政策，同时我国在吸取医保改革的经验教训后，逐步加快城乡居民医保制度的整合进程，全民医保制度基本建立。

第四个时期是2017年至今的医保改革新发展时期，党的十九大报告指出，“要按照兜底线、织密网、建机制的要求，全面建成覆盖全民、城乡统筹、权责清晰、保障适度、可持续的多层次社会保障体系”，依循以人民健康为中心的发展理念，我国出台医疗保障扶贫政策、社会保险降费政策、“互联网+”

医疗保障政策等,进一步增进全民福利水平。

历经70年发展,我国逐步建立了以城乡基本医疗保险制度为主体,以商业保险、公务员医疗补助及大病补充保险为补充,以社会医疗救助为托底的多层次医疗保障体系。

医疗保障政策的演进过程既体现出政策改革的长期性和曲折性,也表明我国对于全民健康的美好追求永远不会停止。

二、医疗保障政策现状

(一)医疗保险政策

1. 城乡居民基本医疗保险政策 国务院于2016年出台《关于整合城乡居民基本医疗保险制度的意见》(以下简称"《意见》"),《意见》从覆盖范围、筹资政策、保障待遇、医保目录、定点管理等六个方面对城镇居民基本医疗保险和新型农村合作医疗保险提出具体的整合要求,我国各省市将遵循统筹规划、协调发展、立足基本、保障公平、因地制宜、有序推进等原则进行制度的渐进式整合。有助于城乡居民公平享有医疗保险权益、推动医疗保障服务在城乡之间公平覆盖。城乡居民基本医疗保险的筹资以个人缴费和政府补助为主,2019年起城乡居民医保人均筹资标准提高60元,其中财政补助标准提高30元,达到每人每年不低于520元,个人缴费提高30元,达到每人每年250元。普通门诊、慢性病门诊、住院诊疗等的费用报销根据国家医保目录和当地医保政策进行具体报销。

2. 城镇职工基本医疗保险政策 1998年国务院颁布的《关于建立城镇职工基本医疗保险制度的决定》(以下简称"《决定》")标志着我国城镇职工医疗保险制度的建立。这是在原有公费和劳保医疗制度的基础上进行的一项改革,现已建立起覆盖所有用人单位与职工个人的社会医疗保险制度。《决定》中规定了城镇职工医保的建立原则、覆盖范围、缴费方法,基本医疗保险费由用人单位和职工双方共同负担,并建立基本医疗保险统筹基金和个人账户。其中,个人账户主要支付个人在定点医疗机构发生的普通门诊、门诊大病和定点药店购药费用,统筹账户主要支付住院费用和门诊大病费用中个人支付不足的部分。城镇职工参与普通门诊、慢性疾病门诊、住院诊疗等的费用报销根据国家医保目录和当地医保政策进行具体报销。

3. 城乡居民大病保险政策 基于基本医疗保险保障水平有限、居民医疗费用负担重等现实考虑,城乡居民大病保险政策应运而出。国家六部门于2012年联合发布《关于开展城乡居民大病保险工作的指导意见》,此后经过一系列试点工作，国务院办公厅于2015年发布《关于全面实施城乡居民大病保险的意见》，对大病保险政策的施行提出了具体的目标机制、筹资机制和保障机制。政策目标是以补充性医疗保障的形式解决城乡居民在医疗过程中的因病致贫、因病返贫等问题，从而更广泛地保障人民群众的健康权益。

（二）医疗服务政策

医疗服务在广义范围包括预防、康复、保健、诊疗等服务，由医院或医疗技术人员面向社会全体成员提供一切卫生保健活动。医疗服务政策制定的目的是确保患者得到高质量的医疗服务，其主要内容包括公立医疗机构、营利性医疗机构和非营利性医疗机构的数量分配、医疗资源的地域分布、提供医疗服务的方式、医疗服务的价格标准和患者医疗权利的保障。自新一轮深化医药卫生体制改革启动以来，我国在医疗服务政策改革中侧重通过理顺医疗服务定价、推进分级诊疗建设、完善药品保障机制等重点工作的落实，促进了医疗服务领域的健康发展。

（赵方方）

第二节 突发公共卫生事件下医疗保险政策的比较和创新

2020年初，名为“新型冠状病毒感染的肺炎”的突发公共卫生疾病来势凶猛，给中国政府及民众带来了措手不及的打击。疫情暴发后，国家医疗保障局及时做出反应，联合财政部于2020年1月23日发布《关于做好新型冠状病毒感染的肺炎疫情医疗保障的通知》，就患者医疗费用、医保支付资金等问题作出安排，各省市则陆续结合本区域内疫情发展情况，制定具体的医保政策以保障患者在特殊时期的基本医疗权益。医疗保障政策在此次新型冠状病毒肺炎（以下简称新冠肺炎）疫情中扮演了何种角色？与国际突发公共卫生事件中的医保政策应急反应相比，我国的医保政策是否有可取之处与不足之处？与2003年发生的SARS疫情相比，我国各省市在应对疫情过程中采取的医保政策是否有可取之处与不足之处？本章第二、三、四节就这一问题进行深入讨论，以期从政策比较的角度为公共卫生突发事件下医疗保障政策体系的创新提供思路。

一、突发公共卫生事件下医疗保险政策的国际比较和创新

社会制度、经济发展水平及文化传统的差异促成了世界各国形成不同的医疗保险模式。具体而言可概括为以英国、新西兰等为代表的国家医疗保险模式,以日本、德国等为代表的社会医疗保险模式,以美国为代表的市场医疗保险模式,以新加坡为代表的储蓄医疗保险模式。虽然上述4类医疗保险模式在世界范围内影响广泛,但各国在突发公共卫生事件中的医疗保险应对政策仍各具特色,无法以一言概之。

(一)英国医疗保险应对政策

英国医疗保险主要通过国家预算筹集医疗保障资金,向国民提供免费的医疗卫生服务。英国曾发生过疯牛病、口蹄疫、流行性感冒等突发公共卫生事件,对疫情的监测与预防比较重视,针对包括SARS、天花、鼠疫等传染性疾病制定应对方案供医务人员和普通民众参考。

(二)美国医疗保险应对政策

美国的医疗保险制度分为以医疗保健制度、医疗救助制度、儿童健康保险、公务员医疗保险为主的公共医疗保险和商业性质的私人医疗保险。近年来美国曾经历1999年“西尼罗河”病毒性脑炎、2002年炭疽病、2009年甲型H1N1流感等突发公共卫生事件,也因此建立健全了突发事件应急制度。以对美国影响面最广的甲型流感为例,美国奥巴马政府在甲流疫情扩大后投入15亿美元用于药物储备、疾病防治和公共卫生治理。部分州政府根据本州贫困人员实际数目推行不同的健康保障计划,为低收入家庭提供免费的医疗服务。

(三)日本医疗保险应对政策

日本的医疗保险主要包括职工医疗保险和国民健康保险,实行“全民皆保”的社会医疗保险制度。日本在第二次世界大战以前曾发生过麻风病、肺结核等传染性疾病,明治政府于1890年制定了《传染病预防法》。1996年日本大阪发生肠出血性大肠杆菌感染症流行事件,在此次突发公共卫生事件发生后,日本政府重新制定关于感染症预防及感染症患者医疗的法律,由负责医疗保险的厚生劳动省对易感人群防护与感染人群治疗提供医疗保障。公共卫生预防工作则由各地区的保健所承担,定期向居民发布相关防疫通知。

(四)巴西医疗保险应对措施

巴西于20世纪20年代实行以全民免费医疗为主、个人医疗保险为辅的城乡一体化医疗保险制度,覆盖范围广泛并建立了针对农村妇女和儿童的家庭保健计划。2015年5月巴西出现寨卡病毒本土传播现象,疫情迅速扩散最终成为国际关注的突发性公共卫生事件。由于寨卡病毒主要通过受感染的埃及伊蚊在人群中传播,也会通过性行为和血液传播,因此受感染的孕妇也可能将病毒传染给胎儿并增加胎儿患小头症的概率。巴西政府在寨卡疫情中采取的医疗保险应对措施主要从保护易感人群出发,向高风险人群提供检测服务,研发疫苗,进而加强对小头症及其防治的研究,同时对患者家庭提供一定的补助,小头症患儿的母亲可以到社会福利部门领取家庭救济金。

二、突发公共卫生事件下医疗保险政策的国内比较和创新

尽管已有2003年SARS疫情的警钟敲响在前,但对于我国民众而言,与SARS疫情具有诸多共同点的新冠肺炎疫情,传播能力更强、病情发展更快,进一步导致了疫情控制任务的艰巨性和长期性。面对突发性公共卫生事件的发生,原有的医疗保险政策可能无法应对民众临时急切的医疗需求,需要政府的政策制定者“因事制宜”,及时作出政策调整和政策补充。

(一)SARS疫情期的医疗保险政策

2003年SARS疫情暴发时,我国尚未健全完善城乡医疗保险制度,参加基本医疗保险制度的人数仅为10 900万人,覆盖面狭窄亦导致医疗保险统筹资金基数小,难以应对突发情况下的医保支付需求。尤其是刚刚起步的农村合作医疗保险制度,由于农民参与积极性一般且城乡医疗保险制度差异较大,疫情的发生也对中国农村医疗保险制度提出了新的挑战。

财政部等多部门于2003年4月18日下发非典型肺炎(简称“非典”)患者救治费用等解决措施,要求放宽基本医疗保险条件以应对非典型肺炎疫情。具体措施包括采用记账、预付方式保障参保人员中的确诊患者及疑似患者获得及时住院治疗,放宽基本医保药品目录及诊疗服务项目,对基本医疗保险无法覆盖的部分通过大额医疗费用补贴、公务员医疗补贴和企业补充医疗保险予以补充。

2003年4月23日,财政部对“非典”防治经费补助政策作出安排,对于困难“非典”患者救治工作提出具体的政策措施。对于包括进城务工农民在

内的农村居民中确诊"非典"人群、参加有关医疗保障制度的城镇确诊人群，相关医疗机构应当及时给予救治，由地方财政对个人无力负担的医疗费用提供救助补贴。4月29日，财政部和原卫生部提出要加强农村地区SARS防治工作的开展，所发生的费用上报当地卫生部门，财务部门也要及时下拨医疗资金，保证防治工作的正常开展。

各省依据本地区疫情防控情况与财政状况采取不同的补偿机制。在医疗保险支付政策上，北京市公费医疗人员医疗费用按原资金渠道由同级财政承担；未参保但享受最低生活保障的城乡居民由区县政府承担医疗费用；参保人员医疗费用根据基本医保支付，仍需个人自付的部分由医疗救助资金支付；既不享受公费医疗也未参保的企事业单位人员医疗费用由所在单位负担，同级财政给予适当补助。在医疗保险缴费政策上，浙江等省对缴纳基本医疗保险费有困难的部分企业予以缓缴3个月的减负安排。

但是，从"非典"时期的医疗保险保障范围来看，参保人中两类主体往往面临医保权益获取不足的弊端，一类是想要购买医疗物资的健康人群，一类是需要定期服用药物的慢性疾病患者，两类群体在看病取药过程中往往遵循就近原则，选择自费医疗的方式尽量减少交叉感染的危险。基本医疗保险的互济保障作用并未能在此次疫情防控期间发挥出来，这种情况将影响参保人的积极性和基本医疗保险的覆盖面。

(二)新冠肺炎疫情期间的医疗保险政策

2020年1月23日起，国家医保局连续发布有关疫情防控下医疗保障方法的相关通知，各省医疗保障局因地因时制宜，及时跟进医疗保险政策的调整工作，综合比较地方政府出台的医疗保险政策，主要集中在解决新冠肺炎患者的就医费用支付问题、异地就医医保结算问题、医疗保险减征和缓缴问题、医疗保险政府补助问题及医疗保险网上经办问题等(表3-1)。

表3-1　部分省市医疗保险政策措施

省市	政策措施
安徽省(报销政策)	临时新增药品和医疗服务项目不设个人先付比例，不受限定支付标准限制；对新冠肺炎患者的医疗费用予以单独核算保障
上海市(征管政策)	2020年2～12月，本市职工基本医疗保险(含生育保险)单位缴费比例降低0.5个百分点，由现行10.5%降至10%；灵活就业人员缴纳职工基本医疗保险比例由现行11.5%降至11%

续表 3-1

省市	政策措施
山东省(报销政策)	对定点救治医院提前拨付不少于1个月的医保基金,无论患者是否参保,是否到外地就医,是否可以网上结算,医疗保险基金都将提前支付费用
北京市(互联网就医政策)	制定互联网复诊项目及价格,纳入本市基本医疗保险支付范围
湖南省(征管政策)	延长城乡居民基本医疗保险费集中缴费期,鼓励缴费人通过线上缴费渠道进行缴费
河北省(报销政策)	现金报销受理不受时间和地点限制;全面落实异地就医网上备案

1. 医疗保险报销政策　此次疫情发生后,国家医保局对确诊及疑似新冠肺炎患者采取特殊报销政策。一是将符合卫生部门新冠肺炎诊疗方案的药品和医疗服务项目暂纳入医保支付范围;二是对确诊患者给予全面保护,个人按照规定缴纳基本医疗保险、大病保险和医疗救助后,由财政补贴承担个人部分;三是确保救治医院的治疗不受缴费政策的影响,医疗保险机构将向接收更多患者的医疗机构预付医疗保险基金,减轻医疗机构的预付压力;四是对异地就医患者采取先诊疗后结算,保障患者及时就医;五是实施“长处方”报销政策,民众单次处方用药量可以经医疗机构诊断后合理增加单次处方剂量,慢性疾病患者经治疗医生评估后,可放宽处方剂量至3个月。特殊报销政策的出台是国家从人民切身利益层面出发,为实现“确保参保人不因费用问题影响就医”“确保收治医院不因支付政策影响救治”的目标,由政府出面承担了特殊时期的医疗保险成本,减轻了民众就医压力。

2020年3月2日,医保局作出疫情防控期间开展“互联网+”医保服务的政策安排,将医保支付范围扩大,符合条件的“互联网+”医疗服务费用都可纳入医保支付环节,因此患者将能够享受更加方便快捷的优质服务。早在2018年4月,国务院就已经出台了《关于促进“互联网+”医疗健康发展的意见》,以促进互联网与医疗卫生产业的合作发展。将互联网医疗费用纳入医保的方法将大大有助于“互联网+医疗健康”行业的便民惠民化发展,从公民选择的角度看,就医途径增加了更有保障的选择,无疑会缓解“看病难”这一历史难题。

2. 医疗保险征管政策　为支持企业复工复产,国家医保局等多部门联合发布《关于阶段性减征职工基本医疗保险费的指导意见》(以下简称“《意见》”），提出对职工医保单位缴费部分实行减征期不超过5个月的减半征收举措，对职工医保统筹部分的减征举措根据统筹地区的实际情况决定减征安排。如北京市对市内所有参保用人单位实行为期5个月的减半征收，对因疫情影响未能按时缴费的用人单位实行延长缴费政策（部分行业经市级相关行业主管部门确认后可延长缴费至7月）。浙江省对企业减半征收2～6月基本医疗保险的单位缴费，同时明确缓缴医疗保险费的对象范围是受疫情影响生产经营出现严重困难且无力足额缴纳社会保险费的企业，缓缴期限原则上不超过6个月，在此期间免收滞纳金，不影响企业参保职工应享受的基本医疗保险待遇。

3. 医疗保险经办政策　疫情防控期间，国家医疗保障局出台医保经办服务的通知，通知要点集中于通过非接触式医保经办服务实现经办服务的创新、采取灵活多样的方式做好医保经办服务、放宽医保相关业务办理时限以减少人员流动等内容。各省市医保部门积极转变经办服务方式，借助各类互联网政务平台、“12345”政务热线及邮政办理等服务，发展多种“非接触式”办理方法。江西省通过“赣服通”生活号向民众提供包括医保关系转接受理、异地就医备案等在内的12项业务；山东省通过精简医保经办服务事项的流程与材料，实现了85%的服务事项“网上办”“掌上办”，通过省直个人网上服务系统和省直医保单位网上经办服务系统，在疫情防控期间有效推行“不见面”办理。

（三）两次突发公共卫生事件下的医疗保险政策比较

从2003—2020年，中国发生了两次极为相似的突发公共卫生事件，相同的是疾病侵害的影响巨大、范围甚广，不同的是，在此次新冠肺炎疫情中我国医疗保障的表现更为出色，全国医疗保险参保率在95%以上，为医疗保险在此次疫情中提供充足的资金奠定了财政基础，而医疗保障部门及时出台应对政策为确保人民安心就诊创造了重要条件。两次重大疫情下，医疗保险政策的进步之处体现在以下方面。

1. 医疗保险政策内容体现了以人民健康为中心的价值理念　医疗保障政策作为政府公共政策的重要组成部分，表现出以公共利益为价值取向的特征，政府承担的是政策负责人的角色，政府职能在政策的制定与执行过程中应当占据主导地位。疫情发生后如果没有及时出台针对性强的制度安排，医保政策将无法起到应尽职责。此次出台的系列专项政策，对于解决患者医疗费用负担、异地就医和定点医疗机构资金不足等问题起到了相当大的作用。截至2020年4月16日，全国确诊住院患者人均医疗费用已达

2.15 万元,重病患者人均医疗费用已超过 15 万元,甚至达到数 10 万元。相比于非典时期一些未参加医疗保险的人们由于害怕负担昂贵的医疗费用而选择瞒报、逃避检查的情况,此次疫情发生后人们积极主动地到医院检查、就诊,表明全民医保背后的政策信任与政策回应。

2. 医疗保险缴费政策凸显了医保政策对经济社会的调节作用 自2020 年 2 月起,我国各地区根据统筹地区实际情况对职工医保单位缴费部分实行减半征收举措,对于 2 月已缴费的企业按规定进行退抵,同时缓缴单位医保费、免收缓交期间滞纳金,从而缓解企业经营压力,支持企业复工复产。当前我国各项社会保险费由税务部门统一征收,社保费用征收力度大,企业缴费负担较大。社保减征缓免措施是国家医保局在非常时期的一种非常政策,在全国各省市实施减征缓免政策,企业将有望减负 1 500 亿元左右,对于降低企业用工成本、增强企业复工复产决心大有裨益。相较于"非典"时期的医保缴费政策而言,此次疫情发生后出台的减征缓免政策对于企业与民众的考虑更为周全及时,具有较强的政策实质性和利民性质,是国家医保部门表现成熟的方面之一。

3. 医疗保险经办政策提高了医保服务经办效率和人民满意度 "不见面办""及时办""便民办""延期办""放心办"的 5 个"办"措施是国家医保局在疫情防控期间提出的特殊举措,出发点是为了在减少人员聚集、方便群众办事的基础上以服务方式的创新保障参保人员及时获得医保权益。该系列举措要求医保经办机构提高自身服务效率,充分发挥互联网优势,创新服务形式,提高办事体验,网上办、自助办、邮寄办、就近办等成为抗疫时期最重要的便民举措。相较于"非典"时期,互联网的发展为实现"足不出户享服务"提供了技术前提。发挥互联网技术优势,创新医保服务体系,对于特殊情况下保障民众医保待遇具有重要意义,而在疫情过后,将此次应急过程中采取的医保经办服务进行常态化保留或成考虑。

(赵方方)

第三节　突发公共卫生事件下医疗服务政策的比较和创新

一、突发公共卫生事件下医疗服务政策的国际比较和创新

（一）英国医疗服务应对政策

英国的国家卫生服务体系分为中央医疗卫生服务机构、大区医疗服务机构和社区初级医疗服务机构三级组织，分别提供不同医疗需求层次的医疗服务。同时英国还建立了突发事件计划协作机构（EPCU）和健康保护机构（HPA），两者组成了英国的突发公共卫生事件应对系统。前者包括初级卫生保健服务和二级卫生保健服务，其中全科家庭医生为英国民众提供疾病预防、诊断和治疗等方面的医疗服务，国民医疗服务联合体设立专门化的传染病医院、急性病医院和特殊护理专业中心，提供家庭医生医疗服务之外的其他服务。后者在全国范围建立传染病监测中心，通过传递突发公共卫生事件的跟踪信息为应急医疗服务提供应对依据。

（二）美国医疗服务应对政策

突发公共卫生事件发生后，美国的应急医疗服务由自上而下的 3 个医疗应急系统提供：疾病预防与控制中心（CDC）、医院应急准备系统（HRSA）和城市医疗应对系统（MMRS）。CDC 提供卫生预防服务和疾病监测服务，HRSA 协调医院、门诊中心及其他卫生保健机构的医疗服务供应，MMRS 与公共卫生系统中各类机构协同合作，确保突发公共卫生事件发生后的城市应急工作有序进行。另外，在突发公共卫生事件发生后，临床药品应急供应与监管是医疗服务体系中至关重要的一环。美国食品药品监督管理局通过建立医疗应对政策以解决紧急情况下的医疗产品需求问题，对于在突发公共卫生事件时期有效控制疫情和确保公众身心健康具有实效意义。

（三）新加坡医疗服务应对政策

新加坡医疗服务体系分为不同层级，医生或者医疗机构承担着不同的职责和功能。初级保健主要是通过家庭全科医生和私人诊所提供，全国大约有 1 700 个全科医生诊所，能够满足 80% 的基本医疗需求，包括门诊、母婴、接种、体检和制药等。由于新加坡实行严格的分级诊疗制度，在疫情发生时能够极大减少医疗资源的挤兑和疫情的交叉传染情况。

（四）日本医疗服务应对政策

保健所是日本政府负责保障地方居民健康与公共卫生安全的行政机构，当突发公共卫生事件发生后，由保健所担负起调配医疗资源、监测公共卫生危机的责任。倘若保健所无法及时提供患者所需的医疗服务，本地其他医疗机构、医师协会、市町村和都道府县将协同提供临时救助场所，通过消防部门进行患者急救运送工作。此外，保健所还向日本民众和一线工作人员提供心理疏导和干预服务等精神卫生服务，为普通家庭及社区工作人员开设创伤后应激障碍知识宣讲会，以便筛查出心理创伤患者并向其提供相应的医疗服务。

（五）韩国医疗服务应对政策

韩国于2007年颁布《应急医疗法》，建立了应对突发公共卫生事件的应急医疗体制并取得了一定成绩。突发公共卫生事件发生后，韩国的应急医疗网络形成从中央到地方的专门应急医疗中心和机构，分门别类地向民众提供医疗服务。应急医疗患者接受医疗救助后，因经济困难等原因无法支付医疗费用的，医院可通过应急医疗基金管理机构或团体收取患者本人应负担部分。在此过程中，韩国对医疗服务实行垂直式逐级管理，有效指挥各地区快速启动紧急医疗体制，从而加强各级医疗部门的协调与配合。

（六）巴西医疗服务应对政策

巴西在遵循“分区和分级”治疗的原则上建立了统一的卫生保健系统，“分区”有利于了解当地居民的健康状况，及时防治与及时治疗；“分级”管理有利于合理配置医疗资源，节约开支，合理分流不同病症的患者。寨卡病毒疫情防控期间，巴西政府考虑到病毒对孕妇及婴儿的影响最大，先后发布小头症患者照料方案和卫生保健方案，同时向医护机构发放孕妇手册，加强医护人员对育龄妇女、孕妇、产妇的护理指导。巴西的统一卫生体系拥有1 543个康复中心和4 106个家庭卫生支援中心，在小头症患者增加后，这些中心的医护人员担负起照料、治疗和康复的责任。

二、突发公共卫生事件下医疗服务政策的国内比较和创新

医疗服务是由医院、药店等医疗服务机构向患者提供包括检查、诊断、治疗、康复等在内的相关服务，进而实现保障患者医疗需求的目标。突发公共卫生事件发生后，及时提供有效完善的医疗服务对于降低人们的疾病传染风险、稳定社会生产生活具有重要意义。

（一）SARS 时期的医疗服务政策

2002 年末我国广东首先发生 SARS 疫情传播感染病例，但当时的政府信息公开不够及时、新闻媒体宣传滞后，加之医疗卫生体制的多头分块管理，疫情发生初期我国政府和医院并未意识到传染病的危害性和严重性，导致失去了防控先机。随着疫情在全球的进一步扩散，我国政府和医疗卫生部门相继出台疾病防控和医疗服务政策，采取各种紧急措施应对 SARS 疫情的侵袭（表 3–2）。

表 3–2　SARS 疫情防控期间国家医管部门实施医疗服务细则政策

政策名称	政策文号
《卫生部疾病控制司关于发布非典型肺炎防治有关技术方案的通知》	2003 年 4 月 2 日
《卫生部关于印发〈国家救灾防病与突发公共卫生事件信息报告管理规范〉（2003 版）的通知》	2003 年 4 月 4 日
《卫生部关于将传染性非典型肺炎（严重急性呼吸道综合征）列人法定管理传染病的通知》	卫疾控发〔2003〕84 号
《卫生部非典型肺炎领导小组关于印发非典型肺炎中医药防治技术方案（试行）的通知》	卫非典发〔2003〕1 号
《卫生部办公厅关于临床医师在接诊疑似传染性非典型肺炎患者应询问流行病学史的通知》	卫机发〔2003〕7 号
《卫生部办公厅关于进一步做好传染性非典型肺炎诊疗工作的通知》	卫机发〔2003〕10 号
《卫生部办公厅关于加强非典型肺炎社区防治工作的紧急通知》	卫机发〔2003〕13 号
《关于加强防治非典型肺炎药品监督和管理工作的紧急通知》	国食药监办〔2003〕20 号
《卫生部办公厅关于进一步做好医院非典型肺炎诊疗工作中防止交叉感染工作的紧急通知》	卫机发〔2003〕22 号
《卫生部办公厅关于非典型肺炎集中收治医院做好医疗服务工作的通知》	2003 年 4 月 25 日
《关于进一步落实防治非典型肺炎所需医疗器械监督管理具体事项的通知》	国食药监办〔2003〕26 号

续表 3-2

政策名称	政策文号
《卫生部办公厅关于下发传染性非典型肺炎临床诊断标准和推荐治疗补充说明的通知》	2003 年 5 月 5 日
《传染性非典型肺炎防治管理办法》	卫生部令第 35 号
《卫生部关于加强传染病防治工作的通知》	2003 年 5 月 13 日
《卫生部办公厅关于医院在防治传染性非典型肺炎过程中做好正常医疗工作的通知》	2003 年 5 月 15 日
《卫生部办公厅关于做好传染性非典型肺炎患者痊愈出院后有关工作的通知》	2003 年 5 月 15 日
《关于加强农村传染性非典型肺炎防治工作的指导意见》	2003 年 5 月 20 日
《卫生部办公厅关于做好当前艾滋病病毒感染者或感染非典后救治工作的通知》	2003 年 6 月 6 日

资料来源：笔者根据国家卫健委、医保局等部委网站的政策文件自制。

（二）新冠肺炎疫情时期的医疗服务政策

1. 基本医疗服务政策　新冠肺炎疫情防控期间，国家医保局、国家卫健委、国家民政部等多部门出台的医疗服务政策分为 3 个主要阶段（表 3-3）。

表 3-3　新冠肺炎疫情防控期间国家医管部门实施的医疗服务细则政策

政策名称	政策文号
《国家医疗保障局财政部关于做好新型冠状病毒感染的肺炎疫情医疗保障的通知》	2020 年 1 月 22 日
《关于印发新型冠状病毒感染的肺炎疫情紧急心理危机干预指导原则的通知》	肺炎机制发〔2020〕8 号
《国家医疗保障局办公室财政部办公厅国家卫生健康委办公厅关于做好新型冠状病毒感染的肺炎疫情的补充通知》	2020 年 1 月 27 日
《国家卫生健康委办公厅关于进一步加强县域新型冠状病毒感染的肺炎医疗救治的通知》	2020 年 1 月 28 日
《关于进一步做好农村地区新型冠状病毒感染的肺炎疫情防控工作的通知》	肺炎机制发〔2020〕14

续表 3-3

政策名称	政策文号
《国家卫生健康委基层司关于进一步做好基层医疗卫生机构防控新型冠状病毒感染的肺炎疫情工作的通知》	国卫基层运行便函〔2020〕1 号
《国家医疗保障局办公室关于优化医疗保障经办服务推动新型冠状病毒感染的肺炎疫情防控工作的通知》	2020 年 2 月 2 日
《国家卫生健康委办公室关于加强信息化支撑新型冠状病毒感染的肺炎疫情防控工作的通知》	国卫办规划函〔2020〕100 号
《国家卫生健康委办公厅关于在疫情防控中做好互联网诊疗咨询服务工作的通知》	国卫办医函〔2020〕112 号
《关于加强新型冠状病毒肺炎疫情防控期间孕产妇疾病救治和安全助产工作的通知》	肺炎机制发〔2020〕25 号
《关于进一步加强社会办医管理做好新冠肺炎疫情防控工作的通知》	国卫医函〔2020〕63 号
《关于印发新型冠状病毒肺炎疫情防控期间养老机构老年人就医指南的通知》	肺炎机制综发〔2020〕65 号
《国家卫生健康委办公厅关于加强疫情期间医疗服务管理满足群众基本就医需求的通知》	国卫办医函〔2020〕141 号
《关于加强新冠肺炎疫情期间严重精神障碍患者治疗管理工作的通知》	肺炎机制综发〔2020〕70 号
《国家卫生健康委办公厅关于在国家远程医疗与互联网医学中心开展新冠肺炎重症患者国家级远程会诊工作的通知》	国卫办医函〔2020〕153 号
《关于印发基层医疗卫生机构在新冠肺炎疫情防控期间为老年人慢性疾病患者提供医疗卫生服务指南(试行)的通知》	国卫基层家医便函〔2020〕2 号
《关于印发加强医疗机构药事管理促进合理用药的意见的通知》	国卫医发〔2020〕2 号
《国家医保局国家卫生健康委关于推进新冠肺炎疫情防控期间开展“互联网+”医保服务的指导意见》	2020 年 2 月 28 日
《国家卫生健康委办公厅关于印发新冠肺炎重症、危重症患者护理规范的通知》	国卫办医函〔2020〕170 号
《国家卫生健康委办公厅关于基层医疗卫生机构在新冠肺炎疫情防控中分类精准做好工作的通知》	国卫办基层函〔2020〕177 号

续表 3-3

政策名称	政策文号
《国家卫生健康委办公厅关于印发新冠肺炎出院患者康复方案（试行）的通知》	国卫办医函〔2020〕189 号
《关于印发新冠肺炎疫情心理疏导工作方案的通知》	联防联控机制〔2020〕34 号
《关于进一步推进分区分级恢复正常医疗服务工作的通知》	联防联控机制发〔2020〕35 号
《关于印发新冠肺炎患者、隔离人员及家属心理疏导和社会工作服务方案的通知》	联防联控机制〔2020〕39 号
《关于进一步巩固成果提高医疗机构新冠肺炎防控和救治能力的通知》	联防联控机制综发〔2020〕141 号

资料来源：笔者根据国家卫健委、医保局等部委网站的政策文件自制。

第一个阶段为政策初始期，表现为针对疫情传播速度快、范围广而出台的应急类政策。医疗服务政策内容主要关注对新冠肺炎确诊人群、疑似人群和受影响人群的隔离管理、诊疗制度、服务设施和用药目录的特殊规定，确保各群体在疫情发生后得到安全、有效、可负担的医疗服务。

第二个阶段为政策防控期，表现为针对疫情蔓延状况得到初步遏制而出台的防控类政策。医疗服务政策内容主要集中在完善互联网医疗服务管理、老年与慢性疾病群体医疗服务提供、社会办医与基层医疗机构服务管理，最大限度发挥不同层面医疗机构的患者分流作用。

第三个阶段为政策稳定期，表现为针对疫情防控工作循序推进而出台的保障类政策。医疗服务政策内容体现于在兼顾不同省市疫情防控情况下逐步恢复正常医疗服务，同时进一步提高医疗机构隔离、防控与救治的能力。

2. 远程医疗服务政策　随着“互联网+”作为国家战略计划的提出，“互联网+”医疗迎来前所未有的发展机遇，融合互联网的医疗服务在此次疫情防控期间大显身手，极大提高了优质医疗资源的地域共享水平，同时患者减少出行，通过网络问诊获得足不出户的医疗服务体验，大大减少了病毒二次传播、交叉感染等情况，对于疫情防控期间的患者分流起到重要作用。

2020 年 2 月初，卫健委发布有关疫情防控信息支持工作的安排，积极鼓励各省市开展远程医疗服务。信息技术的利用提高了专家资源下沉效率与基层医疗卫生机构的医疗服务能力，减少了人员跨区域传播感染的风险。2月末，防疫相关的“互联网+”医保服务政策出台，该政策鼓励定点医药机构提供“不见面”购药服务，对于城乡居民中高血压、糖尿病等慢性疾病患者的用药保障提供了更加便捷的服务方式；对于线上就医需完善在线处方审查制度和医疗服务行为监督机制。此外，国家医保局指出医保经办机构与医保定点医疗机构应当将“互联网+”医疗的服务范围、条件、收费与支付方式、费用标准等纳入管理协议中，确保双方密切配合、更好地为群众提供优质服务。

3. 精神卫生服务政策　疫情防控期间，国家卫健委疾控局发布紧急心理危机干预指导原则，分别对疾病确诊人群、居家隔离人群、受疫情影响的相关人群等制定紧急心理危机干预计划，其目的是向需要人群提供心理健康服务，并且预防和减轻该疫情可能带来的心理社会影响。具体的心理健康服务内容包括以线上通信手段为有需要的群体提供实时心理支持和心理援助服务、动员社会力量提供社会支持等。

4. 医疗服务管理政策　在医疗服务管理政策上，国家卫健委一方面加强对新冠肺炎首诊隔离点的医疗管理，另一方面高度重视非隔离点医疗服务的提供和医疗资源的供给，先后出台一系列管理政策助力各地医疗保障相关部门。

对于确诊人群和疑似人群的隔离管理，卫健委建议各省市应根据患者人数和需求在各自的隔离点整合医疗资源，如医疗服务人员、医疗设备资源、药品防护品配备，以确保安全、有效地进行医疗服务工作，随时掌握隔离人群病情变化情况，按照规定及时进行转诊或解除隔离。

对于疫情防控期间的基本医疗服务管理，卫健部门高度重视在疫情防控过程中部分省市出现的医疗服务不足、群众基本医疗需求不足等问题，要求各省市在科学防控的基础上坚持因地制宜、精细管理、分类救治等原则，落实疫情防控期间的医疗服务管理制度，切实保障不同患者的医疗需求。

对于基层医疗卫生机构的医疗服务管理，卫健委办公厅对基层医疗卫生机构的预防服务提出具体要求，要求基层医疗卫生机构配合社区居委会、村委会加强排查；对不明原因的发热、咳嗽人员做好信息登记并立即就近转诊至设立发热门诊的上级医院。

对于县域新冠肺炎医疗服务的管理，卫健委提出加强提前检查的分诊和发热门诊管理，要求所有县级医院严格执行相关规定并相应做好救治准备工作，加强贫困地区县级医院医疗资源供给，确保贫困地区县级医院具备基本医疗救治能力。

对于农村地区新冠肺炎医疗服务管理，乡镇卫生院及其工作人员要及时完成人员排查、预检分流、医疗跟踪等工作。与此同时，还要时刻关注基层医疗卫生资源的储备情况，以便确保医疗服务的有效供应。

（三）两次突发公共卫生事件下的医疗服务政策比较

1. SARS 疫情与新冠肺炎疫情防控期间出现的医疗服务问题比较　在 SARS 疫情防控期间，我国医疗服务：第一个问题是各级医院传染病防护能力较低、应急医疗物资无法满足基础医疗服务，而医院防护不足增加了医护人员感染率，导致确诊“非典”患者的总人数中医护人员占比较大，医院成为病毒交叉感染的重灾区；第二个问题是正常医疗服务供应不足，我国医疗保险参保人群中的老年群体、慢性疾病群体在“非典”防控时期难以获得自身所需要的医疗服务；第三个问题是城乡医疗基础差异巨大，农村医疗服务体系不健全，本就需要加强防控以免“非典”疫情在农村地区流行，但进城务工者等流动人口的医疗保障权益在城镇很难得到满足，在感染疫情后往往因为经济情况选择返乡治疗，这增加了“非典”防控的难度；第四个问题是未能出台社会补偿机制以解决“非典”患者痊愈后出现的后遗症问题、抗击“非典”疫情中牺牲的一线人员遗属家庭困难问题。

相较于 SARS 疫情防控期间的医疗服务问题，新冠肺炎疫情时期我国医疗保障服务能力和水平都有了较为明显的进步，但仍存在一些医疗服务问题需要引起我们重视。首先，各级医疗卫生系统传染病应急防疫能力有待加强，在突发公共卫生事件后无法迅即调取医疗人才和防疫物资应对爆发增长的感染人群；其次，基层医疗卫生机构发挥患者分流作用的同时暴露出卫生技术水平下滑、医护人员负担过重等问题；再次，互联网医疗发展存在地方差异，政府鼓励发展远程智慧医疗但尚缺乏细节化的法律、法规作为支撑。此外，疫情发生后我国政府及医保、卫生部门出台了一系列应急性医疗服务政策，侧面反映出当前应急医疗服务体系的漏洞与不足，存在事后补救的问题。

2. SARS 疫情与新冠肺炎疫情的医疗服务政策比较　尽管距离 SARS 疫情流行已经过去 17 年，2020 年初突发的新型冠状病毒感染的肺炎疫情的流行仍然对我国医疗服务体系提出了挑战，及时出台相应的医疗服务政策是有效防控疫情的重要保障。对比两次突发公共卫生事件中医疗服务政策与措施，可以发现新冠肺炎疫情防控期间医疗服务政策的进步之处主要体现在以下方面。

一是医疗服务政策覆盖人群考虑全面，不顾此失彼，体现了以人民健康为中心的服务理念。如对于高血压、糖尿病等慢性疾病患者和特殊门诊患者实行“长处方”报销政策，患者单次处方用药量延长至2或3个月，该类人群由于疾病的特殊性需要长期服用治疗性药物，“长处方”报销政策保障了疫情防控期间慢性疾病患者的用药权益，同时减少了不必要的出行与感染概率。再如疫情防控期间“互联网+”医保工作的推进免除了普通群众参与互联网医疗过程中的后顾之忧，对于减少非新冠肺炎患者线下就医行为、缓解线下诊疗压力具有明显作用。

二是医疗服务政策对精准分级诊疗的重视，发挥了基层医疗卫生机构在疫情防控过程中的联动作用。此次疫情发生后，全国各省市加强社区医疗的预防检查和初步诊疗服务，强调基层医疗卫生机构的重要性，政策对基层医疗卫生机构的倾斜降低了疫情传播的可能性，同时在应急医疗资源紧急调配的情况下减少了基层医疗机构医疗资源的浪费情况和大型医院医护人员的看诊压力。

三是医疗服务政策应急性、针对性、可操作性强，在医疗服务提供、医疗服务监管等方面保证了疫情防控期间群众能够获得各类公平可及的医疗服务。根据疫情防控的不同阶段，我国政府部门出台不同的医疗服务政策，为各省市加强疫情防控提供了政策导向。考虑到城乡医疗服务水平的差异问题，卫生部门及中央财政加大对乡村医疗服务的政策投入与财政投入，从而满足不同层次的卫生服务需求。

（赵方方）

第四节　突发公共卫生事件下医疗保障政策的创新

一、国内外医疗保障政策创新的启示

（一）国外医疗保障政策创新的启示

近50年来，全球范围内发生过不计其数的突发公共卫生事件，医疗保障作为突发公共卫生事件发生后最直接、可行的保障措施，早已列为各国应对急情的首要策略之一。从国际经验来看，应急性医疗保障政策与一般性医疗保障政策往往存在补足关系，有时因政策的反响良好而逐步过渡为一般

性政策。政策在执行过程中的效果决定了政策的延续性和发展性，因此借鉴国际经验有助于我们更加系统地建立医疗保障政策的大局观念，从而更好地保障人民健康和生命安全。

1. 建立国家重大公共卫生事件应急医疗保障联动制度　突发公共卫生事件具有紧急性和意外性，事件发生后的应急举措将直接影响突发事件对社会造成的危害程度。目前，一些国家已经建立起应急医疗保障制度，如韩国建立了专门的应急医疗救助体系、澳大利亚设立完善的医疗卫生应急管理组织系统、日本现行的地方公共卫生危机应急管理机制等，由此确定每个医疗管理和执行单位的职能和责任，在重大突发公共卫生事件发生后，以完整联动的应急体系迅速作出反应。尽管我国在公共卫生预防领域已经建立起突发事件预防控制系统，但公共卫生的分散化管理使得应急医疗保障方面的建设未能构成联动体系。为此，有必要建立专门化的国家重大公共卫生事件应急医疗保障联动机制，在横向上设立应急医疗物资储备机制、应急医疗机构救助机制、应急医疗服务补偿机制和应急医疗保障管理机制，确定各机制的责任主体和责任分担方式；在纵向上设立从中央、省（自治区、直辖市）、地级市（区）、县级市的四级联动机制，共同构筑应急医疗保障空间网络。

2. 加强国家重大公共卫生事件应急医疗保障条例立法　立法先行是国际普遍的政策执行依据，国际上对于突发公共卫生事件的应对往往遵循本国的相关法律规定，从而起到强化政策应对机制的作用。如美国在现行的《国家紧急状态法》《公共卫生服务法》《公共卫生安全与预防生物恐怖法案》等多部法律中对公共卫生中的服务保障、管理保障等作出明确规定以合理应对突发公共卫生事件。我国自 2003 年 SARS 疫情后便加快了突发公共卫生事件法律体系的建设，相继颁布《中华人民共和国急性传染病管理条例》《中华人民共和国传染病防治法》等公共卫生法律，但在应急医疗保障法治建设方面仍存在层次较低的问题，在突发公共卫生事件后出台的以国家行政机关制定的法规、地方性法规及政府部门的规章、政策性文件居多，国家立法机关制定的专门的应急医疗保障法律较少。因此建立和完善应急医疗保障法律法规体系，对于弥补应急公共卫生法律体系的不足具有重要意义。

3. 建立健全国家应急医疗保障线上线下社会服务系统　从国际实践来看，各国应急医疗保障系统或多或少地都有社会参与的身影，动员社会的力量共同抗击突发公共卫生事件的冲击，实则体现了医疗保障作为社会保障机制的风险共担原则。以日本的“官民协作”为例，由中央政府、地方政府、企业、非营利组织、市民团体等多元主体参与形成“官民协作”，各自承担责任，共同应对突发公共卫生危机；其中非营利组织承担了大量医疗救治、资源调配等任务，体现了社会组织参与社会治理的示范作用。在突发公共卫生危机到来时，政府与民间的有效合作能够提高资源的配置效率和利用效率，同时在互联网时代下，政社协作还能够通过多个平台实现信息传递的及时性与精准性，因此建立健全国家应急医疗保障线上、线下社会服务系统将对危机应对大有裨益。

（二）国内医疗保障政策创新的启示

1. 医疗保障应急政策的出台要考虑常态化和一般化 新冠肺炎疫情防控期间，我国医疗保障有关部门出台了多个医疗保障应急政策，化解了疫情迷雾下中国民众的燃眉之急。医疗救治财政补助政策、异地就医财政补助政策、医保经办服务政策、医疗药品长处方政策、医疗保险“减缓免”政策、“互联网+”医疗服务政策等深受人民好评，切实让人民体会到政策的利民、便民。尽管政策实施好评如潮，我们也需要反思：此类应急政策是否应当有选择地发展成为医疗保障一般性政策，从而弥补现行医疗保障政策中存在的短板？中共中央、国务院于2020年3月5日出台《关于深化医疗保障制度改革的意见》，指出要完善重公平适度的待遇保障机制、优化医疗保障公共服务等要求，当突发疫情发生后，医疗机构遵循先救治后收费的原则为民众提供救治服务，而医疗保险支付政策和异地就医结算政策也有待进一步完善。

2. 医疗保障应急管理的建设要遵循现行法律的实践 在2003年的SARS疫情中，我国政府虽以措手不及之态应对疫情挑战，但此次疫情提高了政府对于突发公共卫生事件的高度重视，应急管理体系的建设以多项法律条例的出台迅速推进。《突发公共卫生事件应急条例》《重大动物疫情应急预案》《国家突发公共事件总体应急预案》《中华人民共和国传染病防治法》等先后颁布和修订，其中明文规定了医疗救治、医疗服务、医疗管理等在内的医疗保障应急原则。

然而，观察新冠肺炎疫情中的医疗保障应急管理过程，不难发现各省市在防疫应急处理中出现的如应急医疗供给储备不足、医疗机构应对速度迟缓、医疗保险与服务匹配不佳等问题，表明在突发公共卫生事件发生后我国医疗卫生系统对于公共卫生安全的防范意识不到位，对于现行法律条文的理解未能付诸行动中。医疗保障应急管理的建设要遵循现行法律的实践，从医疗保障政策部门到医疗服务提供机构，不同主体应当明确突发公共卫生事件下医保管理的有所为与有所不为，在日常化的工作中恪守法律、法规的约束，提高对重大事件反应的灵敏性，增强抵御风险的能力。

3. 医疗保障应急服务的实施要坚持以人民健康为中心　从“健康中国2030”发展规划提出至今，医疗保障作为维护人民健康、增进人民福祉的一项基本制度安排，在多个方面解除了人民的疾病医疗后顾之忧。而突发公共卫生事件发生后，我国政府对于医疗保障应急服务的实施无一不是从人民群众的健康出发，提供可负担、可获得的医疗医药服务。医疗保障应急服务的实施要坚持以人民健康为中心，要求医保系统在政策的制定与执行过程保持灵活性和适应性，审时度势，尽力而为，从而向人民提供更全面的医保应急服务，让人民享有更加公平更加可持续的医疗保障。

二、我国医疗保障政策的设计

在我国国情影响下，医疗保障政策的制定通常有两种方式：其一由中央政府根据期望目标出台政策，通过层级扩散机制下达到地方政府，后者接受指示后根据本地区实际情况再作详细安排（或试点，或全面推行），从而实现自上而下的政策扩散；其二由地方政府先行进行政策首创，在一段时间后中央政府根据地方政府实施情况决定是否进行全国推广，从而实现自下而上的政策采纳。而此次疫情中，中央医疗保障政策的出台对医保政策的完善设计提出了新的创新思路。

（一）中央医疗保障政策的扩散

1. 建立重大疾病医疗保险和救助制度联动机制　在中共中央、国务院最新发布的《关于深化医疗保障制度改革的意见》中指出，“要完善重大疫情医疗救治费用保障机制”。医保部门在特殊时期应采取特殊报销政策与经办政策，及时解决人民医疗费用负担问题，使广大人民在紧急情况下保持心安。一是确保医疗机构先看病后收费，完善异地医保实时结算制度；二是探索建立特殊人群和特殊疾病的费用免除制度，取消医保缴费清单、缴费限额、药品用量等定向限制；三是探索建立疫情患者医疗费用财政兜底保障制度，健全重大疫情医疗救治医保支付政策，提高对基层医疗机构的支付比例。

2. 建立防范和化解因病致贫长效机制　我国脱贫攻坚工作已经进入关键环节，而此次新冠肺炎疫情的发生在一定程度上会对部分人群带来因病致贫、因病返贫的危机。医疗保障政策在基本医疗保险、大病保险、医疗救助等方面为患者提供了基本保障，因此对于建立防范和化解因病致贫长效机制而言，应当加强各类医疗保障制度和医疗救助制度的衔接和补充，确保制度之间的协调与合力，对不同的人群实行精准医疗保障措施，着力提高重点人群的保障水平。

3. 加快发展商业健康保险补充机制　两次重大突发疫情中，商业保险都发挥出巨大作用。与基本医疗保险相比，商业健康保险能够满足人们多层次多样化的保障需求。尽管已有的基本医疗保险和大病保险能够缓解绝大多数患者的就医压力，但配置商业保险对于并发症患者和医保之外的患者而言将起到健康安全防线的功能，避免患者家庭在突发事件后因巨额的医疗费用而陷入困境。

4. 完善“互联网+”医疗保障机制　对于“互联网+”医疗而言，首先，应完善互联网医疗机构准入制度，提高医疗机构开诊门槛和质量，既要向高水平的线下医疗机构打开大门又要防止部分医疗机构浑水摸鱼。其次，应改善医疗数据安全保障系统，通过将医疗大数据分散保管以确保病患医疗信息不泄露。再次，应拓宽多方病患救助通道，借助非官方组织和舆论的监督投诉渠道，各医院设立网上医疗中心负责医患纠纷处理工作，通过建立社区、省市级医疗保障监督平台，提高病患就诊满意度水平。最后，完善多层次医疗保障体系，加快商业保险一体化建设，从而缓解基本医疗保障压力。

（二）我国医疗保障政策的新框架

通过前文阐述可以看出，我国现行医疗保障政策框架主要由医疗保险和医疗服务两大部分组成，前者以风险分担机制化解人们的疾病风险，后者以提供各类医疗卫生服务保障人们的健康权益。而新冠肺炎疫情使我们看到了当前医疗保障政策体系中的进步与不足，由于医疗保障充当着人类健康促进的重要角色，国家在进行顶层政策设计时应当充分关注到医疗保障领域服务提供的特殊性和复杂性，考虑到医疗保障制度与现行社会保障制度框架的耦合，从而合理进行政策设计。

20 世纪 70 年代以来，西方福利国家曾在社会保障改革领域浪潮中兴起“目标定位政策”，包括用类别定位、财富定位、需要定位、行为定位、道德定位等方法，对于资源优化配置取得了较理想的效果。从“目标定位政策”的工具论视角看，我国可以首先确定医疗保障政策服务人群和服务目标，建立起包含事前保障政策、事中保障政策和事后保障政策三个层面的医疗保障政策框架。

第一，事前保障政策体系主要满足常态化的医疗保障需求，包括健康教育与促进机制、社区诊断与干预机制、疾病监测与防控机制、物资储备与流通机制，四个环节以法律法规保障机制为依据，相互联系，构成事前医疗保障服务网络。具体而言，健康教育与促进机制的主要责任包括：医疗保障行政部门制定健康宣传策略，通过传统媒体和自媒体平台发送医疗保障相关信息、向各级医疗机构发放医疗保障服务指导手册、组织社区和学校及社会团体发起医疗卫生公民教育等方式增强公众的健康意识和对医疗保障的认知能力。培养公共卫生和医疗管理人才，在大学教育中穿插更多的公共卫生和医疗教育课程，培养专业知识扎实的公共卫生和医疗管理人才。充分发挥社会各类专业人员的积极作用，吸收专家、学者、社会组织等在健康教育问题中提出的合理对策建议，建立信息共享平台。社区诊断与干预机制的主要责任是将公共卫生预防工作和医疗资源下沉至社区居委会或村委会，建立健全社区首诊制和双向转诊制的分级医疗制度。如突发公共卫生事件发生时，由社区医疗服务机构先行确认本区域内的患者数量，及时上报给上级卫生管理部门，做好医疗资源调配工作，同时定期定时组织医务人员上门为各家各户提供健康检查和保健服务，在社区医疗卫生中心建立家庭健康档案以掌握本区域内人员健康状况。疾病监测与防控机制的主要责任是由各地区内的疾病防控中心衔接各个社区的医疗卫生中心信息系统，通过社区检测即时传递居民健康和公共卫生相关情况，同时利用大数据收集患者的临床症状信息以做好疾病监测变化谱图。物资储备与流通机制主要通过建立药品、医用耗材、应急类医疗物资等在内的国家医疗保障物资储备制度，保障群众获得各类所需医疗医药服务。

第二，事中保障政策体系主要应对诸如突发事件的发生，考察政策的反应速度与抗压程度，因此需要建立起医疗保障联动机制，从医疗服务、医药服务、医药保险等方面进行政策调整和政策发布。在突发事件发生后，及时启动联合防控方案，建立卫生部、医疗保障局、疾控中心等多个行政机构跨部门合作机制，实现信息的收集、传递和共享。在突发事件演化发展的不同阶段中，医疗保障联动机制应根据不同情况制定阶段性策略，在政策执行、政策管理和政策监督方面做好应急准备，确保政策进行的连续性和即时性。

第三,事后保障政策体系以医疗保障补偿机制为主,主要解决医疗保障中的衍生问题和后发问题。因此,我国可以从资金和服务两方面建立衍生问题处理机制,应对如因病致贫和因病返贫问题、传染病患者痊愈后遗症问题、大事件中牺牲医护人员的家属保障问题等,而这一处理机制可以与我国的社会救助机制相结合,发挥医疗救助的特殊保障功能。同时鼓励非营利性社会团体组织建立互助保障机制,为需要帮助的群体提供心理疏导服务和医疗保健服务,扩大社会参与的影响力。

(赵方方)

第四章 社区卫生机构公共卫生的防控

社区卫生机构和县(区)级疾病防控机构在新型冠状病毒肺炎疫情防控中发挥着重要作用,是各项防控措施落实到社区、居民的重要载体。

第一节 值守应急体系和信息报送

为切实做好本地区新冠肺炎疫情防控工作,落实"早发现、早报告、早隔离、早诊断、早治疗"原则,根据国家相关文件精神,社区卫生机构应成立新冠肺炎疫情防控工作小组,并明确各小组工作职责。同时,落实疫情防控期间医务人员加班、值班制度,并根据疫情发展对日常诊疗工作做出相应调整。

一、成立防控工作小组

要做好新冠肺炎疫情的防控工作,就要提高工作效率,严格做到"不留死角、不留盲区、不放过任何一条线索"。按照重大突发公共卫生事件一级响应有关要求,社区卫生机构要强化组织领导并成立疫情防控工作领导小组,下设综合协调组、疾控防控组、医疗救治组、宣传教育组、督导组、后勤保障组等工作小组。各小组将新冠肺炎疫情防控工作作为首要工作任务,认真研究部署,明确分工,确保按时完成各项防控任务。

各小组严格落实组长负总责、副组长直接负责、各部门分工协作的防控工作机制,根据制定的应急预案,强化防控措施,并根据应急预案制定各小组的工作流程,规范开展新冠肺炎疫情防控工作。各小组工作职责如下。

(1)综合协调组:负责各小组人员调配和防控工作协调。

(2)疾控防控组:对集中隔离和居家隔离人员进行管理、健康知识宣教,执行各相关场所的消杀等工作。

(3)医疗救治组:在发热门诊对患者进行筛查,对居家隔离不适者提供上门就诊服务,必要时嘱其按要求就近到发热门诊就诊。

（4）宣传教育组：充分利用展板、广播、微信、QQ 群等多种方式，有针对性地开展新型冠状病毒感染的肺炎防治知识宣传，倡导“少出门，不聚会，戴口罩，勤洗手，多通风”，营造“每个人是自己健康第一责任人”“我的健康我做主”的良好氛围，推广健康生活方式，使群众充分掌握新冠肺炎防护要点。

（5）督导组：主要对疫情防控期间社区卫生机构各项措施的落实情况进行考核。

（6）后勤保障组：主要负责后勤保障，如防护物资的储备、供应、保管等。

二、健全值守应急制度

为有效应对新冠肺炎疫情，保证各项工作有序开展，社区卫生机构应健全值守应急制度。要求全体医务人员取消休假，24 h 待命，坚守岗位。

（1）落实领导带班制度，健全值班轮班制度，确保应值岗位 24 h 有人值守，保证联络渠道信息畅通。

（2）建立各项工作台账和联系机制，调派熟悉工作的人员做好值班值守，社区卫生机构留足在岗人员，做好应急方案。

（3）应急队伍及各类卫生应急队伍要做好应急值守，随时待命，做好人员、装备和物资准备工作，确保一旦发生突发事件，能在指定时间内集结出发。

（4）及时开展对公众的健康教育与风险沟通，指导做好公众和特定人群的个人防护，指导开展特定场所的消毒。

（5）提高院感防控能力，实行标准预防，从严做好医疗器械、污染物品、物体表面、地面、电梯间和卫生间等的清洁与消毒。各医疗机构应当对本机构内感染防控。

（6）严格做好出入人员管控，医疗机构要对院区出入口进行统一管理，减少出入通道，在入口处设立体温检测点。进入医疗机构的所有人员，必须佩戴口罩，先进行体温检测、登记。

（7）严格实行预检分诊制度和首诊负责制，规范设置发热诊室，确保早发现、早报告、早诊断、早隔离、早治疗。

三、做好信息收集与报送

要做好信息收集、登记与报送工作，具体事项如下。

（一）医务人员自身健康状况

社区卫生机构每日向区卫健委汇报医务人员、保安及工勤等社会用工人员的身体健康状况。

(二)住院患者健康状况

社区卫生机构对住院患者及陪同人员每日进行健康状况排查并记录,并将排查结果及时向区卫健委汇报。

(三)就诊人员登记情况

社区卫生机构每日向区卫健委汇报门急诊就诊人次数、发热人数及转诊人数。

(四)密切接触者管理情况

社区卫生机构工作人员每日两次巡诊并进行体温登记,询问密切接触者健康状况,填写密切接触者医学观察登记表,每天向分管领导汇报。

(五)重点监测对象情况

社区卫生机构人员入户为“三包一”服务对象进行防控指导、体温检测,做好服务记录,并及时向分管领导上报相关信息,确保重点监测社区排查不落一户、不漏一人。

(六)各卡口接送情况

社区卫生机构安排专人配合街道、公安将高速公路出口接到的外地入城人员送往居住地,并每日统计辖区内“卡口接送”人数及人员健康状况,并向分管领导汇报。

四、调整日常诊疗安排

(一)加强门急诊管理

1. 普通门诊　在严格做好测量体温、预检分诊的基础上,必须严格执行“一人一诊一室”,引导患者错峰就诊、无紧急情况暂不就诊,尽量减少患者聚集。暂停口腔科、胃镜室、眼科等高危科室门诊服务。

(1)孕产妇、儿童保健科:通过微信、APP、电话、视频等方式加强对孕产妇、儿童家长进行健康教育和卫生指导,让孕产妇、儿童家长及时获得安全、有效、全程、便捷的基本医疗和公共卫生服务。

(2)预防接种科:实行预约制接种,逐一电话通知预约接种对象,并告知一名儿童仅能一位家长陪同,合理安排门诊开放时间,错时服务,严格限制人流,1 h 只接种一名儿童,人员之间保持 1 m 距离。避免接种服务区域内出现人员聚集现象,合理安排在大厅候诊、候种、接种、留观等环节人员之间的间隔。

2. 慢性疾病门诊　为做好疫情防控期间慢性病患者的日常医疗卫生服务，社区卫生机构应积极采取“提前预约、错峰就诊、优化流程”的方式，尽量避免候诊患者聚集。同时，向失能、高龄老年人，居家医学观察人员，行动不便的慢性疾病患者提供上门巡诊、家属代取药、长期处方等服务，实现“问一取一送”一站式服务，保障慢性疾病患者和居家医学观察对象的用药需求。

（二）加强住院和手术管理

（1）病区预留隔离病房，必要时对其他病房进行改造。对于疫情发生后预约住院的患者，可根据情况适当延后入院时间。加强社区卫生机构病房24 h门禁管理，患者住院期间不得擅自离开病房，禁止探视，危重患者确需陪护的，只允许安排1名固定陪护人员，并做好个人信息登记和有效防护。

（2）非急诊手术延后择期进行，所有手术患者均应进行核酸检测，并向患者做好沟通解释工作。

（三）充分发挥家庭医生作用

对于签约家庭医生的社区居民，在疫情防控期间，家庭医生要通过微信、QQ、电话、APP等多种方式与居民联系，在线解答居民健康咨询，让居民足不出户获得基本健康服务。

（赵方方）

第二节　预检分诊与转诊

预检分诊制度是指医疗机构为有效控制传染病疫情，防止医疗机构内交叉感染，根据《中华人民共和国传染病防治法》的有关规定，对来诊的患者预先进行有关传染病方面的甄别、检查与分流制度。医务人员在接诊过程中如发现新冠肺炎疑似患者应按患者转运流程及时将其转送至定点医疗机构诊治。

一、社区卫生机构及医务人员的工作任务

根据有关规定，医疗卫生机构应当在接到国家卫健委和省、自治区、直辖市人民政府发布的特定传染病预警信息后，按照当地卫生行政部门的要求，加强特定传染病的预检、分诊工作。根据新冠肺炎的主要传播途径，医

疗卫生机构发现疑似患者时，应当依法采取隔离或者控制传播措施，并按照规定对患者的陪同人员和其他密切接触人员采取医学观察和其他必要的预防措施。

（一）社区卫生机构的工作任务

（1）设立感染性疾病科或发热预检分诊点，具体负责医疗机构预检分诊工作，并严格执行发热患者接诊、筛查、规范引导、及时转诊等流程，认真落实发热患者登记报告和追踪制度。

（2）设立发热诊室和临时隔离点，并在独立区域设置，应有明显的标识。按照《医院空气净化管理规范》要求，应保持诊疗环境通风良好。严格执行《医疗机构消毒技术规范》等文件要求，做好环境、器械、患者用物等的清洁消毒，具体包括紫外线空气消毒，物体表面、地面、办公用品和诊疗用品的清洁和消毒。

（3）社区卫生机构应设单独入口、出口，且专人值守，防止人流、物流交叉，并做好医疗废物管理。

（二）医务人员的工作任务

（1）从事预检分诊的医务人员应根据不同风险分级认真做好个人防护，戴医用外科口罩、工作帽，着工作服、普通隔离衣，戴乳胶手套。配备含可有效杀灭新型冠状病毒成分的速干手消毒剂。

（2）医务人员在接诊过程中，应当注意询问患者有关的流行病学史、职业史，结合患者的主诉、病史、症状和体征等对来诊人员进行传染病的预检。经预检为新冠肺炎疑似患者的，应当将患者分诊至感染性疾病科或发热诊室就诊，同时对接诊处采取必要的消毒措施。

（3）医务人员对新冠肺炎疑似患者应做好就诊信息及相关资料的记录，并注意保护患者个人隐私。

（4）科室之间尽量减少不必要的人员交流，必须见面时，保持1 m以上距离。

（5）严格遵守卫生管理法律、法规和有关规定，认真执行临床技术操作规范、常规及有关工作制度。

二、患者转诊

新冠肺炎疫情防控期间，各市基本设有新冠肺炎救治定点医院，主要为传染病医院和三甲医院。由于设备和技术方面的限制，同时也为了最大程度地缩小传播范围，社区卫生机构在新冠肺炎疫情防控中的主要职责是早发现、早报告、早隔离、早转诊，防止疫情扩散。

（一）上转

社区卫生机构在发现疑似患者时，应在做好防护的前提下及时将患者通过专车转送至定点医疗机构诊治，并将患者相关病史、临床检查等资料复印件转至相应的医疗机构，并做好终末消毒。

（二）随访

社区卫生机构医务人员应与定点医疗机构医生保持联系，并对转诊患者进行随访，掌握患者在转诊期间的检查和治疗及病情发展变化情况。

（三）下转

根据《新型冠状病毒肺炎诊疗方案（试行第六版）》要求，患者出院后，由于机体免疫功能低下，有感染其他病原体的风险，建议患者出院后居家隔离14 d。同时定点医疗机构与患者属地基层医疗卫生机构保持联系，并将患者病例及出院相关信息及时推送至基层医疗卫生机构。社区卫生机构联合社区居委会和街道做好居家患者健康监测、随访、复诊等工作。

（赵方方）

第三节　应急强化培训和各类人群的心理干预

突发公共卫生事件的发生不仅对社会和个人发展产生巨大影响，同时也对医务工作者的工作技能和心理承受能力有一定的考验和挑战。2016 年底，国家 22 个部委联合发文《关于加强心理健康服务的指导意见》，将心理危机干预和心理援助纳入各类突发事件应急预案和技术方案。

意见要求突发事件发生时，应立即开展有序、高效的个体危机干预和群体危机管理，并在事件善后和恢复重建过程中，对高危人群持续开展心理援助服务。因此，一方面为提高社区医务人员对新型冠状病毒感染的肺炎的早期识别、诊断、治疗和防控能力，另一方面为开展对各类人群心理干预工作，各地方卫生行政主管部门应组织社区医疗卫生服务中心（站）医务人员进行包括专业技能和人群心理干预等方面的应急强化培训。

一、人员培训

(一)培训对象和方法

培训对象主要是医务人员。医务人员是发现、诊断、治疗和管理新冠肺炎患者的主体,基层医务人员早期发现新冠肺炎患者对疫情防控工作至关重要,提高他们对新冠肺炎诊断的警觉性和个人防护意识是疫情防控工作的关键之一。

通过PPT演示文稿和视频动画对医务人员进行新冠肺炎相关防控知识的培训。

(二)培训内容

1. 病例的定义　包括流行病学史、临床表现、诊断与鉴别诊断等。

2. 病例的发现　社区医疗机构在诊疗过程中应提高对新型冠状病毒感染的肺炎病例的诊断和报告意识,发现不明原因的发热、咳嗽等症状病例,应注意询问发病前14 d的旅居史和可疑的暴露史。

3. 病例的报告　社区卫生机构如发现疑似病例、确诊病例、无症状感染者应当依法采取隔离或者控制传播措施,并按照指定规范路线由专人引导进入隔离区。按照《中华人民共和国传染病防治法》和《新型冠状病毒肺炎防控方案(第五版)》等法律法规的要求,做好新型冠状病毒肺炎病例的报告,不得瞒报、漏报、迟报。不具备网络直报的应立即向区(县)疾控中心报告。

4. 接触者管理　社区卫生机构在区级疾控中心及上级有关部门的指导下开展接触者管理,其中主要包括密切接触者集中隔离和一般接触者居家隔离的管理要求和流程。

5. 防控知识宣教　积极开展舆情监测,普及疫情防控知识,开展群防群控,及时向公众解疑释惑,回应社会关切,做好疫情防控风险沟通工作,加强重点人群的健康教育和个人防护的指导。

6. 个人防护知识　《新型冠状病毒肺炎诊疗方案》指出,经呼吸道飞沫和密切接触是新型冠状病毒传播的主要途径,在相对封闭的环境中长时间暴露于高浓度气溶胶情况下存在经气溶胶传播的可能。因此,医务人员在实际工作中应根据不同风险等级正确选用防护用品。

二、各类人群的心理干预

在新型冠状病毒感染的肺炎疫情流行期间，由于大众对新型疾病不了解，人群普遍存在一定的恐慌心理，为缓解各类人群的心理压力和可能出现的心理危机，应对不同人群进行具有针对性的心理危机干预。

（一）心理干预原则

（1）以理解、支持为主，注意情感交流与情绪宣泄，帮助干预对象增强信心。

（2）加强宣教，鼓励配合，顺应变化。

（3）强调自我调节，发现和利用各种资源，以问题解决为导向。

（4）注意识别心理问题严重人员，必要时及时向相关部门报告。

（二）隔离人群的心理干预

1. 隔离人群可能出现的心理问题

（1）紧张、恐慌、孤独、无助、压抑、悲观、愤怒等。

（2）被他人疏远躲避的压力、委屈，怕被歧视，侥幸心理、过度求治或不重视疾病等。

2. 隔离人群的心理干预措施

（1）协助受助者了解真实可靠的疫情信息与健康知识，相信科学和医学权威资料。

（2）鼓励积极配合隔离措施，健康饮食和规律作息，多进行读书、听音乐及其他日常活动。

（3）寻求应对压力的社会支持，如保持与社会、家人、朋友的沟通，获得支持与鼓励。

（4）鼓励使用心理援助热线或在线心理干预方式缓解心理压力。

（三）非隔离人群的心理干预

1. 非隔离人群可能出现的心理问题

（1）担心紧张，不敢出门，盲目消毒，到处购买口罩等防护用品。

（2）过度关注躯体感受或各种症状，过于关注疫情，夸大可能的结果，过于乐观等。

2. 非隔离人群的心理干预措施

（1）加强知识宣教、正确提供疫情信息及相关服务信息，进行科学防护，了解相关应激反应，消除恐惧心理。

（2）合理安排休息，保证基本防护措施。

（3）在可能的情况下保持与同事之间合理的交流，进行正性引导，赋予积极意义，促进心理支持。

（4）对出现情绪不稳定、失眠等情况时，可求助心理救援热线等心理服务。

（5）通过各种形式的健康宣传，建立规律的生活行为习惯。

（四）医务人员的心理干预

1. 医务人员可能出现的心理问题　过于担心被感染而表现的紧张不安、害怕、失眠、疲劳、焦虑、抑郁，对可能将危险带给家人的担忧和自责，对躯体感觉过度关注等。

2. 医务人员的心理干预措施

（1）劳逸结合，保证饮食营养，合理安排休息时间。

（2）鼓励寻求社会支持，尽量保持与家人和外界的联系、交流。

（3）发现情绪状态异常后要积极寻求专业人员的帮助。

（赵方方）

第四节　社区卫生机构与社区、公安部门联防联控

新冠肺炎疫情是新中国成立以来在我国发生的传播速度最快、感染范围最广、防控难度最大的一次重大突发公共卫生事件。因此，在疫情防控工作中，应建立由民警、社区卫生机构、街道居委会等组成的基层联防联控协同工作组。联防联控工作以对外防扩散、对内防输入为工作重点，有效遏制疫情的扩散和蔓延。

一、外防输入

随着新冠肺炎疫情的快速发展，来自疫情高发地区或有病例发生地区的外来流入人口成为本地区高度关注的人群。为有效防止外来输入病例，社区卫生机构联合街道社区居委会等部门，在高速、国道各卡口对外来入城人员进行体温检测并登记。同时，利用互联网、大数据对辖区内人口，尤其是流动人口实施电子化、网格化管理，确保不留死角、不留盲区、不放过任何一条线索。

(一)组织动员

以街道(乡镇)和社区(村)干部、社区卫生服务中心和家庭医生为主,鼓励居民和志愿者参与,组成专兼职结合的工作队伍,实施网格化、地毯式管理,责任落实到人,对社区(村)、楼栋(自然村)、家庭进行全覆盖,落实防控措施。

(二)"三包一"服务

"三包一"服务是指社区卫生服务中心医护人员、居委会工作人员和民警利用互联网大数据筛查辖区内传染病疫情防控重点人群,并对重点人群进行入户排查和管理登记服务。

1. 重点人群

(1)有疫区旅行史或居住史并有发热或呼吸道症状的。

(2)与新型冠状病毒感染者有接触史的。

(3)所乘坐交通工具中同乘人员出现发热病例的。

(4)在现场检疫中检测有发热或呼吸道症状的。

(5)非重点关注地区(包括本辖区)的发热人群。

2. 主要服务内容

(1)对于前4类人群,原则上一律采取集中或居家隔离,由社区卫生服务中心、居委会和公安部门共同入户做好信息登记,指导其填写《自愿留观承诺书》,发放《居家留观须知》,并由社区卫生服务中心工作人员做好健康宣教和心理疏导。

社区卫生服务中心工作人员通过电话或者微信每天早、晚两次询问居家隔离人员体温和其他健康情况。观察期间一旦出现可疑症状,由"三包一"人员立即上报属地疾控中心,由属地疾控中心逐级上报卫健部门医政处,市医政处负责协调120专用车辆转送至定点发热门诊,进入发热门诊后按流程诊治。若有拒不配合"三包一"人员安排的,应立刻报公安部门处置。

(2)对于第5类人群,劝导、引导其到就近医院预检分诊、就诊,避免乘坐公共交通工具。

(三)返城人员护送

社区卫生机构与公安、街道居委会联合行动,在辖区内高速出口、国道对疫情高发地区方向返回辖区居住地的人员进行体温检测,询问其目前健康状况并用专车护送回家。

(1)根据市区公路交通卡口的指令,对从疫情高发地区方向返回的人员进行体温测量,确定其无不适症状后护送到家,做好信息登记并交代好居家留观注意事项。

(2)与“三包一”人员做好信息对接工作,后续居家留观由“三包一”人员负责。

(四)疫区返回人员管理

社区要发布告示,要求从疫区返回人员应立即到所在村支部或社区进行登记,并到本地卫生院或村医疗机构或社区卫生服务中心进行体检,每日测量体温 2 次,同时主动自行隔离 14 d。所有疫区返乡的出现发热、呼吸道症状者,及时就近就医排查,根据要求居家隔离或到政府指定地点或医院隔离,其密切接触者也应立即居家自我隔离或到当地指定地点隔离。隔离期间请与本地医务人员或疾控中心保持联系,以便跟踪观察。

(五)健康教育

充分利用多种手段,有针对性地开展新型冠状病毒感染的肺炎防控知识宣传,积极倡导“少出门、不聚会、戴口罩、勤洗手、多通风”,营造“每个人是自己健康第一责任人”“我的健康我做主”的良好氛围,使群众充分了解健康知识,掌握防护要点,养成讲卫生、多通风、保持清洁的良好习惯,减少出行,避免参加集会、聚会,乘坐公共交通工具或前往人群密集场所时做好防护,戴好口罩,避免接触动物(尤其是野生动物)、禽类及其粪便。

(六)信息告知

向公众发布就诊信息,出现呼吸道症状但无发热者到社区卫生服务中心(乡镇卫生院)就诊,发热患者到发热门诊就诊,新型冠状病毒感染者到定点医院就诊。每日发布本地及本社区疫情信息,提示出行、旅行风险。

(七)环境卫生治理

社区开展以环境整治为主、药物消杀为辅的病媒生物综合防治,对居民小区、垃圾中转站、建筑工地等重点场所进行卫生清理,处理垃圾污物,消除鼠、蟑、蚊、蝇等病媒生物孳生,及时组织开展全面的病媒生物防治与消杀,有效降低病媒生物密度。

二、内防扩散

新冠肺炎疫情流行期间,为有效切断传播途径,保护易感人群,及时发现和管理密切接触者,避免疫情在社区内蔓延和扩散,社区卫生机构应联合街道居委会等基层组织加强对密切接触者的管理工作。在疫情防控的不同阶段，对密切接触者管理工作适时做出相应的调整。

（一）接触者判定标准

接触者指在新冠肺炎病例的一定活动范围内，可能与其发生接触的所有人，包括家庭成员、亲戚、朋友、同事、同学、医务工作者和服务人员等。根据接触情况，可将接触者划分为密切接触者和一般接触者（共同暴露者或可疑暴露者）。

1. 密切接触者　根据国内外最新研究结果及目前对新型冠状病毒感染的认识，疾病的潜伏期最长约为 14 d，病例存在人传人情况。基于此，对于新型冠状病毒肺炎疑似病例、确诊病例症状出现前 2 d 开始，或无症状感染者标本采集前 2 d 开始，有以下接触情形之一，但未采取有效防护者，可判定为密切接触者。

（1）共同居住、学习、工作或其他有密切接触的人员，如近距离工作或共用同一教室或在同一所房屋中生活。

（2）诊疗、护理、探视病例的医护人员、家属或其他有类似近距离接触的人员，如到密闭环境中探视患者或停留，同病室的其他患者及其陪护人员。

（3）乘坐同一交通工具并有近距离接触人员，包括在交通工具上照料护理人员、同行人员（家人、同事、朋友等）或经调查评估后发现有可能近距离接触病例和无症状感染者的其他乘客和乘务人员。

（4）现场调查人员调查后经评估认为符合条件的其他人员。

2. 一般接触者　指经现场流行病学调查确认，未采取有效防护措施与新型冠状病毒肺炎疑似病例、确诊病例、无症状感染者有共同环境暴露史，或与可疑野生动物有相同接触史的人员，包括加工、销售、搬运、配送或管理等人员，但不符合密切接触者判定原则的人员。

（二）医学观察类别和期限

1. 医学观察类别　密切接触者一般采取集中隔离医学观察，原则上应单人单间隔离。一般接触者原则上采取居家隔离医学观察，无法居家隔离者，应安排集中隔离。

2. 医学观察期限　观察期限为最后一次与新型冠状病毒肺炎病例或感染者发生密切接触（无有效防护的）起 14 d，密切接触者在医学观察期间若采样检测为阴性，仍需持续至观察期满。观察期满后，如无异常情况，应及时解除医学观察。

(三)集中隔离医学观察

1. 集中隔离医学观察流程

(1)实施集中隔离医学观察时,应告知观察对象观察的缘由、期限、法律依据、注意事项和疾病相关知识,以及负责医学观察的社区卫生机构的联系人员和联系方式,并开具《实施集中隔离医学观察告知书》。

(2)对观察对象每天早晚进行 2 次体温检测,并询问其健康状况,填写《新型冠状病毒肺炎病例密切接触者医学观察登记表》(如表 4-1)和《新型冠状病毒肺炎病例密切接触者医学观察统计日报表》(如表 4-2),并做好信息报送。

表 4-1　新型冠状病毒肺炎病例密切接触者医学观察登记表

□疑似　□临床确诊　□无症状感染者病例

姓名:______　联系电话:______　发病日期:______

编号	姓名	性别	年龄	现住址	开始观察日期	临床表现																				
						体温/℃							咳嗽							其他						
						1	2	3	4	5	6	7	1	2	3	4	5	6	7	1	2	3	4	5	6	7

注:1. 本表适用于对新型冠状病毒肺炎病例和无症状感染者密切接触者进行医学观察的卫生人员使用。

2. "临床表现"中,"体温"填实测温度,出现"咳嗽"打"√",否则打"×";其他症状填写相应代码:①寒战;②咳痰;③鼻塞;④流涕;⑤咽痛;⑥头痛;⑦乏力;⑧肌肉酸痛;⑨关节酸痛;⑩气促呼吸困难;⑪胸闷;⑫结膜充血;⑬恶心;⑭呕吐;⑮腹泻;⑯腹痛。

填表日期:______年____月____日

表 4-2　新型冠状病毒肺炎病例密切接触者医学观察统计日报表

街道/社区或家庭	首例开始观察日期	累计观察人数	医学观察者				出现异常临床表现人数		转为病例和无症状感染者人数			最后1名密切接触者预计解除医学观察日期
			当日观察人数		解除人数							
			人数	其中新增	当日	累计	当日新增	累计	病例	无症状感染者	累计	
合计												

注:1. 本表适用于对新型冠状病毒肺炎密切接触者进行医学观察的医务人员汇总上报使用。

2. 异常临床表现:发热、咳嗽、气促等症状。

3. 表中涉及的累计数均指自开展密切接触者医学观察工作至今的汇总数。

填表单位:____________________(医疗卫生机构)　填表人:__________

填表日期:_______年____月____日

(3)观察对象在医学观察期间出现发热、咳嗽、气促等急性呼吸道感染症状或其他身体不适,应及时向当地卫生行政部门和疾控中心报告,由120急救车转运至定点医疗机构诊治。

(4)观察期满时,如未出现上述症状,解除医学观察,由医务人员为观察对象开具《解除医学观察通知单》。

(5)管理人员可通过微信、电话、APP等方式对隔离观察对象进行健康宣教和个人卫生指导。

(6)集中隔离医学观察对象在转运至指定隔离点后,社区卫生机构应协助区疾控中心开展密切接触者的采样工作(隔离的首日)。采样为阳性者由专车转送至定点医疗机构诊治,采样为阴性者继续隔离观察满14 d,期间做好观察对象的体温和健康监测等工作,观察期间若出现可疑症状,应立即报告上级有关单位并转送至定点医疗机构。隔离观察期满,在第14天进行采样送检,根据采样检测结果进行相应处置。

2. 集中隔离医学观察场所的选择和要求

(1)观察场所应选择下风向、相对偏远、交通便利的区域，距人口密集区较远(至少大于500 m)、相对独立的场所。

(2)观察场所内部根据需要进行分区，分为生活区、物质保障供应区、病区、垃圾和废物处理区等，分区标识明确。有保证集中隔离人员正常生活的基础设施，应具备通风条件，并能满足日常消毒措施的实施。

(3)观察对象入住前应进行预防性清洁和消毒，定时通风，加强空气流通，不使用中央空调。观察对象解除医学观察后应对场所和物品进行终末消毒。

(4)集中医学观察场所应当具有独立化粪池，污水在进入市政排水管网前，进行消毒处理，定期投放含氯消毒剂。如无独立化粪池，则用专门容器收集排泄物，消毒处理后再排放，消毒方式参照《疫源地消毒总则》(GB 19193—2015)。

(四)居家隔离医学观察

1. 居家隔离医学观察流程

(1)实施居家隔离医学观察时要对一般接触者进行健康风险告知并出具《健康告知书》，主要包括居家隔离的缘由、期限、注意事项，以及管理人员的联系方式。

(2)通过电话、微信、视频(必要时上门)询问其体温及健康状况，填写《新型冠状病毒肺炎病例密切接触者医学观察登记表》(表4-1)和《新型冠状病毒肺炎病例密切接触者医学观察统计日报表》(表4-2)，并做好信息报送。

(3)观察对象在居家观察期间出现发热、咳嗽、气促等急性呼吸道感染症状或其他身体不适，管理人员应及时向当地卫生行政部门和疾控中心报告，由120急救车转运至定点医疗机构诊治。如观察对象的家庭成员出现发热、呼吸道症状，应按照病例密接的方式转送至医疗机构就诊。

(4)医学观察期满时，如未出现上述症状，解除医学观察，由医务人员为观察对象开具《解除医学观察通知单》。

(5)管理人员可通过微信、电话、APP等方式对隔离观察对象进行健康宣教和个人卫生指导。

2. 对居家隔离医学观察对象的要求

(1)自觉隔离观察14 d，不外出，如必须外出，须经管理人员批准。外出时佩戴一次性医用外科口罩，避免去人群密集场所。

(2)尽可能不与共同居住人接触,必须接触时应做好个人防护。

(3)每日上午和下午各至少测1次体温,并密切关注自身健康状况,如有异常应及时与管理人员联系。

3. 居家隔离医学观察场所的选择和要求

(1)居家医学观察对象应相对独立居住,并有独立卫生设施,尽可能减少与共同居住人员的接触。

(2)房间尽量保持通风,不使用中央空调,可使用非中央空调,日常生活的重叠区域做好清洁和消毒。

(3)房间内应备有体温计、消毒剂、医用外科口罩,放置套有塑料袋并加盖的专业垃圾桶,定时清理和消毒。

(赵方方)

第五节　县(区)级疾病预防控制机构防控

在我国,疾病预防控制中心(CDC)的主要职责是传染病预防和监测、突发公共卫生事件处置和报告、健康危害因素监测与干预、健康教育与健康促进、指导基层医疗机构开展疾病预防等。作为传染病预防和监测前沿关口的县(区)级疾控中心,为遏制新型冠状病毒感染的肺炎疫情扩散和蔓延,进一步提升各项防控措施的精准性、有效性和覆盖面,保障人民群众身体健康和生命安全,应积极行动,第一时间建立疫情防控应急预案、召开疫情防控培训会议、成立疫情防控工作组,及时开展流行病学调查等各项工作。

一、建立疫情防控工作组

为做好本地区新冠肺炎疫情的防控工作快速控制疫情,做到早发现、早报告、早隔离、早治疗,保证公共卫生队伍能够第一时间深入现场进行细致、缜密的流行病学调查,及时控制疫情的蔓延和扩散,县(区)级疾控中心成立疫情防控工作组并明确人员分工。

(1)总指挥:由主任和副主任分别担任疫情防控总指挥和副总指挥,主要负责总体指挥和各组间协调等工作。

(2)流调组:主要负责疑似和确诊患者的流行病学调查、密切接触者的判定和密切接触者信息统计、个案调查报告等的撰写、病例的网报和后续的订正等工作。

(3)采样组:主要对疑似患者和密切接触者进行样本采集、样本的运送等工作。

(4)密接管理组:指导社区做好本辖区内的密切接触者管理,通过《密切接触者协查函》协调本地区以外的密切接触者管理工作。

(5)消杀组:主要负责对特定场所的消毒工作,如确诊或疑似患者居所、转运车辆、密切接触者隔离场所等。

(6)物资管理组:主要负责对防护物资的管理,包括口罩、防护服、眼罩、消杀药品等。

(7)机动组:根据疫情发展灵活安排。

二、人员培训

为及时发现和报告新型冠状病毒感染的肺炎病例(疑似病例和确诊病例)、感染者(轻症病例和无症状感染者),了解疾病特征与暴露史,规范密切接触者管理,指导公众做好个人防护,严格特定场所的消毒,有效遏制疫情在社区的扩散和蔓延,减少新型冠状病毒感染对公众健康造成的危害,疾控中心应根据疫情的发展和防控知识的更新情况对中心医务人员开展疫情防控培训,提高医务人员的疫情防控能力。

三、现场流行病学调查

流行病学调查的目的是及时发现和报告新型冠状病毒感染的肺炎病例,了解疾病特征与暴露史,规范密切接触者管理,有效遏制疫情在社区的扩散和蔓延,减少新型冠状病毒感染对公众健康造成的危害。

(一)组织与实施

按照“属地化管理”原则,由病例发病前的居住地、发病后的活动范围、就诊医疗机构所在的县(市、区)级卫生健康行政部门组织疾病预防控制机构开展新型冠状病毒感染的肺炎病例的流行病学调查 3 县(区)级疾控机构接到辖区内医疗机构或医务人员报告新型冠状病毒感染的肺炎疑似病例、确诊病例、轻症病例、无症状感染者,以及聚集性疫情,应当按照新冠肺炎疫情流行病学调查方案在 24 h 内完成流行病学调查。可通过查阅资料,询问病例、知情人和接诊医生等方式开展。如果患者的病情允许,调查时应先调查患者本人,再对其诊治医生、家属和知情者进行调查。

(二)个案调查的主要内容

调查的主要内容包括基本情况、发病与诊疗、暴露史和危险因素、实验室检测、密切接触者判定等。

(1)基本情况:姓名、性别、年龄、住址、联系方式等信息。

(2)现病史:临床表现、发病、就诊经过。

(3)暴露史和危险因素:对病例发病前 14 d 内的暴露史展开调查,主要调查其发病前的疫情高发地区或其他有本地疫情持续传播地区的旅行史或居住史,与发热或呼吸道症状患者的接触史,医院就诊、农贸市场等相关暴露史。

(4)实验室检测:标本类型、采样时间、检测结果等。

(5)密切接触者判定:根据密切接触者判定标准,对病例发病前 2 d 或无症状感染者检测阳性前 2 d 有相关活动情况和人群接触情况进行追踪和排查,填报密切接触者登记表。

四、密切接触者的追踪和管理

县(区)级卫生健康行政部门、疾控中心等相关组织协同基层组织实施本辖区内密切接触者的追踪和管理。对于本辖区以外的密切接触者,通过《密切接触者协查函》与区外疾病预防控制机构进行密切接触者管理工作的对接,确保密切接触者管理各项工作及时、准确落实。

基层组织在县(区)疾控中心的技术指导下,对疑似病例、确诊病例的密切接触者实行居家或集中隔离医学观察,每日至少进行 2 次体温检测,询问是否出现急性呼吸道症状或其他相关症状及病情进展。密切接触者医学观察期为与病例或感染者末次接触后 14 d,在医学观察首日和最后一日对观察对象进行采样送检,也可结合病程进行多次采样,无异常即可解除医学观察。

五、特定人群的个人防护

(一)流行病学调查人员的个人防护

(1)对密切接触者调查时,穿戴一次性工作帽、医用外科口罩、工作服、一次性手套,与被调查对象保持 1 m 以上距离。

(2)对疑似病例、确诊病例、轻症病例和无症状感染者调查时,穿戴工作服、一次性工作帽、一次性手套、医用一次性防护服、医用防护口罩(N95 及以上)、防护面屏或护目镜、工作鞋或胶靴、防水靴套等。

(二)标本采集人员的个人防护

穿戴工作服、一次性工作帽、双层手套、医用一次性防护服、医用防护口罩(N95 及以上)或动力送风过滤式呼吸器、防护面屏、工作鞋或胶靴、防水靴套。必要时,可加穿防水围裙或防水隔离衣。

(三)环境清洁消毒人员的个人防护

穿戴工作服、一次性工作帽、一次性手套和长袖加厚橡胶手套、医用一次性防护服、医用防护口罩(N95 及以上)或动力送风过滤式呼吸器、防护面屏、工作鞋或胶靴、防水靴套、防水围裙或防水隔离衣,使用动力送风过滤式呼吸器时,根据消毒剂种类选配尘毒组合的滤毒盒或滤毒罐,做好消毒剂等化学品的防护。

(赵方方)

第五章 突发公共卫生事件的应急保障措施

应急管理预案是指详细描述事件发生前、事件发生过程中和事件发生后，谁来做、做什么、什么时候做、如何做，明确制定每一项职责的具体实施程序。发生突发公共卫生事件，尤其是重大传染病疫情时，为指导和规范医院范围内特定情况下的应急管理流程，最大程度保护患者及医务人员安全，必须制定确诊(疑似)患者急诊手术的应急管理预案、普通病区发生疫情的应急管理预案和医务人员发生感染的应急管理预案。

第一节 确诊(疑似)患者急诊手术的应急保障

重大传染病疫情暴发期间，外科手术的开展应严格把握标准，由手术科室、麻醉科、医院感染管理科和医务部门共同确定手术范围，一般局限于威胁患者生命的急诊手术和明显影响预后不能推迟的限期手术，如剖宫产术等。确诊及疑似感染患者的手术应做好充分准备，制定完善的应急管理预案，规范围术期医护人员的操作，采取有效的防护措施，对于保护患者和医护人员的安全至关重要。

一、应用范围

本预案应用于突发重大传染病疫情防控期间确诊(疑似)患者需行急诊手术或限期手术时，手术室采取应急管理策略及相应的防控措施，以确保手术室的环境安全，避免造成医护人员自身感染和手术患者间交叉感染。

二、人员架构和工作职责

(一)人员架构

1. 组长　麻醉科主任、手术室主任。
2. 副组长　手术室护士长。

3. 成员　麻醉医生、手术医师、手术室护士(器械护士和巡回护士)、担架员及保洁员。

(二)工作职责

1. 组长

(1)参照国家及地区卫生健康委员会相关文件规定,与医院感染管理科、医务部门共同协商,明确疫情防控期间急诊手术标准与范围。

(2)组织制定手术流程及工作指引,并督导、检查落实情况。

(3)把控确诊(疑似)患者急诊手术的关键环节。

2. 副组长

(1)选派业务熟练、经验丰富的护理人员配合确诊(疑似)患者急诊手术。

(2)负责防护用品的管理与发放。

(3)合理划分隔离区与缓冲区,检查手术间及手术物品准备情况。

(4)督导确诊(疑似)患者急诊手术全过程,协调解决现场出现的突发问题。

3. 麻醉医生

(1)术前评估患者麻醉风险,可通过与隔离病区或重症监护室的医护人员、患者进行视频或音频完成术前访视,制订麻醉方案,签署麻醉同意书。

(2)为患者实施麻醉,负责手术期间和麻醉恢复期患者重要生命体征的管理。

(3)手术前后按规定流程穿脱防护用品,防止污染,手术全程做好个人防护。

(4)术后在原手术间待患者麻醉苏醒后,根据防护级别穿戴好相应防护用品,与巡回护士一起转送患者回隔离病房或重症监护隔离病房。

4. 手术医师

(1)术前评估确诊(疑似)患者手术指征与手术时机,向组长(科室主任)汇报,制定手术方案,协助完成必要的术前检查。

(2)向医院疫情应急管理小组或医院感染管理科、医务部报备,按感染手术相关流程递交手术申请。

(3)签署手术同意书,为患者实施手术。

(4)手术前后按规定流程穿脱防护用品及手术衣、无菌手套,防止污染,手术全程做好个人防护。

5. 手术室护士

(1)器械护士。①术前按照手术类型准备手术所需物品,包括常规和专科的器械、仪器设备、布类敷料等。②术中上台配合确诊(疑似)患者手术。③手术前后按规定流程穿脱防护用品及手术衣、无菌手套,防止污染,手术全程做好个人防护。④术后负责手术用物的初步处理:一次性诊疗用品使用后按医疗废物处理;复用物品术中用医用薄膜保护套加以保护,使用后按消毒隔离规范选用消毒剂擦拭消毒;复用手术器械先用消毒剂进行预处理,再用专用密闭容器送供应室消毒灭菌,容器外贴警示标识。⑤负责组织标本的初步处理:按要求核对、登记,标本袋双层密封,放入转运箱密闭转运,标本袋及转运箱外贴警示标识,交由穿戴医用防护服的送检人员送检。

(2)巡回护士:缓冲间及手术间各一名巡回护士。①术前负责手术间准备:移出手术间内与本次手术无关物品,切换手术间为负压模式,术前30 min关闭空气洁净系统,开启高净化和负压系统,使手术间处于负压状态(最小静压差≥5Pa)。室外挂传染病手术警示标识。②协助患者摆体位,调整手术仪器设备位置。③术中负责传递短缺物品,如需补充无菌物品,由缓冲间巡回护士负责。④手术全程监督医护人员正确执行隔离技术和无菌技术,维护环境安全。⑤术后按防护级别要求穿戴好防护用品,转送麻醉苏醒后的患者回隔离病房或重症监护隔离病房。⑥负责手术间空气消毒:用过氧化氢空气消毒机密闭消毒 2 h 后,开窗通风或开启洁净系统;更换负压手术间高效过滤器、回风口滤网;麻醉机内部回路消毒,更换钠石灰。⑦督导保洁员对手术间及缓冲间进行终末消毒处理。

6. 担架员　术前按防护级别要求穿戴好防护用品,与手术科室医生或护士一起使用专用转运车经专用通道接确诊(疑似)患者至负压或感染手术间。

7. 保洁员

(1)按防护级别要求穿戴防护用品,负责术后医疗废物处理。①医疗废物弃于双层医疗废物包装袋内,严禁挤压,采用鹅颈结式封口,分层封扎,外贴警示标识。②医疗废物单独存放,离开手术间前对医疗废物包装袋表面使用有效氯 2 000 mg/L 的含氯消毒液均匀喷洒或在外面加套一层医疗废物包装袋。③引流液、冲洗液、废水用有效氯 2 000 mg/L 的含氯消毒液处理后,倒入专用下水道。

(2)按照消毒隔离规范对手术间地面、墙壁、器械台、操作台、设备等物表进行消毒处理。

三、保障机制

（一）制度与流程保障

制订并完善手术室感染预防和控制的管理制度与流程，定期组织特殊感染性手术配合应急演练，要求全员掌握，制度落实到位。

（二）手术间安全保障

（1）设立或改建具有单独进出通道的负压手术间，或者选择具有独立净化机组、空间位置相对独立的手术间作为确诊（疑似）患者专用手术间，定期检测维护，确保负压及净化系统运转正常。

（2）手术间终末消毒后由专业人员按《医院消毒卫生标准》及《医院洁净手术部建筑技术规范》对物体表面和空气消毒效果及洁净系统综合性能等项目进行监测，合格后方可再次使用。

（三）防护物资保障

确保手术室防护用品贮备充足，包括 N95 口罩、防护服、一次性手术衣、护目镜、防护面屏、胶靴、长款鞋套等，制定重大传染病疫情防控期间使用与登记制度。

（四）医院感控保障

（1）手术室做到分区明确，标识清楚，保证清洁、污染分开，防止因人员、物品流程交叉导致污染。

（2）术前对参与手术人员再次进行个人防护用品使用培训，确保人人过关；手术全程设立隔离技术监督审核员（由巡回护士兼任），确保手术组工作人员穿脱防护用品及手术全程正确执行隔离技术。

（3）根据国家卫生健康委员会颁布的《感染预防与控制技术指南》《医用防护用品使用范围指引》等文件明确防护级别，缓冲间实施二级防护，负压/感染手术间内实施三级防护。

（4）经呼吸道传播疾病的非全身麻醉手术患者全程佩戴医用防护口罩，全身麻醉手术者在气管插管与呼吸回路之间放置一次性过滤器。

（五）患者转运保障

患者转运中佩戴一次性医用外科口罩或防护口罩，使用专用转运车，规划转运路线，提前预约专用电梯，疏散人员，清除通道障碍物。转运车使用后按消毒隔离规范进行消毒处理。

（赵方方）

第二节 普通病区发生疫情的应急保障

突发重大传染病疫情时,医院采取严密的防范措施,将疑似或确诊患者的诊治限制在发热门诊、隔离病房和负压病房等特定区域,普通病房收治的患者通常需要经过疫情排查,但仍不能完全杜绝某些处于潜伏期无症状的患者。由于住院患者普遍免疫力较低,在传染病流行环节中属于易感人群,特别是某些经呼吸道传播的疾病,如传染性非典型肺炎(SARS)、新型冠状病毒肺炎(COVID-19)等,人群普遍易感,而普通病区人员相对密集,一旦住院患者中出现疑似或确诊病例,其密切接触者如亲属、陪护、探视者、同病房的患者、医务人员、保洁员等均具有较高的感染暴露风险。因此,加强传染病公共卫生事件流行期间普通病区管理,制定发生疫情应急处理预案,采取行之有效的应对措施,对控制医院内交叉感染、保护住院患者和医护人员的健康具有重要意义。

一、应用范围

本预案应用于突发重大传染病公共卫生事件,医院普通病房出现疑似或确诊患者时,科室采取应急管理策略及相应的防控措施,以避免造成医护人员自身感染和患者间交叉感染。

二、人员架构和工作职责

(一)人员架构

1. 组长 科室主任。

2. 副组长 护士长。

3. 成员 病区感控员、医护人员及保洁员。

(二)工作职责

1. 组长

(1)接到科室出现可疑感染病例报告,按规定上报医院感染管理部门,启动普通病区发生疫情应急管理预案,部署科室防控工作,督导应急管理流程的落实。

(2)负责报告职能部门,沟通其他临床科室,参与并主持专家会诊,协调疑似或确诊患者的转科或转院。

(3)组织排查科室内与患者密切接触者，调整相关人员工作安排。

2. 副组长

(1)督导检查重大传染病防控应急处理措施的落实情况，发现问题或潜在风险及时向组长反馈，并进行整改。

(2)负责科室防护物资管理，根据不同岗位、不同技术操作导致感染的风险程度合理发放防护用品，并督导正确使用。

(3)负责排查科室内与患者密切接触者，调整护理人员工作安排。

(4)配合医院感染管理部门对密切接触者(包括患者亲属、陪护、同室病友、医务人员等)进行医学隔离观察。

3. 病区感控员

(1)负责科室感染预防与控制措施的检查，发现问题，及时汇报，并进行整改。

(2)协助排查与患者密切接触者，按要求规范上报每日病区疫情相关情况。

(3)关注疫情动态，及时向组长、副组长反馈医院疫情防控新动态，保证相关措施落实到位。

(4)检查、督导医务人员手卫生及病区消毒管理制度落实情况，确保消毒液浓度、消毒时间等符合规范要求，并做好登记。

4. 病区医护人员

(1)发现疑似患者及时上报组长、副组长，通报全科医务人员；患者转至独立病房隔离，启用应急防护包，做好个人防护；完善疑似传染病相关项目检测；申请感染科、呼吸科及其他相关科室专家会诊，以明确诊断。

(2)按照普通病区发生疫情应急管理预案落实防控措施，开展诊疗、护理工作。

(3)加强病区管理，严格落实重大传染病疫情时期陪护、探视制度，向患者及家属宣传传染病防护知识。

(4)配合医院感染管理部门进行流行病学史调查，密切观察患者病情变化，落实各项治疗、护理措施，并做好记录。

(5)严格落实标准预防措施，并在此基础上依据传染病传播途径，做好空气传播和(或)接触传播防护。

(6)密切接触医护人员按要求进行自我隔离观察至渡过潜伏期，出现异常及时报告。

5. 病区保洁员

(1)按照重大传染病疫情时期感控要求对病区地面及物表等进行消毒处理;在科室感控员的指导下,对患者转科后病房进行终末消毒。

(2)落实医疗废物管理,按类别做好分类收集、安全运送及规范贮存与交接。

(3)按要求做好个人防护,严格落实手卫生。

三、保障机制

(一)制度与流程保障

(1)制定并完善突发传染病公共卫生事件科室感控规章制度、工作人员防护指南、相关应急预案及工作流程和指引,明确分工。

(2)掌握传染病疫情及诊治新进展,及时传达最新感控要求,转发相关学习文件,督促科室工作人员完成培训及考试,做到人人过关。

(3)科室定期组织突发传染病公共卫生事件防控应急演练,人人熟知防控制度与应急处置流程,掌握各种防护器材的使用方法。

(二)通信联络保障

重大传染病疫情防控期间,各级人员保持通信通畅,一旦出现疑似病例,及时通报全科室医务人员,按应急管理预案采取紧急处理措施。

(三)防护物资保障

科室配备防护用品应急包(内放防护服、隔离衣、护目镜、防护面罩、医用防护口罩、一次性橡胶手套、工作帽、鞋套等),专人管理,定期检查,保证防护用品有效,使用后及时补充。

(四)隔离病房保障

重大传染病疫情防控期间科室预留1～3间独立病房,用于临时隔离疑似患者或收治无明显流行病学史但有疑似症状的患者。

(五)患者转运保障

确诊或疑似患者应规范转运至定点救治医院,医院安排专职转运人员负责患者转科或转院。转运医务人员按防护级别穿戴好防护用品,患者转运中佩戴医用外科口罩或医用防护口罩,使用专用转运车,规划转运路线,提前预约专用电梯,疏散人员,清除通道障碍物。转运车使用后按消毒隔离规范进行消毒处理。

(赵方方)

第三节 医务人员发生感染的应急保障

突发公共卫生事件时，为进一步加强疫情防控期间医务人员防护工作，积极应对医务人员发生疫情感染，制定此应急管理预案。

一、应用范围

适用于医疗机构应对突发公共卫生事件中医务人员发生感染的应急管理。

二、人员架构和工作职责

（一）应急领导小组

1. 人员架构

（1）组长：主管医疗的院领导。

（2）副组长：医务处、护理部、后勤总务处、感染管理科等部门主管。

2. 工作职责

（1）制定突发公共卫生事件时医务人员发生感染的紧急预案并监督实施。

（2）启动应急管理预案，统一领导、指挥、协调、应对突发公共卫生事件中医务人员发生感染的应急管理。

（3）发生医务人员感染，立即向当地卫生健康行政部门报告，并按照要求将相关疫情诊断信息报送当地疾病预防控制中心（CDC）。

（二）医疗救治小组

1. 人员架构

（1）组长：医务处处长。

（2）成员：感染科主任、呼吸内科主任、重症医学科主任、急诊科主任、门诊部主任、感染管理科主任、检验科主任、影像放射科主任、药剂科主任等。

2. 工作职责

（1）组织专家会诊，根据疫情感染的类型和级别制定救治方案。

（2）负责医务人员感染的医疗救治工作。

（3）对有临床症状、有可能感染的医务人员，立即组织病原学检测。

（三）感控督导小组

1. 人员架构

（1）组长：感染管理科主任。

（2）成员：感染管理科专职人员、相关科室主任、护士长、感控医生、感控护士等。

2. 工作职责

（1）每天组织监测、询问暴露情况和医务人员身体健康状况。

（2）负责医院所有场地的消毒和检查，指导医疗废物的规范收集、存放和移交。

（3）指导复用医疗器械和医疗织物的清洗和消毒。

（4）负责对发生感染的医务人员进行安全有效的消毒隔离处理。

（四）心理干预小组

1. 人员架构

（1）组长：心理科主任。

（2）成员：心理科医生、心理咨询社会组织、心理咨询师。

2. 工作职责　对有需要的医务人员和家属，提供及时有效地心理疏导和心理危机干预。

三、保障机制

（一）制度与流程保障

（1）制定并完善突发公共卫生事件的医务人员感控规章制度、工作人员防护指南、相关应急预案、工作流程和指引，明确分工。

（2）掌握传染病疫情及诊治新进展，及时传达最新感控要求，转发相关学习文件，督促工作人员完成培训及考试，做到人人过关。

（3）定期组织突发公共卫生事件防控应急演练，人人熟知防控制度与应急处置流程，掌握各种防护器材的使用方法。

（4）应急管理预案启动后，每个小组应服从应急领导小组的统一指挥，根据预案规定，认真履行职责。

（二）通信联络保障

突发公共卫生事件期间，各级人员保持通信通畅，发生医务人员感染，及时通报全院医务人员，按应急管理预案采取紧急处理措施。

（三）防护意识保障

医疗机构制定感控规章制度、工作人员防护指南、相关应急预案、工作流程和指引，组织学习演练和培训考试，做到人人过关。医务人员按照不同的岗位和工作，进行相应级别的防护，防止出现防护不足或者防护过度的情况。

（四）防护物资保障

各个职能小组学习公共卫生事件的相关文件，做好防护培训；加大医用防护物资等相关物资保障，尽一切可能配备足够的医用口罩、手套、防护面屏或护目镜、防护服、洗手液、消毒液等防护用品；防护物资调配要向临床一线倾斜；当防护物资供应不足时，及时向主管部门报告，并请求社会捐赠、援助。

（五）医务人员健康保障

（1）合理安排医务人员作息时间。根据疫情防控实际，科学测算医务人员工作负荷，合理配置医务人员，既满足医疗服务需求，又保障医务人员休息时间。

（2）加强医疗卫生机构硬件设施改造，加强医务人员职业暴露的防护设施建设和设备配置，使收治患者的医疗卫生机构满足传染病诊疗和防控要求。

（3）做好医务人员健康体检，发现医务人员感染及时报告并进行隔离，最大限度地降低医务人员相互之间、医务人员与患者之间交叉感染概率。

（4）医务人员发生感染后，医院应急领导小组快速进行综合评估，初步判定感染类型和级别，明确启动应急管理预案。掌握医务人员每天暴露情况，是否存在导致其他感染的情况。

（赵方方）

第六章 计划生育技术服务工作规范

第一节　计划生育技术指导工作规范

为发挥好专业公共卫生机构职能职责，指导基层开展计划生育服务科室规范化建设，创新机构内部设置与管理，严格计划生育技术服务规范，依据国家卫生计生委《关于妇幼健康服务机构标准化建设与规范化管理的指导意见》（国卫妇幼发〔2015〕54 号）、《国家卫生计生委各级妇幼健康服务机构业务部门设置指南》，特制定本工作规范。

一、指导职责

（1）指导机构及其相关科室与人员对辖区计划生育技术服务相关数据的收集、统计分析、上报和质量控制，掌握辖区计划生育技术服务现状及影响因素，为制定规划、规范和标准提供技术支持。

（2）指导机构及其相关科室与人员对提供计划生育技术服务的医疗卫生机构进行技术指导，落实服务规范，加强质量控制，提出改进建议。

（3）指导机构及其相关科室与人员对提供计划生育技术服务的医疗卫生机构进行业务培训，推广适宜技术，推进避孕方法知情选择优质服务和再生育咨询指导。

（4）指导机构及其相关科室与人员对提供计划生育技术服务的医疗卫生机构进行监督考核，跟踪辖区计划生育服务指标的落实情况，提出有针对性的干预措施。

二、指导内容及要点

（一）宣传教育

积极开展群众性宣传教育，广泛宣传生育政策、相关法律法规知识、人口国情知识,宣传文明进步的新型婚育观念,宣传避孕节育和生殖健康科学知识。

1. 指导要点　指导镇街制订宣传教育年度工作计划,保证其可操作性和可实施性。每年做好年度宣传健康教育工作总结评价,普遍建立青春期健康教育课堂(课堂必备:教学方法、内容、课堂设计、应用效果;教员、教案、课件、教具)。

2. 考核指标　每个机构至少有1名技术服务人员接受过市级青春期健康教育培训师培训。有完整的健康教育活动记录和宣教资料,包括文字、图片、影音文件等,建档保存。群众应享有的基本权利知晓率达90%,避孕方法基本知识知晓率达85%以上。

(二)技术服务

规范提供安全、有效、适宜的避孕节育全程服务,积极推进以长效措施为主的避孕方法知情选择,确保避孕措施落实的及时率、有效率。及时为流动人口提供避孕节育等相关服务。

1. 指导要点　指导村社、镇街和区县推广应用避孕方法知情选择全程优质服务咨询服务模式(咨询人员、咨询内容、咨询室、咨询记录、咨询效果)。指导镇街和区县服务机构严格生殖健康检查,规范生殖道感染防治和计划生育手术并发症与药具不良反应诊治,建立区县指导工作制度。指导区县做好开展母婴保健和计划生育技术服务的机构和个人依法取得相关执业许可证,并在批准的服务范围内依法执业,严格技术准入。

2. 考核指标　每年区县保健院均有人接受市级培训,每个机构至少有1名技术服务人员接受过市级避孕节育咨询技巧或性与生殖健康综合咨询技巧培训。已婚育龄夫妇享有免费计划生育基本技术服务项目落实率达100%,育龄群众获得规范的避孕节育服务,长效避孕节育措施落实率逐年提高,术后随访服务率、落实避孕措施及时率达90%。

(三)优生服务

开展出生缺陷一级预防工作,为育龄群众开展宣传倡导、健康促进、优生咨询、高危人群指导、优生筛查、均衡营养等工作。有条件的地方可为准备怀孕的夫妇提供免费孕前优生健康检查。

1. 指导要点　指导区县普遍开展孕前优生健康检查项目,包括技术文书质量、技术流程和操作质量、服务质量管理、高危人群评估和指导、实验室质量控制等。

2. 考核指标　每年区县保健院均有人接受市级培训。每年孕前优生健康检查复培训和疑难案例分析报告不少于12学时(分2 d完成)。做好优生咨询指导记录,填写《风险人群告知及优生咨询指导记录》。要有完整、规范、真实的随访记录,不断提高随访率和群众满意率。

(四)药具发放

持证发放药具。建立规章制度,完善免费药具的管理和发放工作,定期随访使用效果。加强对避孕药具发放人员的培训。

1. 指导要点　对首次使用药物避孕的服务对象要进行筛查,做好登记和随访。指导群众正确使用适宜的避孕药具。开展提高基层避孕药具不良反应/不良事件防治能力研究,按要求建立避孕药具不良反应监测和报告制度。完整记录本单位避孕药具发放、随访、不良反应等,掌握服务对象使用避孕药具的变化情况,做好资料的整理归档。对长期使用避孕药具人员定期随访,填写随访记录。发现不良反应及时上报。

2. 考核指标　药具服务满足育龄人群需求。避孕药具不良反应/不良事件报告年百万人口报告率达300例以上。

(五)信息咨询

建立健全育龄群众需求信息的采集、分析、使用制度,提高服务机构的综合服务能力和信息化管理水平。建立信息化服务规范,做好信息查询服务。

1. 指导要点　建立首次筛查登记制度,推进避孕方法知情选择,提升以避孕节育为核心的性与生殖健康综合咨询服务能力,提高避孕措施落实的有效率和续用率。

2. 考核指标　本地常住人口目标人群覆盖率达100%,流动人口目标人群覆盖率达到85%。

(六)随访服务

为育龄妇女及时提供免费孕情医学检查和随访服务,保证避孕效果,指导安全避孕,避免意外妊娠。开展避孕药具不良反应监测。

1. 指导要点　建立分级随访服务工作规范,规范开展避孕药具使用后的随访服务。

2. 考核指标　随访率要达到90%以上,群众满意率要达到95%以上。

(七)生殖保健

实施生殖健康促进计划,积极开展生殖健康普查,有条件的地方开展性病和艾滋病筛查。

1. 指导要点　向服务对象提供包括性健康的生殖健康促进服务，以一、二级预防为主，讲解性心理卫生常识和与性有关的生理学、心理学基本知识；介绍促进生殖健康的因素和危害生殖健康的因素，提供相关的性与生殖健康的综合咨询。查出疾病的，按照疾病类型给予适宜的治疗（宫颈疾病治疗应在排除宫颈癌后进行）；需手术治疗或需长期服药治疗的，及时转至上一级机构。建立生殖健康检查档案，完整记录服务对象的生殖健康状况。实行信息化管理，按要求及时准确录入科技服务信息系统，统计、分析数据信息。

2. 考核指标　规范开展生殖健康检查，完整记录档案，建档率要达100%；育龄群众生殖健康知识知晓率达80%以上；群众满意率达90%以上。

（八）人流关爱服务

提高人流后妇女有效避孕率，降低重复人流率，尤其流产后1年内重复人流率。

1. 指导要点　通过培训指导，推广人流关爱服务的咨询服务技术规范（SOP）和服务流程，指导落实高效、长效避孕方法，预防人流后1年内再次妊娠。将人工流产术后随访与人工流产后计划生育服务随访结合起来，连续性地开展服务。认真填写各类技术文书，包括咨询指南、咨询记录表等，其中，记录表应简洁、易保存、保密。

2. 考核指标　人工流产后咨询指导率达100%；人工流产后随访服务率达90%。

三、指导方式

计划生育技术指导主要采取：举办培训讲座、问卷调查、定点指导、继续教育项目、组织参观学习、每月或每季度抽查评价、QQ群答疑解难等多种多样的方式，收集基本情况，了解工作动态、发现存在的问题、交流和借鉴别人经验，确保技术服务工作的全方位开展，杜绝责任事故和技术事故的发生。

（石钦霞）

第二节　计划生育技术服务分级随访工作规范

为落实安全避孕，完善妇幼保健计划生育全周期技术服务，为广大育龄群众提供系统、连续、全方位的妇幼健康优质服务，本节以重庆市为例介绍目前分级随访工作规范。根据《重庆市人口与计划生育条例》(2016年)、《重庆市计划生育技术服务规范(2015年版)》和《临床技术操作规程计划生育分册》有关规定,结合我市妇幼健康计划生育技术服务机构工作实际,特制定本分级随访服务工作规范。

一、随访对象

(1)计划生育手术对象。
(2)使用避孕药具对象。
(3)新婚对象。
(4)产后对象。
(5)计划生育手术并发症对象。

二、随访目的

强化系统整合与分工协作,规范基层计划生育随访服务,提高优质服务水平。

三、随访项目

(1)放置宫内节育器术后随访。
(2)取出宫内节育器术后随访。
(3)放置皮下埋植剂术后随访。
(4)取出皮下埋植剂术后随访。
(5)输卵管绝育术后随访。
(6)输精管绝育术后随访。
(7)药物流产后随访。
(8)人工流产(负压吸宫术、钳刮术)后随访。
(9)中期妊娠引产术(依沙吖啶羊膜腔内注射引产、水囊引产)后随访。
(10)计划生育手术并发症诊治后随访。
(11)使用避孕药具后随访。
(12)新婚计划生育随访。
(13)产后计划生育随访。

四、计划生育服务随访时间及内容

表6-1。

表6-1　计划生育服务随访时间及内容

序号	项目	随访时间									随访内容
		周	周	42 d	1个月	3个月	6个月	1次/月	1次/季	1次/年	
1	放置宫内节育器术后随访				√	√	√			√	①放置后效果；②术后症状（月经变化，腰痛、腹痛、白带等变化情况）；③妇科与B超（X射线）检查情况；④告知事项：及时查环、查孕，了解IUD在宫腔内情况，脱落或带器妊娠及时采取补救措施
2	取出宫内节育器术后随访				√						①术后有无不适症状及转经情况；②告知事项：及时查孕或落实其他避孕措施
3	放置皮下埋植剂术后随访	√			√	√				√	①手术效果；②伤口局部情况（有无红肿、疼痛及皮下出血/血肿，埋植物异位或脱出）及自觉症状；③月经变化（周期、经期、经量或闭经）；④一般情况变化（体重、血压、乳房等）。如出现任何一项阳性体征，建议到原手术单位咨询和处理
4	取出皮下埋植剂术后随访	√				√					①切口愈合情况；②月经变化情况；③计划妊娠者记录妊娠时间和妊娠结局或更换其他避孕措施

续表 6-1

序号	项目	随访时间									随访内容
		周	周	42 d	1 个月	3 个月	6 个月	1 次/月	1 次/季	1 次/年	
5	输卵管绝育术后随访	√				√				√	①手术效果;②一般症状(发热,切口红肿、疼痛、渗血、流脓、包块,阴道不规则出血,腹胀、恶心、呕吐,大小便,盆腔检查与其他器官检查等情况);③月经情况(周期、经量、痛经,闭经);④一般情况(如体温、脉搏、血压、肤色、精神状态等)。如出现以上任何一项阳性症状,建议和帮助其联系到手术单位就诊与处理
6	输精管绝育术后随访	√				√				√	①手术效果;②术后有无发热,阴囊切口是否愈合、有无红肿或疼痛及未吸收缝线;③输精管、精索、附睾、睾丸等部位的检查;④嘱其注意:术后 1 周内避免体力劳动和剧烈运动,2 周内不宜房事,术后 3 个月内务必采取避孕措施,手术 1 年后定期到当地计划生育服务机构进行复查。
7	药物流产后随访	√	√	√							①一般状况、阴道出血和胚囊排出情况;②超声检查或 HCG 测定情况,注意有无残留及并发症,妇科检查情况,有异常情况(突发大量活动性阴道出血、持续腹痛或发热)及时急诊处理;③流产效果(有无不全流产或失败),月经恢复情况;④指导其选择避孕方法,防止再次意外妊娠

续表 6-1

序号	项目	随访时间									随访内容
		周	周	42 d	1 个月	3 个月	6 个月	1 次/月	1 次/季	1 次/年	
8	人工流产（负压吸宫术、钳刮术）后随访				√						①一般状况、月经情况，注意有无残留及并发症，妇科检查情况，有异常情况（阴道多量出血、发热、腹痛等）及时处理。②指导其选择避孕方法及时落实避孕措施，防止再次意外妊娠
9	中期妊娠引产术（依沙吖啶羊膜腔内注射引产、水囊引产）后随访				√						①一般状况、回乳及月经情况，注意有无残留及并发症，妇检情况，有异常情况（阴道多量出血、发热、寒战、腹痛等）及时就诊处理；②指导其选择避孕方法，防止再次意外妊娠
10	计划生育手术并发症诊治后随访									√	①询问身体、心理状况及并发症治疗恢复情况；②了解优惠政策的倾斜与落实情况

续表 6-1

序号	项目	随访时间									随访内容
		周	周	42 d	1 个月	3 个月	6 个月	1 次/月	1 次/季	1 次/年	
11	使用避孕药具后随访				√			重点对象	使用3年以上且无严重不良反应对象		①服务对象自主选择计划生育避孕节育措施，及时发放，指导正确使用(同时发放避孕节育科普知识宣传册)，掌握每个服务对象使用的正确性、适应性和使用的效果；②了解使用避孕药具的不良反应[恶心、呕吐、月经变化、痛经、乳房胀痛、下腹痛、腰背酸痛、少量(点滴)出血、贫血、对乳胶制品过敏、注意体重和血压等]，有异常和严重情况及时处理与报告；③使用不当造成失败怀孕的，要采取补救措施，必要时建议采取其他避孕措施
12	新婚计划生育随访				√						①了解新婚夫妇双方情况，宣传生育政策、孕前保健及孕前优生健康检查、生殖健康及优孕优育知识，发放相应的宣传品；②根据需要提供避孕药具，指导做好孕前准备
13	产后计划生育随访			√							①了解饮食、睡眠、便秘、痔疮等一般状况；②检查乳房，了解哺乳情况；③观察子宫复旧及恶露情况；④观察会阴切口、剖宫产腹部切口愈合情况；⑤了解产妇心理状况；⑥了解产妇全身检查及妇科检查情况；⑦宣传避孕节育知识，及时提供避孕药具服务；⑧了解产后避孕措施落实情况，并指导选用安全、适宜、可靠的避孕节育措施；⑨了解新生儿生长、喂养、预防接种情况

五、随访职责

计划生育技术服务随访工作实行区县、乡镇、村三级分工协作和上下联动的随访制度。首诊机构负责首次随访,经常性随访以乡镇级及村级随访为主。

(一)区县级职责

由区县妇幼保健计划生育服务中心(妇幼保健院)负责。

(1)承担本机构计划生育手术及手术并发症诊治对象的首次随访。

(2)承担本机构咨询指导使用避孕药具及产后对象的首次随访。

(3)承担县、乡、村三级机构有严重不良反应及并发症对象诊治的随访。

(4)指导乡镇机构及村室落实转诊随访。

(5)指导督查乡镇机构及村室的随访工作。

(二)乡镇级职责

由乡镇卫生院(城市社区卫生服务中心)负责。

(1)承担本机构计划生育手术及手术并发症对象的随访。

(2)配合做好区县级转介的计划生育手术及手术并发症对象第二次及以上的随访。

(3)承担本机构使用避孕药具及产后对象的首次随访。

(4)承担县、乡、村三级机构使用避孕药具有不良反应对象的随访。

(5)负责村室的转诊随访。

(6)向区县级机构转诊有严重不良反应及并发症的随访对象。

(7)指导督查村室的随访工作。

(三)村级随访职责

由村卫生室、计生员负责。

(1)本村室使用避孕药具对象的首次随访。

(2)本村当年新婚对象的随访。

(3)乡、县级机构产后对象第二次及以上的随访。

(4)村、乡、县三级机构使用避孕药具一般对象第二次及以上的随访。

(5)向乡(县)级机构转诊家用避孕药具有不良反应的对象及其他无法处理的随访对象。

(6)全面、及时、准确掌握本村育龄群众婚育情况、避孕节育情况,了解育龄群众对计划生育、优孕优生、避孕节育、生殖保健等各方面的需求,提供必要的咨询及技术服务。

六、随访要求

宣传解读人口计生政策、传授生殖保健、优孕优生、预防出生缺陷知识，指导落实避孕节育措施，把随访工作与做好孕前优生健康管理、产后和人流后关爱及性与生殖健康教育等结合起来，做到广覆盖、不遗漏。加强与随访对象的经常性接触和交流沟通，加强人性化、个性化服务，正确提供信息和规范提供咨询，帮助服务对象普及知识，转变观念，改变行为，提高生殖健康素养，把随访工作真正落到实处。

(1)随访工作要做到分级、人员、职责三落实，确保责任到位。

(2)建立定期专业随访和经常性随访的转访机制，各级机构应加强沟通协作，上级机构加强对下级机构的指导和培训，不断提高随访人员的随访咨询能力。

(3)随访方式应灵活多样[上门随访、预约随访、错时随访、电话随访、邮箱随访、短信(微信)随访、信函问卷式随访等]。主要以面对面为主，结合实际，充分利用电话、网络等手段。

(4)随访工作要进行完整、规范、真实的记录。记录内容含：时间、地点、对象、方式、项目和内容、发现的情况、处理意见和受访者的需求，以及面对面访问需受访者签名。

(5)特殊情况及时处理并上报。随访中发现有异常情况(不良反应、并发症)的，应及时作出处理；严重的不良反应、并发症在处理的同时，应向同级领导和上级技术服务部门报告，直至情况好转、稳定或转诊。

(6)随访率达90%以上，重点对象访谈率达95%以上，群众满意率达95%以上。

(7)建立随访资料档案。使用统一的随访表，按计划生育技术服务时间分年度装订成册，分类登记。及时进行资料的汇总、统计和分析。有条件的地方可逐步实行电子化管理，并与现行的孕产期系统管理相衔接。

(8)《计划生育咨询随访服务情况年报表》由乡镇卫生院(社区卫生服务中心)上报至区县妇幼保健计划生育服务中心(妇幼保健院)。各区县妇幼保健计划生育服务中心(妇幼保健院)收齐所有报表后按要求进行网络直报和报送致省/市级妇幼保健院。

(9)准确了解掌握服务对象的孕育动态和落实避孕节育措施状况及适应性与不良反应等情况，不断根据随访对象的反馈进行分析和改进，丰富随访方式和随访内容。

(10)随访工作要明确随访责任,各级要指定专人负责。各乡镇级及村级计生服务部门应将本地区负责随访工作的人员名单报区县级妇幼保健计划生育服务中心备案。

(11)将随访工作纳入考核机制,以确保分级随访工作落实到位。

(石钦霞)

第三节　退出育龄期宫内节育器取出管理规范和转诊流程

为配合退出育龄期妇女宫内节育器安全性健康管理工作,特制订高危计划生育手术管理规范和转诊流程,具体如下。

一、高危计划生育手术管理规范

(一)目标人群确定

基于全员人口信息系统,由区县或乡镇行政主管部门对辖区内的退育期体内置留有宫内节育器的妇女人数进行统计、汇总,明确带环妇女的生殖健康状况,按绝经期 2 年内和 2 年以上分类建档,确定四类目标人群。

1. 一类目标人群　常规手术可顺利取器。
2. 二类目标人群　须扩宫颈常规手术取器。
3. 三类目标人群　不能实施常规取器者,借助可视超导或宫腔镜取器。
4. 四类目标人群　区县机构难以处理的取器者,借助腹腔镜或开腹术取器。

以上四类目标人群是根据受检查妇女宫内节育器取出难易程度的大致分布比例,结合乡站、区县中心、市医院现有技术和设备水平,综合分析得出。

(二)目标人群工作分配

1. 一类目标人群　在区县中心指导下,可在中心服务站完成。
2. 二类目标人群　由区县中心完成。
3. 三类目标人群　由区县中心完成;或在市院专家组、“重庆市计划生育手术指导会诊中心”指导下完成。
4. 四类目标人群　由市级计划生育手术指导会诊中心完成,该中心由市人口计生研究院专家组成。

(三)高危计划生育手术管理

(1)门诊进行高危筛查,在病历上标高危标记,填写高危因素。

(2)术前向家属说明手术难度及后果,签知情同意书。

(3)作为重点手术,安排充足手术时间。

(4)由有经验的医师承担手术。

(5)二、三类目标人群疑难高危手术应在区县级机构进行,四类目标人群疑难高危手术在市级机构进行,必要时住院手术。

(6)疑难高危手术必要时进行手术前会诊讨论,采取预防措施。

(7)术后观察 2 h,检查无异常方可离院。

二、退育期转诊流程

(1)由乡镇服务站进行高危筛查评估,填写高危因素,分类组织,预约进站或转诊。

(2)一、二、三类目标人群转诊标准为:绝经 2 年以内须宫颈处理或绝经 2 年以上,由乡镇计生办组织,向区县中心转送。

(3)第四类目标人群转诊标准为:区县中心完成医疗风险较大、需借助腹腔镜或开腹术取出者,由区县主管部门或区县中心组织,向市计划生育手术指导会诊中心转送,具体标准包括以下几方面。①子宫、宫颈重度萎缩。②绝经后取节育器一次未成功。③绝经后取节育器有断端残留。④绝经后节育器嵌顿。⑤绝经后节育器异位。

为保障妇女身心健康,杜绝医疗风险,保障该项工作的顺利完成,以上人群不包括以下情况者。①年龄大于 70 岁。②全身情况不良或处于疾病急性期。③生殖器官或全身其他器官有恶性肿瘤。④脑血管意外史。⑤糖尿病并发症。⑥凝血障碍或严重贫血。⑦不明原因不规则阴道出血。⑧手术部位皮肤严重感染。⑨盆腔邻近器官损伤。⑩骨盆严重畸形。

区县中心在转诊该类目标人群时须出具以下材料。①转诊证明。②病史记录。③患者名单。④转入时间。

(石钦霞)

第四节　计划生育技术服务机构女性生殖健康检查工作规范

女性生殖健康检查的宗旨是促进避孕节育知情选择，避免非意愿妊娠，加强生殖道感染普查防治，提高育龄人群的生殖保健意识、生殖健康知识和自我保健能力。女性生殖健康检查是计划生育技术服务的重要内容，是实施避孕节育全程服务的重要组成部分，是预防保健和健康维护的重要步骤。各级计划生育技术服务机构要定期定点，提供全面、规范、系统的生殖健康检查优质服务。根据《中华人民共和国人口与计划生育法》《中共中央国务院关于全面加强人口和计划生育工作统筹解决人口问题的决定》，特制定本工作规范（以下简称《规范》）。

一、技术服务内容

（一）宣传与健康教育

热情接待前来接受检查的群众，以咨询、健康讲座及宣传资料的发放等形式，讲解计划生育/生殖健康的重要性，介绍生殖健康检查服务内容及流程。主要内容包括避孕节育方法知情选择、生殖道感染防治、艾滋病预防、乳腺疾病防治及相关生殖健康与家庭保健知识。

（二）生殖健康医学检查

通过咨询与医学检查，了解避孕节育措施落实情况，对受检者的生殖健康状况做出筛查或诊断。针对存在的避孕药具不良反应及手术并发症、意外妊娠、常见妇科疾病或疑似病例（包括疑似性传播疾病和妇科肿瘤）等健康问题，提出建议，作出正确的处理。对疑似病例指导进一步检查或诊治。

生殖健康医学检查应在知情同意的基础上进行，同时应注意保护受检者隐私。

检查项目包括：避孕节育措施落实情况、生殖健康咨询、妇科检查、妇科腹式或阴式B超、阴道分泌物检查、乳腺癌筛查、宫颈癌筛查等。有条件的机构配置阴道镜检查。

1. 了解避孕节育措施落实情况　聆听主诉，重点询问月经史、生育史、避孕史，对育龄期妇女要重点了解避孕药具使用情况及其不良反应的发生情况。

2. 医学检查　在宣传与健康教育或咨询的基础上，征得受检者同意，通过医学检查，掌握其计划生育/生殖健康状况。对疑似病例提出指导性建议。

(1)妇科 B 超检查(子宫、附件)。

(2)乳腺检查:临床触诊辅助乳腺仪进行双侧乳腺检查。

(3)妇科检查:外阴、窥视(阴道、宫颈)双合诊、三合诊或直肠-腹部诊。

(4)宫颈癌前病变筛查:依据经济水平和技术条件选择适宜的筛查方案。

(5)阴道分泌物检查:采用悬滴法，常规项目包括清洁度、滴虫、念珠菌、细菌性阴道病等。有条件的区县可采用“妇科白带涂片多项检查快速染色技术”。

(三)健康指导

遵循普遍性指导和个性化指导相结合的原则，对接受了生殖健康检查的群众进行健康指导。主要内容包括。

1. 预防意外妊娠的健康指导

(1)介绍常用的避孕方法种类。

(2)有针对性地介绍新婚期、哺乳期、生育后、流产后、更年期等避孕方法的选择。

(3)避孕失败如何采取紧急避孕补救。

(4)反复流产对妇女健康的危害。

2. 预防生殖道感染的健康指导

(1)学习安全性行为知识:推迟首次性行为的时间、减少性伴侣数量、坚持正确使用安全套。

(2)识别生殖道感染的症状，及早就医:一旦发现阴道分泌物异常(增多、臭味、脓性)、外阴瘙痒、尿道分泌物异常、女性下腹痛、生殖器溃疡(水泡、糜烂)等症状，要尽早到计划生育技术服务机构或正规医院就诊，并与性伴侣同时治疗。

(3)识别易感人群，如孕妇和使用口服避孕药者;长期服用抗生素和类固醇激素类药物;糖尿病患者;经常阴道冲洗或灌洗者。

(4)保持外阴清洁，避免使用清洁剂、消毒剂、中药等冲洗阴道;如需阴道冲洗，应由医务人员根据病情酌情使用。

(5)每天应使用清水或浴液、香/肥皂清洗外阴。

(6)必须在医生指导下使用抗生素，尽量避免长期服用。

(7)凡是接受过阴道或宫颈手术操作的妇女,在术后的几个星期内,如果出现发热、下腹疼痛、阴道分泌物异常等可疑有感染的症状,都要立刻就医。

3. 预防乳腺癌的健康指导

(1)合理膳食。

(2)生育后鼓励母亲哺乳。

(3)避免胸部及乳房过多X射线照射。

(4)掌握并坚持每月乳房自查。

(5)定期接受预防性生殖健康检查。

4. 预防宫颈癌的健康指导

(1)倡导安全性行为,注意经期和性生活卫生,避免过早性生活和性生活混乱。

(2)提倡计划生育,避免早生多生。

(3)重视宫颈癌的早期症状,如接触性出血及阴道异常排液,特别在绝经前后出现上述症状更应注意。

(4)定期宫颈癌筛查,做到早发现、早诊断、早治疗,降低宫颈癌死亡率。

(5)积极治疗"宫颈上皮不典型增生""宫颈糜烂""宫颈息肉"等和宫颈癌相关的病变,从而降低宫颈癌的发病率。

(6)合理膳食,避免维生素及微量元素的缺乏。

5. 围绝经期/老年期妇女健康指导

(1)指导认识此期的生理、心理变化特点和常见症状,帮助掌握规律,加强保健。

(2)加强避孕指导,已放置宫内节育器者如无不适,建议绝经半年以上、1年内及时取环,原则上不超过2年。

(3)指导定期体检,早期诊断和治疗妇科常见肿瘤,提高生存率。

(4)指导合理用药,防治围绝经期综合征、外阴干燥和老年性阴道炎等。

(5)指导树立正确性观念,推荐改善性功能的措施。

二、机构与人员的管理

(一)技术管理要求

1. 技术服务机构　预防性生殖健康检查由市人口计生委和县人口计生委颁发了计划生育技术服务执业许可证的机构承担。以中心乡服务站为主。市、县两级机构可分别组成流动服务队,或配置与技术服务相适宜的设备设施流动检查车，巡回区乡共同服务。

（1）房屋要求。设置妇科检查室、B超/乳腺检查室、咨询室、检验室等。

（2）器械、设施要求。①咨询室：桌椅、辅助教具（如医学挂图、正常男女性生殖器模型、避孕药具、宣传材料等）。②妇科检查室：妇科检查床、器械桌、无菌手套、窥阴器、一次性臀垫、鼠齿钳、长镊、棉拭子、棉球、消毒液、液状石蜡或肥皂水、屏风、洗手池、污物桶、消毒物品等。（有条件的区县可配置阴道镜、一次性窥阴器和3%醋酸溶液、碘试验溶液）。③检验室：双目生物显微镜（自带光源），玻片，生理盐水，10%氢氧化钾，pH试纸。④影像室：检查床、帘布、台式B超仪及检查耗材。有条件的地方，可配置阴道镜和阴式B超。

（3）环境要求。①保持室内安静、整洁、温馨、舒适，遵照妇检临床技术操作规范，注意工作场所的隐秘性，保护服务对象的隐私，防止交叉感染。②检查场所布局合理，方便群众，设置醒目的服务流程、检查项目及相关检查室标识，配备宣传资料、转诊卡和有关登记表。必要时配备引导人员或健康宣讲员，发放健康知识宣传品，并提供开水、休息椅等。

2. 技术服务人员的配备　应根据实际需要，配备数量适宜、持执业（助理）医师证的妇产科医师（或计划生育、妇幼保健医师）和注册护士，合格的B超检查人员、检验人员和经过培训的生殖健康教育和生殖健康咨询人员。

3. 服务质量管理

（1）建立健全各项制度，加强质量控制，提高疾病诊断、医学指导意见的准确率和服务对象对服务的满意率等。

（2）开展人员培训，相关人员须定期接受市级组织的专项知识与技能培训，强化妇科检查临床技术操作步骤，掌握避孕节育方法的医学选择标准和知情选择服务规范、生殖道感染防治临床诊疗规范、宫颈癌前病变和乳腺癌筛查方法及艾滋病防治知识等。

（3）检查中的常规检验项目，应按临床检验规范的方法及质量控制标准进行。检验人员应严守操作规程，出具规范的检验报告。

（4）按照生殖健康检查与干预服务内容，服务机构要配置好所需设备仪器、检查用具及耗材、试剂，注意仪器设备运行的安全性，对各种医疗器械要进行定期检修与维护。

（5）使用后的一次性医检用品，要严格按照《医疗废物管理条例》《医疗卫生机构医疗废物管理办法》《消毒技术规范》的规定和要求，严格做好消毒和回收处理工作。

（二）检查工作流程

1. 预约工作流程　充分运用人口管理服务网络和人口资源信息系统（以下简称 PIS），由计生办人员会商服务站人员，按街（村或社区）制订每月检查预约日程，将生殖健康检查服务内容、服务时间、服务地点通知入户到人。同时，向生殖健康服务站提供应检服务对象花名册。

服务站应根据应检人数与技术人力，制订出每月检查日程，以街村为单位，依次预约每月应检查的街村及人数，张榜公布。同时，提交所在地区人口计生管理部门备案。

2. 技术服务流程　参检对象按预约通知入站，接受服务站技术服务人员提供的生殖健康宣传教育和生殖健康咨询服务，依情按需接受乳腺检查、妇科 B 超检查、妇科检查、阴道分泌物检查等。检查医师根据检查结果，为参检对象提供检查后的计划生育/生殖健康指导，发放健康处方或提供适宜的治疗干预。对暂不能确诊或不能提供现场治疗的对象，提出转诊建议和进一步就医的信息。

3. 跟踪随访　对前次检查疑似患者或患者诊治后未治愈者，要认真询问诊治经过，认真分析，制订正确的治疗方案，进行适宜治疗或指导，并及时随访。

（三）信息登记与报告

服务站技术服务人员按应检服务对象花名册，为每位参检者填写统一的女性生殖健康检查登记表。按检查内容，依次检查并做好记录。检查完毕，由专人收表、核查审定、建立生殖健康个人档案。做到检查结果科学、准确，并提交所在地区 PIS 信息录入人员汇总、录入、数据上报，做好信息反馈。

（石钦霞）

第七章 不孕不育症

第一节 不孕不育症患者的心理状态及评估、治疗

一、不孕不育症患者的心理状态及评估

不孕不育症是一种非意愿性的生育力下降，以及无法妊娠或不能妊娠至胎儿可以存活。我国目前不孕症的发生率为11%，原因可分为女性不孕、男性不育或男女双方因素。原则上，不孕症的治疗在1～2年的尝试失败后才开始，但对于年龄较大的夫妻双方可能会过早地出现心理问题；或者在医院诊断和治疗过程中，问诊的环境、问诊的内容、治疗的方式、治疗的时间往往让患者感到困窘或焦虑，且治疗结果的等待也是一种煎熬，诸多患者选择停止或放弃治疗，原因包括心理的负担和治疗技术的压力。因此，不孕不育症患者的心理健康问题日益突出，成了不孕不育症治疗上不可忽略的部分。因此，在诊疗活动中不仅要注意患者的心理变化，必要时要加以适当的干预和治疗。

(一)负面心理所致生殖系统的病理生理变化

长期不孕所带来的心理健康问题会导致不同程度的压力，可刺激肾上腺皮质激素过度分泌，导致雄激素分泌过多而影响排卵。心理健康的变化也影响情绪的起伏，使交感神经兴奋，释放儿茶酚胺，从而引起输卵管痉挛，使输卵管无节律性的蠕动收缩，造成卵子或胚胎运输障碍，以及阻碍卵巢中卵泡的生长和LH的分泌。在负面的心理发生变化的同时，大脑也会出现反馈性改变，释放的亲皮质激素释放因子会抑制性腺激素释放因子的分泌，继而发生不排卵甚至闭经，性欲低下影响正常的生殖功能，引起功能性的生殖异常，男性则影响精子的产生。

不孕不育症的诊治或是疾病本身所带来的心理健康问题，终将对心理

健康造成许多负面影响，导致精卵的产生和结合能力及质量等下降，在降低治疗效果的同时，甚至可能进一步加重不孕不育症的病情，如此周而复始的恶性循环，病情加重且无法改变。因此不孕的诊治计划应包含心理疏导及必要时相应的心理治疗，以阻断前述的状况，增加治疗成功的机会。

（二）不孕症妇女的常见心理问题

许多不孕症妇女在月经来临前会陷入焦躁不安的情绪和无法安心工作，而心理上的改变，在月经期间甚至会忍不住哭泣，强烈的妊娠愿望使得她们不得不把重心放在检查、服药、治疗、手术等方面，而无法较好地在工作、事业等其他方面进一步发展。不仅存在上述心理上的压力，甚至部分妇女会因配偶苦恼、家人或家族失望而产生心理上的罪恶感。常见心理问题如下。

1. 自责　中国部分家庭或家族仍然有着根深蒂固的传统封建思想，如常见的所谓“不孝有三，无后为大”的思想的束缚，甚至和作孽因果报应联系起来，到处求神拜佛，这种封建思想，以及在这种社会舆论的背景下，给不孕妇女无形中增加了压力，使其产生愧疚自责感。

2. 焦虑　在经过各种尝试和努力下仍然没有受孕者可能出现不同程度的焦虑，如多次请假就医，假期殆尽，领导的不理解或训斥甚至减薪；因看病耽误工作，工作效率低下迟迟无进展；医院就诊路途遥远，费时、费精力、费钱；夫妻感情日益受影响或恶化。

一系列原因都可能会使她们长期处于焦虑紧张、烦躁不安的状态无法解脱而产生焦虑情绪。

3. 抑郁　患者长期处于社会各种舆论、指责甚至家庭冷暴力的不良环境中，可能会产生抑郁感。她们常常被社会或家庭误解，所有不孕不育的原因都归咎于女性，农村这种现象尤为突出。丈夫的不理解，公婆的催促和责备，有的患者就医时有不愉快体验，医务人员的一举一动、一言一行都会使患者产生紧张、抑郁、悲伤情绪，造成神经系统和内分泌系统的进一步失调、紊乱。久而久之，产生抑郁状态，这种抑郁状态在工作、生活中又会相互影响，形成恶性循环。

4. 恐惧　患者可能对无孩子的后果产生恐惧心理，恐惧家人、亲戚、朋友、邻居的冷嘲热讽，恐惧夫妻感情的破裂、性生活的不协调，担心丈夫会移情别恋。恐惧老年后膝下无子，没有精神寄托的悲哀等。还有一部分原因是恐惧医务人员，导致见到医生后就害怕，不敢多言，不敢问任何问题。长期的恐惧同样会导致生殖内分泌失调，影响生殖功能。

5. 孤独 无助受传统礼教生育观的影响，特别是“多子多福、传宗接代”的传统观点仍然存在，在没有孩子的家庭和社会舆论压力下，患者往往无法与他人倾诉自己的辛苦，选择一个人默默地承受各方面的压力，逃避一切正常的社交活动，避免触景生情和问及无子的尴尬，或是怕自尊心受到严重打击。刻意缩小朋友圈，把自己封闭起来，因此孤独感会越来越严重。

（三）不育症男性的心理健康问题

男性不育同样可造成极大的心理健康问题，不容忽视。其中以同房试验最为明显，他们不仅必须无奈地遵医嘱在适当的时间进行，而且可能同房后对他们的表现进行评分。在这种情形下，焦虑影响了他们在性行为中的表现，有些甚至可能发生早泄或勃起功能障碍而无法完成该试验。许多男性都曾表示，他们在检查过后数月的时间是性无能状态。久而久之导致性功能紊乱和夫妻感情破裂。

此外，不育男性常有深深的内疚感，产生心理上的压抑感而无法得到释放。持续的心理问题可能会逐渐影响他们在社交方面的自信、工作能力的体现，他们甚至在心理上排斥、不接受或不配合各种不育的治疗。因此，在诊疗活动中应多关注男性健康问题。

二、不孕不育症伴发情绪障碍的诊断

不孕不育症常见的 4 种情绪障碍的诊断如下所述。

（一）焦虑症

焦虑症的诊断首先要进行彻底的医疗、精神病史，以及症状询问，并完成全面的身体和心理健康检查。进行的测试可以检测到可能与焦虑症状共存或恶化的疾病和状况，包括甲状腺功能亢进、缺氧和高血压。一般会请精神科医生或其他有执照的精神保健提供者会诊，以帮助诊断和治疗焦虑症。焦虑症的诊断可能会被漏诊或延迟，因为一些症状可能与其他疾病有关。

（二）抑郁症

对抑郁症的诊断评估包括完整的症状史，即症状开始时间、持续时间、严重程度、患者之前是否有症状，如果有，症状是否得到治疗，以及给予什么治疗。医生应该询问酒精和药物的使用情况，以及患者是否有死亡或自杀的想法。此外，病史应包括其他家庭成员是否患有抑郁症的问题，如果曾接受治疗，应询问接受了哪些治疗，哪些治疗是有效的。最后，诊断评估应包括精神状态检查，以确定语言或思维模式或记忆是否受到影响，因为有时在抑郁症或躁狂抑郁症的情况下会发生这种情况。

(三)行为障碍

对行为障碍的患者需要进行整体健康和行为的检查。完整的医疗、心理史也需要了解。应使用标准化的调查问卷来确定患者的严重程度和行为障碍的类型。同时也应包括体检,以确定患者行为背后的任何其他可能原因。在某些情况下,可能需要进行神经成像或血液检测。

(四)人格障碍

如果医生怀疑患者有人格障碍,诊断需要做以下评估。

(1)身体检查,并深入询问有关患者健康的问题。在某些情况下,患者的症状可能与潜在的身体健康问题有关。患者的评估包括实验室测试和酒精、药物的筛选测试。

(2)精神病学评估,包括讨论患者的想法、感受和行为,也包括调查问卷,以帮助确定诊断。如果患者允许,来自家庭成员或其他人的信息将有所帮助。

(3)医生可将患者的症状与美国精神病医学学会出版的《精神障碍诊断与统计手册》(DSM-5)中的标准进行比较。

三、不孕不育症的心理治疗

在不孕不育症发生率增高的当今,特别是在高节奏的社会背景下,针对不孕不育患者的心理治疗显得十分必要和重要,因为90%以上的患者在治疗过程中均存在不同程度的悲伤、沮丧等负面情绪,已经公认是引起不孕不育的原因之一,是不容忽视的治疗手段。心理治疗应贯穿整个诊疗的全过程,不仅只在接受不孕不育治疗的过程中,同时也应该在接受不孕不育治疗前后维持心理治疗。

(一)不孕不育症心理治疗师的要求

针对不孕不育患者突出的心理问题,有一定规模的生殖中心都配备有国家正规资质的心理咨询和治疗师,可以更好地为不孕不育患者提供专业的心理帮助,不仅从专业知识方面提供咨询,而且有能力对他们出现的心理问题提供及时的心理辅导和治疗。同时,现代化的整体护理观念的提出也大大提高了不孕不育患者心理护理的效率。

目前不孕不育症心理咨询师大多都是出自本专业的有一定经验的医生和护理人员。他们有着丰富的不孕不育症相关知识,能够为患者解释和宣讲相关专业的医学知识。同时有相当多的临床诊疗经验,有处理突发心理疾病的能力,而且有良好的沟通能力。能胜任诊疗过程中遇到的各种心理问题,能与患者共渡难关。

(二)心理治疗的程序

1. 不孕不育患者治疗前的心理治疗　此阶段是指患者第一次就医到第一个循环治疗不孕不育前的阶段。医生首先应尽可能减少患者等待的时间,不要急于使用药物或连续性地治疗,应详细书写并告知详细的治疗相关措施,并为之解释,安抚患者心情,解除患者焦虑,告知患者目前现有的治疗措施,在诊断过程中提供需准备的信息可减轻患者的心理压力及焦虑等,使他们在诊疗前有一定的心理准备,能更好地进行接下来的医患沟通及配合。

2. 不孕不育患者治疗时的心理治疗　此阶段是指开始任何治疗,包括多次常规的门诊医疗活动,也包括进入辅助生殖周期阶段,如实施人工授精、TVF-ET 技术等辅助生殖周期方案在内。在该阶段,随时需注意患者的心理问题,发现问题随时解决,制定有效的应对策略可帮助患者重新获得治疗上的自信,对诊疗活动的认识、治疗结局的有效性等都需要重点动态关注。必要时可针对心理问题严重的不孕不育患者采取下列措施。

(1)增加占有时间与空间,保持忙碌或避免参加可能使自己感伤的聚会。

(2)积极参加治疗或广泛阅读不孕不育方面的资料,医生有意识、有趋向性地与患者讨论,根据患者的意愿共同探讨和决定治疗方案。

(3)与他人分享自己的感受,与丈夫、关心自己的人或曾成功受孕的不孕妇女讨论自己的挫折、失望、恐惧、沮丧和希望等心理,以增强治疗的信心。

3. 不孕不育患者治疗后的心理治疗　该阶段所涉及的时期为在最后一个治疗循环结束后和没有再次接受任何治疗的一年的时间。在此阶段,需告知患者,尤其是没有成功受孕的患者,情况相对较普遍,如患者夫妇都是高龄,且持续时间较长(10 年余)而仍未成功妊娠,可建议患者采用领养孩子的方式满足心愿,并积极鼓励患者走出不孕的阴影,在自己感兴趣的方面多花时间发挥所长,为自己开拓另一片天地。

(三)心理治疗的理论基础

通过正确的心理疏导和必要时采取的药物辅助,可以极大地改善生殖功能,特别是非器质性疾病方面,改变病理性的生理过程,如神经内分泌的调节,使其有规律地分泌,促进男女生殖系统生育功能的恢复和平衡。因此,越来越多的学者致力于心理治疗病理生理机制的探讨和研究,如Hammerli等2009年通过Meta分析法分析不孕患者精神干预后的妊娠率及心理健康的影响和结局,发现心理干预措施能提高一些患者的妊娠率,并提出心理干预是一个有效的治疗选择,特别是对没有接受治疗的不孕患者而言。肖秀娟等2018年分析了ART治疗的高龄不孕患者,发现对接受ART治疗的高龄不孕症患者实施有效的心理干预,有利于缓解其焦虑及忧郁情绪并提高临床妊娠率。以上的文献报道提供了心理治疗的理论基础,诠释了心理治疗在不孕不育治疗中的价值。

(四)心理治疗的重要意义

生殖医学发展到现在,全球的生殖医学家已经达成统一的认识,即不孕不育的治疗不仅仅是直接对器质性疾病本身的治疗,而是从改善和提高不孕症患者的生育功能着手。那么,对于这部分患者的心理治疗就有着非常重要的意义。

诊疗过程中的各个环节都需要医护人员悉心关注和照料,涉及饮食、身心护理、医疗方案选择、伦理沟通、术前谈话、结局预测等很多方面。减轻患者的社会及个人压力、提高妊娠率,甚至改善生活治疗、预防远期疾病的风险方面都具有重要的意义。因此,不孕不育患者的心理治疗目前已经受到全世界生殖医学界前所未有的重视。

(五)心理治疗的方法和措施

1. 建立良好的医患关系　首先医患双方要建立良好的医患关系,医务人员尽职尽责,态度温和,不烦不躁,耐心细致,特别是面对不孕不育患者人群,要有良好的倾听习惯,才能让患者安心、放心地增加信任感和心灵托付感,才能很好地遵医嘱。当然,信任感是相互的,需要医患双方共同建立和谐的沟通方式,便于接下来诊疗工作顺利、愉快地开展。

诊疗开始前,夫妇双方应该一起与医师进行面对面的沟通交流,包括患者夫妇详细、坦诚的病史汇报,提出疑惑,甚至涉及性方面的个人隐私问题。医师要为患者提供一个安静、私密性的就诊环境,必须有保护患者隐私的意识和责任,医师根据患者的病情提出有针对性的检查,以及个性化的治疗方案,做到让对方理解、知情、同意、配合实施。对治疗方案中可能出现的问题,充分评估好预后,可以使患者消除紧张不适、怀疑的心理,敞开心扉与之交谈。因此,双方建立良好的医患沟通渠道是顺利实施治疗的首要条件。

2. 做好充分的解释咨询　医务人员对待患者应做到"勤动嘴",给患者提供详尽完善的医学信息,如病因分析、辅助检查手段或是特殊具体的治疗情况,主动真诚地与患者沟通交谈。充分的解释咨询也是一种沟通技巧和能力的体现。对于有着不同文化程度背景和不同种族的患者,都要尊重他们的文化习俗和意愿,充分理解他们的疾苦,有耐心地倾听,不烦恼、不埋怨、不指责。

通过专业的医学知识讲解,消除患者治疗过程中的疑虑,如不孕症治疗中关于辅助生殖技术的认识,患者不清楚的高精尖技术都要解释到位,又如,不孕不育就诊的特殊性,不同于其他疾病,需要多次就诊随访观察,如多次卵泡、内膜的监测等。

3. 善于心理疏导,消除疑虑　医务人员应该善于发现患者在诊疗活动中产生的各种不良情绪和疑虑,如精神上的痛苦、经济上的压力、家庭和家族压力等。针对上述不良心理及时进行心理疏导,引导他们正确面对、轻松对待,将不良情绪所致的生殖病理生理改变降到最低。给予患者精神上的最大安慰和支持,以及治疗上合理的规划,鼓励他们减轻心理负担,避免紧张、焦虑的情绪,并积极配合治疗。

4. 做好关键治疗的伦理沟通

(1)充分告知关键技术的适应证:如 AIH 的适应证为丈夫生殖器畸形,轻度少、弱精子症,液化障碍,性功能障碍等原因引起的不育。女方生殖道畸形、各种免疫性不育、宫颈黏液性状异常及原因不明的原发性不孕。IVF-ET 适应证为输卵管因素导致的配子运输障碍;某些原因导致的排卵障碍;一些引起不孕的疾病,如多囊卵巢综合征、子宫内膜异位症等;免疫因素;男性不育;不明原因不孕患者多次宫腔内人工授精失败者。ICSI-ET 适应证为严重少精子症,重度弱精子症,畸形精子症,输精管畸形、缺如或阻塞,多次 IVF-ET 周期失败的不明原因者等。

(2)治疗前的各种准备工作:如相关检查、检验,以及所有检验报告的解释工作,治疗方案的选择,详细告知每一步的细节,如自然周期方案,如何监测排卵,促排卵方案中用药时间、剂量,以及随访的时间,卵泡成熟后开始 AIH 的时间。丈夫如何配合采精,精液取出后如何处理等,患者需要有必要的知情权。

(3)AIH 治疗后更需要全方位护理:因为这段特殊的时期是患者等待治疗结局的关键时期,容易产生各种复杂的心理变化,期盼、焦虑、害怕、疑虑、担心等各种情绪交集,一旦结局不佳,可能诱发心理疾病,所以治疗后的心理安慰是关键。与患者沟通,治疗期间精神愉悦,尽量放松心情,营养充足,睡眠良好。充分评估预后，以及可能出现的并发症的影响，如常见的卵巢过度刺激综合征、多胎妊娠等风险，以及如何预防及治疗。

（石钦霞）

第二节 输卵管积水的合理治疗

输卵管积水属于输卵管远端病变，因伞端闭锁导致管腔内液体蓄积形成管壁扩张。积水的输卵管，因其闭锁的伞端丧失了"拾卵"的功能而导致不孕，也会因管腔内的液体反流至宫腔影响胚胎着床及发育因此对于有生育要求的输卵管积水患者，无论是需要接受辅助生殖技术治疗，还是自然妊娠，都需要先期进行手术预处理。

不同病变程度的输卵管积水，需要根据子宫输卵管造影及手术中探查结果进行综合判断，根据输卵管损伤的程度，结合患者的年龄、卵巢功能、丈夫精液检查情况，对管壁较薄、伞部黏膜丰富、周围粘连较轻等病变程度较轻的输卵管，可以进行修复性输卵管手术，以利于患者术后自然妊娠；对于管壁较厚、伞部黏膜消失等病变程度较重的输卵管可以进行破坏性手术，如输卵管切除术、输卵管近端结扎术、输卵管栓堵术，等等，防止输卵管积液反流至宫腔影响辅助生育的结局，术后进行体外受精-胚胎移植技术达到妊娠目的。输卵管结核者，多在术中意外发现，因其管腔黏膜及管壁组织的不可逆性损伤，应该于术中进行输卵管切除。不同的术式视患者的情况而定，手术的利弊也各有不同。修复性手术后患者有自然妊娠的可能性，但也面临输卵管积水复发或者宫外孕可能，输卵管切除术则有降低卵巢反应性的风险，所以切除过程应该紧贴输卵管离断系膜组织，减少对系膜内血管网和神经的损伤，避免影响子宫动脉卵巢支对相应侧卵巢的血液供应，在腹腔镜操作中亦尽量使用超声刀或者双极电凝分离系膜组织，避免应用单极电流，以减少切除过程的损伤范围。为减少输卵管切除术对卵巢功能的影响，我们对输卵管积水严重的患者，如伞部呈多房样甚至无管腔结构输卵管采用腹腔镜下"抽芯法"输卵管切除术，并结扎其残端，术后进行体外受精-胚胎移植助孕治疗，效果良好。针对部分肥胖、不能耐受全麻、腹腔广泛粘连难以通过腹腔镜或开腹手术来处理积水的输卵管，近年出现一种新的手术方式：输卵管近端堵塞术，此术式为经宫腔镜下放置微型栓子栓塞病变输卵管间质部，阻断输卵管积水反流，因其操作简单，成功率高，恢复快，损伤小，无需全麻，无腹腔镜或开腹手术过程损伤肠管、血管的并发症，经报道后已经被广泛使用，但与输卵管结扎术类同，输卵管近端堵塞后可使积水潴留于输卵管腔内形成较大输卵管囊肿导致扭转，或因输卵管囊肿压迫同侧系膜血管导致卵巢血运受损，使后续行体外受精-胚胎移植时获卵数目减少等并发症，仅适用于具有经腹手术禁忌证的患者，我们通过宫腔镜电灼患侧输卵管开口，使其形成瘢痕阻止输卵管积液反流，亦取得了理想的临床效果，患侧输卵管开口附近黏膜因积水反流形成充血、水肿。

（石钦霞）

第三节 输卵管阻塞的治疗

输卵管是女性生殖系统的重要部位，具有拾卵、运送、提供卵裂时所需要的环境及将孕卵输送至子宫腔等功能，任何部位的阻塞均可对正常受孕造成影响而导致不孕的发生，近年来输卵管阻塞性不孕的发生率已高达30%～50%，且有逐年上升的趋势。为此，如何对输卵管阻塞进行准确有效的诊断及针对性治疗，是临床妇科医生面临的一个挑战。

【禁忌证与适应证】

1. 适应证

(1)经相关检查确诊为输卵管阻塞的患者(近端、间质部、中段及远端阻塞)。

(2)输卵管结扎术后的患者。

2. 禁忌证

(1)患有严重内、外科疾病，心肾功能不全，不能胜任妊娠与分娩者。

(2)严重的子宫内膜异位症。

(3)子宫角部严重闭塞者、结扎输卵管吻合再通术后再次阻塞及确诊为结核性输卵管阻塞者。

(4)年龄大于38岁、卵巢功能减退、女方染色体异常或丈夫精液检查严重异常的患者。

【治疗方法】

1. 方法

(1)输卵管吻合术(见本节第四节输卵管吻合术及输卵管宫角植入术)。

(2)输卵管宫角移植(见本节第四节输卵管吻合术及输卵管宫角植入术)。

(3)输卵管插管疏通术。输卵管插管疏通术是治疗输卵管近端阻塞最常用和有效的方法。在腹腔镜、宫腔镜或超声介入引导下,将带有导丝的细径导管插入输卵管腔,进行亚甲蓝通液及导丝疏通的操作,在临床已广泛应用。相对于放射介导、超声介导宫腔镜插管、输卵管镜插管,腹腔镜引导下宫腔镜输卵管插管疏通术(LHTC)是最常用的。LHTC 虽为侵入性操作,需要全身麻醉,但有以下优点:①能够提供输卵管远端的信息;②宫腔镜插管前的宫腔镜检查可以直接观察宫腔有无小肌瘤、息肉或黏液栓等阻塞了输卵管。

美国产 COOK 导丝是常用于宫腔镜下插管治疗输卵管阻塞的器械,其外套管有很强的扭控力,可以精准对向输卵管开口,操作时间短,因其表面有超滑性亲水涂层,前端柔软圆钝,通过反复轻柔地在管腔内推移,可机械性向前推进,粉碎管腔内的组织碎片,穿透固化的分泌物,通过较高的流体静压将阻塞物推进腹腔,对较重的粘连有好的效果。

腹腔镜引导下的宫腔镜输卵管插管疏通术的具体操作流程。

1)腹腔镜探查腹腔、盆腔、子宫和卵巢:腹腔镜下观察输卵管的结构及与周围组织的关系,检查并处理输卵管周围粘连,输卵管黏膜桥、输卵管副开口及输卵管憩室等微小病变。

2)宫腔镜检查:宫腔镜下观察宫腔形态、双侧输卵管开口及子宫内膜厚度、颜色。对于术前造影提示近端阻塞的患者,术中应特别注意阻塞侧输卵管开口有无粘连、输卵管碎屑、黏液栓、息肉等情况。

3)子宫输卵管通液:因子宫输卵管造影对诊断输卵管近端阻塞有很大的局限性,对于术前造影提示近端阻塞的患者,建议术中宫腔内放置子宫通液管行亚甲蓝通液再次评估输卵管通畅性。

4)宫腔镜下找准阻塞侧输卵管开口,在输卵管开口位置迅速准确地插入5.0F 导管并固定,退出充填管芯,推注稀释亚甲蓝液体,腹腔镜下观察输卵管膨胀部位,判断输卵管梗阻部位及通畅情况。若伞端未见亚甲蓝液体流出,助手将装有铂金导丝的3.0F 导管套入5.0F 导管内,在腹腔镜协助下缓慢向输卵管阻塞部位推送,若遇阻力,可往返多次推送铂金导丝,直至阻力消失，退出导丝后推注亚甲蓝液体，若腹腔镜直视下有亚甲蓝液体自伞端流出则疏通成功。

（4）输卵管伞端成形术和输卵管造口术。

2. 注意事项

（1）术前充分评估输卵管阻塞部位及类型。

（2）区别假性梗阻，排除由于输卵管开口处息肉、输卵管痉挛或黏液栓阻塞引起的输卵管阻塞。

（3）术中再次在腹腔镜监护下行亚甲蓝通液，根据输卵管通畅程度选择手术方式。

（4）宫腔镜下置管时应充分暴露输卵管开口，快速、准确插入输卵管导管并固定。

（5）术中证实为输卵管近端阻塞，导丝经间质部插入输卵管过程中动作要轻柔，需在腹腔镜监护下进行，腹腔镜操作者应配合宫腔镜操作者调整输卵管走行方向，避免穿孔。

【病例】

患者王××，48 岁，拟生育二胎，外院造影提示双侧输卵管阻塞，就诊于本中心，拟行宫腹腔镜手术，术前综合评估患者年龄、卵巢功能等情况，多次告知患者自然妊娠率极低，建议患者行体外助孕治疗，患者拒绝，有强烈的自然妊娠愿望。

本例手术体会如下。

（1）输卵管阻塞再通的成功率原则上取决于输卵管阻塞的类型及部位等情况，本例患者术前子宫输卵管造影提示双侧输卵管阻塞。术中用腹腔镜探查子宫及双附件，同时用亚甲蓝行子宫输卵管通液，准确判断输卵管阻塞类型及部位，严格把握输卵管疏通的适应证及禁忌证，选择合适的治疗方法本例患者腹腔镜探查左侧输卵管外观走向大致正常，伞端黏膜丰富，右侧输卵管伞端位于骶髂关节处，呈上举状态；宫腔镜检查右侧输卵管开口可见，左侧输卵管开口闭锁。腹腔镜下单极电钩打开骶髂关节处右侧输卵管伞端系膜组织，恢复输卵管大致正常解剖结构。术中行子宫输卵管通液示双侧输卵管自峡部至伞端均未见亚甲蓝稀释液流出，结合宫腔镜及术中通液情况，考虑输卵管间质部阻塞，故拟行宫腹腔镜联合 COOK 导丝介入术。

（2）右侧输卵管开口清晰，宫腔镜下对准右侧输卵管开口，快速准确地将充填管芯的 5.0F 导管插入输卵管开口处，退出导丝后推注稀释后亚甲蓝液体，腹腔镜下右侧输卵管伞端可见亚甲蓝液体顺利流出。

(3)左侧输卵管开口闭锁,宫腔镜下准确判断输卵管开口大致正常位置(一般位于宫角部位置较深处),置入充填管芯的5.0F导管,自目标输卵管开口处的左侧宫壁方向缓慢向右侧调整导管位置,寻找左侧输卵管开口并固定,退出导丝后推注稀释后亚甲蓝液体,腹腔镜下见左侧输卵管伞端可见亚甲蓝液体顺利流出。本例患者利用导管机械性分离并扩张输卵管开口,对于开口处有增生内膜遮挡、子宫内膜息肉及膜样粘连组织覆盖的患者,术中可用微型钳钳夹去除输卵管开口处增生、息肉及膜样粘连组织,并分离扩张输卵管开口,使输卵管开口充分暴露。

(4)本例患者仅在宫腔镜下5.0F导管插管通液后成功疏通,对于5.0F导管插管通液失败的患者需配合装有铂金导丝的3.0F导管。术中同样需要固定5.0F导管,置入装有铂金导丝的3.0F导管后,缓慢轻柔地向前推送导丝,直至阻力消失,推送导丝过程中腹腔镜手术操作者应严密观察导丝通过位置并协助调整方向。

(5)对于输卵管、卵巢周围粘连的患者,术毕可置入防粘连液预防粘连。

(石钦霞)

第四节 输卵管吻合术及输卵管宫角植入术

输卵管阻塞是女性不孕最常见的原因。随着微创外科的发展,腹腔镜下输卵管吻合术使得输卵管阻塞的患者有了自然受孕的可能性。根据阻塞的原因和部位不同,手术方式不同可行输卵管端端吻合或输卵管宫角植入术。腹腔镜下输卵管吻合术手术操作精细,对手术者要求较高,吻合成功率与手术技巧、结扎部位、结扎方式、有无输卵管周围粘连及保留输卵管的长度有关:吻合口严密对合,保持输卵管正常走行是手术成功的关键。

【适应证与禁忌证】

1. 适应证

(1)输卵管结扎术后的复通。

(2)输卵管妊娠保守手术后的复通。

(3)输卵管炎症后遗症输卵管节段性阻塞的复通。

(4)输卵管妊娠节段性切除可行一期或二期吻合。

(5)输卵管间质部阻塞、输卵管粘堵术后或输卵管阻塞导丝插管疏通失败的患者强烈要求疏通输卵管的患者，可行宫角植入术。

2. 禁忌证

(1)患有严重内、外科疾病，心肾功能不全，不能胜任妊娠与分娩者。

(2)严重的子宫内膜异位症、女性生殖器结核。

(3)年龄大于38岁，已出现更年期综合征症状，或经检查提示卵巢无排卵或卵巢功能早衰。

(4)年龄大于38岁、卵巢功能减退、女方染色体异常或者丈夫精液检查严重异常的患者，倾向于体外受精–胚胎移植助孕。

【治疗方法】

1. 输卵管峡部或壶腹部吻合

(1)游离输卵管，确定输卵管结扎或阻塞的部位。分离输卵管及卵巢周围粘连，明确输卵管结扎或阻塞部位，探查输卵管长度及输卵管伞端有无异常。

(2)输卵管近端和远端分别通液，修剪吻合口。宫腔内置管行亚甲蓝通液，判断输卵管是否通畅并确定输卵管盲端或阻塞的位置，提起盲端顶端输卵管管壁，切除输卵管结扎或阻塞处的瘢痕，见输卵管管腔及输卵管黏膜，并见亚甲蓝自输卵管近端管口流出。将硬膜外麻醉导管从戳卡放入腹腔，自输卵管伞向近端插入，注入亚甲蓝稀释液，见输卵管远端盲端顶端，切除输卵管结扎或阻塞处的瘢痕，见输卵管管腔及输卵管黏膜。如输卵管有节段性阻塞，可切除阻塞部分输卵管，再行输卵管吻合术。若发现近端输卵管阻塞，特别是间质部阻塞，可改为输卵管宫角植入术。

(3)吻合输卵管。将两断端切口拉近，根据近端输卵管管腔的大小，修剪输卵管远端的切口与近端输卵管管腔大小相当，并修剪开口见输卵管管腔及黏膜，用5–0的可吸收线吻合输卵管。先从6点钟处开始缝合，先从管腔外进针，从管腔内出针，另一端从管腔内进针，管腔外出针，缝线可作为以后缝合的进针的标志，但暂时不打结，留待最后打结，操作熟练者也可以先打结；其次缝合12点钟处，打结，再根据需要在3、9点钟处进行缝合。根据管腔的大小可缝合2～6针。

(4)再次通液判断吻合效果。再次从宫腔注入亚甲蓝稀释液，判断吻合效果，输卵管伞端可见亚甲蓝液体流出证明吻合成功。若吻合口漏液严重，酌情增加缝合。为避免瘢痕形成影响吻合效果，浆膜层可不予缝合，冲洗腹腔，必要时放置腹腔防粘连液后关腹。

2. 输卵管节段性切除术并输卵管吻合　输卵管节段性阻塞的患者，可将阻塞部位病灶节段性切除后，行输卵管吻合术。输卵管妊娠患者或者曾罹患输卵管妊娠的患者，因输卵管病变较为复杂，吻合后效果不佳，且再次发生异位妊娠的可能性较大，一般不主张行吻合修复输卵管手术。如果患者保留输卵管的意愿强烈，也可根据病灶部位、输卵管远端长度等，行输卵管吻合术。

(1)对于曾罹患输卵管妊娠的患者，修复输卵管前行腹腔镜下亚甲蓝通液，见输卵管节段性阻塞或结构破坏，切除阻塞部分输卵管，行输卵管吻合。具体操作如前述。

(2)输卵管峡部或壶腹部妊娠的患者，行输卵管异位病灶清除术有持续性宫外孕及输卵管积水的风险，可行输卵管节段性切除，同时吻合输卵管。术中应保证病灶清除干净，避免持续性宫外孕的风险。将麻醉导管自输卵管伞端插入，了解远端输卵管通畅程度。

3. 输卵管宫角植入

(1)明确输卵管阻塞部位。宫腔内置管通液示输卵管间质部阻塞。明确阻塞位置后剪开输卵管再次通液，见亚甲蓝液体自输卵管开口处流出。将腰麻塑料软质导管从戳卡操作孔放置入腹腔，从输卵管伞端开口将该导管插入向输卵管近端推送，遇到阻力后推注亚甲蓝液，确定输卵管阻塞的位置后剪开输卵管管腔，再次通液见亚甲蓝液体自输卵管开口处流出。

(2)修剪输卵管远端吻合口。剪开阻塞处输卵管，修剪输卵管见远端吻合口显露出管腔及正常的黏膜，行通液见亚甲蓝自输卵管远端管口流出，分离输卵管浆膜，游离一段长 1 cm 的输卵管，有待于将输卵管与宫腔新开口吻合。如输卵管有节段性阻塞，可切除阻塞部分输卵管，修剪吻合口见输卵管管腔及黏膜。

(3)明确宫角部吻合口。宫腔镜下寻找输卵管开口处，见输卵管开口者，宫腔镜下自镜鞘出水口通液，见亚甲蓝流出的作为吻合指示点。若未见输卵管开口，宫腔镜镜下放置 COOK 导丝，从宫角穿出作为宫角部吻合指示点，以剪刀于同侧宫角处做一切口至宫腔。

(4)行输卵管宫角部移植缝合。用 5-0 可吸收线缝合输卵管吻合口通过宫角新开口伸入宫腔，可在 6 点、12 点各缝一针，使输卵管与宫角新开口吻合，从而使输卵管与宫腔相通。宫角新开口肌层用 3-0 可吸收线间断缝合充分止血，最后用 3-0 可吸收线间断缝合输卵管与子宫的浆肌层，并将输卵管根部固定子宫浆膜层上。

(5)术后随访。术后第 1 次月经干净后 3～7 d 行子宫输卵管造影，了解输卵管通畅度，并术后随访患者 1～2 年内再次妊娠情况。

【病例】

曹某，女，39岁，因“输卵管结扎术后及剖宫产术后9年要求行输卵管复通术入院，行子宫输卵管造影显示宫腔形态正常，双侧输卵管近端阻塞”。腹腔镜下见子宫前壁与腹部腹膜致密粘连，左侧输卵管与卵巢致密粘连，分离粘连恢复子宫及输卵管正常解剖位置，探查输卵管结扎部分及输卵管长度可行吻合术。

本例手术体会如下。

(1)该患者子宫致密粘连于腹腔前壁，左侧输卵管与卵巢粘连，术中要松解粘连，恢复子宫及输卵管的正常解剖位置，探查输卵管伞端黏膜正常。有效处理盆腔其他病变，如粘连、子宫内膜异位症、囊肿等，尽最大限度解除影响卵巢排卵障碍的因素以恢复输卵管伞的功能。

(2)吻合前应对吻合近端及远端分别通液，患者术中行亚甲蓝通液，右侧输卵管远端通液时，未见亚甲蓝液体流出，约有1.5 cm的输卵管未见亚甲蓝充盈，剪除阻塞部分输卵管，再次行输卵管通液可见亚甲蓝液体自断端流出。术中阻塞部位的近端、远端分别通液是非常有必要的。

(3)缝合输卵管吻合口时要进行通液，明确看到输卵管管腔及输卵管黏膜后再进行吻合。缝针自一端的浆膜层进针，黏膜层出针；从另一断端的黏膜层进针，浆膜层出针，将线结打在管腔外，打结松紧一致避免吻合口扭曲。

(4)根据吻合口大小可缝2~6针，吻合完毕后行通液术，吻合口如有漏液可加缝数针，输卵管伞端可见亚甲蓝液体流出，提示吻合成功。

(5)术后1~2个月可复查子宫输卵管造影，了解输卵管通畅程度，可监测排卵指导同房受孕。术后输卵管阻塞，或监测排卵3~6个月未孕的患者可行辅助生殖技术助孕治疗。

术后随访：输卵管吻合术后2个月患者自然妊娠，妊娠5个月因“胎儿畸形”行引产术。

（石钦霞）

第五节　输卵管微小病变的腔镜治疗

输卵管微小病变为输卵管解剖的细微变化，如输卵管憩室、输卵管伞端粘连、输卵管副伞、输卵管系膜囊肿及输卵管扭曲等，主要通过干扰输卵管的正常蠕动或捡拾卵子而影响正常受孕。输卵管微小病变一般不改变输卵管管腔通畅程度，通过常规输卵管通液或输卵管造影检查很难对其进行诊断。腹腔镜下行亚甲蓝通液，有助于发现输卵管微小病变并进行手术治疗。输卵管微小病变包括以下几种。

（1）输卵管系膜囊肿或泡状附件，可能使输卵管扭曲、管腔改变或影响输卵管的蠕动。

（2）输卵管黏膜桥，为输卵管伞口存在一个或多个粘连带形成的黏膜桥，影响捡卵。

（3）输卵管副开口，在距离输卵管伞末端一定距离处存在异位的输卵管开口，导致输卵管伞端捡到卵子自副开口逃逸。

（4）输卵管副伞，指附着于正常的输卵管外，比正常的输卵管小且可能伴有远端伞的结构。

（5）输卵管憩室为输卵管壶腹部或邻近输卵管伞部的输卵管肌层缺损，仅为浆膜层呈薄壁小囊，输卵管常发生舒张协调障碍，进而影响输卵管对卵子的推送。

（6）输卵管扭曲，输卵管发育异常或炎症等导致输卵管肌膜层挛缩或粘连，导致输卵管管腔扭曲，影响卵子的运输。

（7）子宫内膜异位症早期病变，表现为腹膜缺损、腹膜透明或红色的水泡、紫蓝色病灶、子宫内膜异位结节等。腹腔液体中细胞因子会影响输卵管的蠕动，导致精卵结合障碍。

【适应证与禁忌证】

1. 适应证

（1）原因不明的不孕症患者。

（2）子宫内膜异位症的患者。

（3）输卵管粘连及输卵管阻塞的要求输卵管疏通的患者。

（4）要求自然受孕的患者。

2. 禁忌证

（1）盆腹腔严重粘连，影响人工气腹的形成和腹腔镜置入者。

（2）全身并发症不能耐受腹腔镜手术者。

（3）年龄大于 38 岁、卵巢功能减退、女方染色体异常或丈夫精液检查严重异常的患者。

【治疗方法】

1. 输卵管憩室、输卵管副开口 输卵管憩室在子宫输卵管造影片上可显示为囊袋状膨出,需与输卵管积水、输卵管扭曲等进行鉴别。输卵管副开口在子宫输卵管造影片中可无特殊表现。腹腔镜下行亚甲蓝通液时,要注意观察输卵管浆膜层有无膨出的憩室,伞端有无副开口。输卵管憩室及输卵管副开口处理方法有两种。

(1)荷包缝合切除法:于输卵管副开口或输卵管憩室的基底部用5-0可吸收线荷包缝合浆肌层,抽紧后打结并剪除副开口处管腔黏膜或浆膜,电凝创面。

(2)连接副开口伞端整形法:输卵管副开口或输卵管憩室接近伞端小于0.5 cm时,则沿输卵管伞端打开直至副开口部分,将两个伞端合并成为1个,5-0可吸收线外翻缝合输卵管伞瓣,行输卵管整形术。

2. 输卵管黏膜桥　单极电钩探查输卵管伞端黏膜情况,发现条带状的输卵管黏膜桥,可用手术钳撑开黏膜桥,用单极电钩自输卵管黏膜桥最薄弱处切开,使输卵管伞端黏膜充分外展,有利于输卵管捡拾卵子。切开黏膜出血时,应轻轻电凝止血,避免影响黏膜形态。输卵管黏膜呈多房性粘连或无明显管腔的患者,不宜保留输卵管。

3. 输卵管副伞　附着于正常的输卵管外,比正常的输卵管小且可能伴有远端伞的结构,可能影响到输卵管的蠕动及拾卵。推测其可能影响受孕的原因为:卵子在输卵管的运输被延迟;附属输卵管为盲端而延迟;卵子从输卵管开口被运送至附属伞开口后流出;孕卵不能被输卵管正常的运送至子宫。对没有管腔的输卵管副伞,可提起输卵管副伞,用单极电钩自根蒂部切除。对有管腔的输卵管副伞,可用5-0的可吸收线自根蒂部荷包缝合并切除多余的黏膜组织,行输卵管整形术。

4. 子宫内膜异位症微小病变　可以表现为腹膜缺损、腹膜透明或红色的水泡、紫蓝色病灶、子宫内膜异位结节等。患者可伴有或不伴有痛经等临床症状,血CA125检查可在正常范围内,少数患者轻度升高。腹腔镜下应仔细探查病变尤其是子宫前后方、骶韧带内外侧、双侧阔韧带等子宫内膜异位症多发部位。输卵管副开口及输卵管憩室也可能是腹膜子宫内膜异位症的一种表现。探查发现异位病灶尽量予以切除,不宜切除的部位可以电凝。腹膜缺损的子宫内膜异位病灶,可在腹腔镜下提起病灶以单极电钩切除,电凝病灶边缘,尤其是腹膜缺损多层凹陷,可能存在子宫内膜腺体组织,造成腹膜缺损及破坏,腹腔液中炎性因子发生改变,从而导致不孕。腹膜缺损子宫内膜异位病灶应与输卵管积水相鉴别。

5. 输卵管系膜囊肿(卵巢冠囊月中)或泡状附件　可能会影响到输卵管

的蠕动及拾卵功能。带蒂的泡状附件可直接予以切除。系膜囊肿较大或不带蒂,可用单极电钩予以剥除,如果剥离面大,可用5-0的可吸收线缝合浆膜层,给予腹膜化。输卵管系膜囊肿超声检查见卵巢外规则低回声,内透声好,应与输卵管积水的超声影像鉴别。

6. 输卵管扭曲　慢性输卵管炎、盆腔炎性疾病后遗症及输卵管发育异常可引起输卵管浆膜挛缩,致使输卵管走行失常、成角,严重时引起输卵管梗阻,不仅降低输卵管的蠕动功能,还影响了输卵管液的流动,从而引起不孕。对输卵管扭曲性不孕患者,采用腹腔镜手术治疗可获得较满意的结果。单极电钩打开扭曲处浆膜层,松解扭曲。术毕彻底冲洗盆腔,将防粘连液涂抹于分离粘连的浆膜处,防止输卵管再次粘连扭曲。

【注意事项】

(1)腹腔镜下全面探查盆腔、直肠子宫陷凹、双侧骶韧带、卵巢后方等子宫内膜异位病灶的好发部位,子宫内膜异位病灶微小病变可为红色病灶、腹膜缺损病灶、水泡状病灶、子宫内膜异位结节及紫蓝色病灶,术中尽量切除病灶,并电凝切缘,止血并减少复发。

(2)腹腔镜术中行亚甲蓝通液有助于发现输卵管微小病变如输卵管副开口、输卵管憩室及输卵管扭曲等,亚甲蓝流出时有助于辨别输卵管开口。同一患者可以同时有多种微小病变,术中应一并解决。

(3)输卵管微小病变子宫输卵管造影不易发现,不影响输卵管的通畅程度,但可能影响受孕。术中需经验丰富的医生仔细探查,及时发现并处理微小病变。输卵管微小病变可能为先天发育的问题,也有学者认为与子宫内膜异位症有关,认为输卵管憩室、输卵管副开口是子宫内膜异位症在输卵管的表现,为同一疾病的不同阶段。

【手术体会】

(1)输卵管憩室术前输卵管造影图片不典型,需要与子宫内膜异位症、输卵管积水等进行鉴别,术中探查时输卵管憩室并不明显,术中需行亚甲蓝通液才能进一步诊断。

(2)输卵管憩室有可能发生于单侧输卵管,也有可能发生于双侧输卵管,与先天性发育、子宫内膜异位症可能有一定的关系,是患者不孕的原因之一。

(3)子宫内膜异位症微小病变:子宫内膜异位症微小病变可无典型痛经症状,CA125可在正常范围内,根据笔者科室的经验,CA125>17 U/mL的患者,子宫内膜异位症微小病变的发生率较高,但是CA125的水平与疾病严重程度无相关性。

(4)腹膜缺损子宫内膜异位症的患者，部分患者异位病灶侵袭腹膜导致卵巢窝处腹膜凹陷，子宫输卵管造影时造影剂堆积在卵巢窝内，造影片显示造影剂在盆腔及输卵管远端弥散堆积，造成类似输卵管积水的影像学改变，应注意与输卵管积水相鉴别。

(石钦霞)

第六节　异位妊娠的微创手术治疗

异位妊娠因异位病灶种植部位不同，处理方法不一，辅助检查尽量明确胚胎种植部位，血 hCG 水平，患者生命体征是否平稳及有无内出血等因素综合考虑行保守治疗或手术治疗。对于选择手术治疗的患者，手术治疗方式取决于患者的生育意愿、妊娠部位、孕囊大小、血流动力学、病灶是否破裂、对侧输卵管情况、是否有原发病灶及有无并发症等。腹腔镜微创手术治疗异位妊娠具有微创、疗效可靠、病程短的优点，术前谈话应充分告知患者各种手术方式的利弊，保留输卵管手术术后可能发生持续性宫外孕，再次宫外孕及输卵管积水等近、远期并发症。

【禁忌证与适应证】

1. 适应证

(1)腹腔内出血不宜保守治疗的患者。

(2)异位妊娠可见胎心搏动的患者。

(3)经保守治疗失败的患者。

(4)输卵管妊娠包块大、破口大、出血多、无法保留输卵管、多次输卵管妊娠及输卵管伞端形态异常的患者。

(5)输卵管壶腹部或伞部妊娠未破裂的患者；虽然破裂但破口较小但要求保留输卵管的患者。

2. 禁忌证

(1)生命体征不稳定，短时间内不能行腹腔镜手术的患者。

(2)腹腔粘连严重，影响人工气腹形成及腹腔镜置入的患者。

(3)全身并发症无法耐受腹腔镜手术的患者。

(4)腹腔大量出血或患者血流动力学欠稳定为相对禁忌证。

【治疗方法】

1. 输卵管切除

(1)提起患侧输卵管,暴露输卵管系膜,用单极或双极电凝贴近输卵管根部边凝边切断输卵管系膜,在输卵管近端超过妊娠部位 1 cm 处切断输卵管,以免绒毛残留。

(2)可用 7 号丝线缝扎输卵管残端近宫角部 2 周,以降低再次妊娠时发生腹腔妊娠的可能性。

2. 输卵管妊娠病灶清除

(1)将垂体后叶激素用生理盐水 1∶50 稀释,术中以穿刺针注射至妊娠部位的输卵管系膜及妊娠组织的剥离面,以减少术中出血。

(2)用单极电钩沿输卵管长轴在孕囊表面电凝做一凝固带,切开输卵管妊娠囊壁。

(3)用吸引器水分离输卵管壁及异位妊娠囊壁,剥除妊娠组织。

(4)电凝输卵管切缘和剥离面出血点。需要注意的是避免过度电凝,以减少对输卵管功能的影响。

(5)以 5-0 的可吸收线分别缝合输卵管管壁及浆膜层。

3. 卵巢妊娠的手术方法

(1)腹腔镜下探查双侧输卵管完整、无破裂口,卵巢和胚囊以卵巢固有韧带与子宫相连,胚囊壁上有卵巢组织,可诊断为卵巢妊娠。

(2)将 3-0 的可吸收缝线及标本袋置入腹腔内备用。

(3)单极或剪刀行卵巢异位妊娠病灶切除术或卵巢楔形切除术,以 3-0 的可吸收线缝合卵巢剥离面,修复卵巢并止血。

4. 输卵管间质部或子宫角部异位妊娠手术方法 输卵管间质部妊娠指异位妊娠病灶位于输卵管间质部,腹腔镜可见病灶位于圆韧带的外侧,超声提示子宫腔内无孕囊,孕囊不与宫腔相通,孕囊周围可见菲薄的子宫肌层,如间质部妊娠病灶已破裂周围有凝血块,超声图像不典型,术前充分评估病情,术中应做好应对策略。子宫角妊娠指孕囊种植于子宫腔的角部,超声下子宫冠状面扫描提示一侧宫角部膨隆,孕囊与宫腔相通,腹腔镜可见病灶位于圆韧带的内侧。

(1)在妊娠囊周围的子宫肌层注射 1∶50 的垂体后叶激素稀释液。

(2)用 1 号可吸收线在孕囊周围荷包缝合以减少术中出血。

(3)以单极或双极电凝切开妊娠囊,水分离剥除妊娠囊及附属组织。

(4)单极或双极电凝止血,以 1 号可吸收线缝合修复子宫。

(5)可在切口妊娠种植部位的子宫肌壁间注射 MTX 辅助治疗。

5.异位妊娠合并宫内妊娠的治疗方法 随着辅助生殖技术的发展,越来越多的不孕患者接受体外受精-胚胎移植的治疗,宫内外同时妊娠的发生率明显增加。异位妊娠患者也应注意对侧有无异位妊娠,注意宫内外同时妊娠及双侧异位妊娠的可能性,避免漏诊。

(1)术中适当降低 CO_2 的压力,可维持在 10 mmHg 左右。

(2)吸净积血,探查病变。有盆腔粘连者,分离粘连以暴露病灶为目的,尽量少触动子宫,尽快结束手术,减少操作及麻醉对胎儿的不良影响。

(3)避免电流通过患者,少用或尽量不用单极,可用双极或超声刀进行操作,减少烟雾对胎儿的不良影响。

(4)因宫内胎儿的影响,监测血 hCG 无法判断术后异位病灶的清除情况,建议行病灶切除术或输卵管切除术。

(5)术后应卧床休息,给予黄体支持保胎治疗。

【手术体会】

(1)异位妊娠病灶部位不同,处理方法不一,术前尽量明确胚胎种植部位,根据患者病情、病灶位置及患者要求等因素综合考虑治疗方法及手术方式。

(2)术中应探查双侧输卵管、卵巢的情况,排除双侧异位妊娠及多部位异位妊娠,并及时处理影响下次妊娠的病变,如输卵管积水等疾病。

(3)行异位妊娠病灶清除术的患者,术后应检测血 hCG 的水平,直至正常,排除持续性宫外孕的可能性。

(4)宫角部及肌壁间妊娠等持续性宫外孕的风险较高,术中可局部注射 1 ~2 mL 氨甲蝶呤(MTX)(含 MTX 50 mg)。

(5)异位妊娠患者术后再次异位妊娠的发病率较高,即使行双侧输卵管切除后的患者,仍有输卵管残端妊娠、输卵管间质部妊娠及腹腔妊娠的可能性。

(6)宫内妊娠合并宫外孕的患者,术中应降低腹腔气腹压力,操作轻柔,避免过度刺激子宫。少用或不用单极操作,可使用双极及超声刀,避免电流回路影响胎儿。

(石钦霞)

第七节 卵巢储备减退和(或)高龄患者辅助生殖技术的微刺激方案

一、微刺激方案 IVF 的条件

为了对卵巢储备功能减退(DOR)和(或)高龄生育(ARA)的妇女实施微刺激/温和刺激体外受精(IVF)促排方案,一支合适的专业队伍是不可或缺的。除医生外,了解这一过程的 IVF 实验室专业人员、护理、前台和财务咨询团队等都是有效且顺利施行微刺激/温和刺激 IVF 促排周期的重要组成要素。微刺激方案看似简单,但其需要比传统的 IVF 促排方案更频繁更密切地监测。这就需要医生对生殖内分泌有深刻了解,并由此做出决策。因此,生殖医生可能需要额外培训后才能在 DOR 和(或)ARA 的妇女中实施这一方案。在卵巢低反应(POR)或有 DOR 和 ARA 的妇女中,个性化用药是微/温和刺激方案的突出特点。即使是卵巢储备和年龄相匹配的患者,在其重复周期中都会表现出不同的反应性。因此,在这一过程中需要医生做出大量的针对性用药调整,而患者也应该对方案的频繁调整做好准备。

医生、护士和实验室人员应该明确,为了得到多个冷冻胚胎,一般对该类患者建议施行多个累积的促排卵周期。因此,生殖治疗团队中的每一个人都应该了解每个患者或夫妇的时间安排,并由此制订合理的诊疗计划。例如,为患者的一个特定周期提供了一份治疗时间表,用以说明每日用药的时间安排,团队应确保患者在周期启动后遵从生殖门诊的医嘱,促排开始3 d后,进行基础超声检查和血清雌二醇,黄体生成素(LH)和孕酮(P)检测。患者用药宣教对于患者在晚间或需要时的正确用药也非常重要。例如,如何在需要时使用半剂量的促性腺激素释放激素(GnRH)拮抗药等。有时我们可能会给患者准备好 GnRH 拮抗药以备不时之需,因为一旦获得 E_2 和 LH 数据(常在清晨或下午早些时候),就可能需要给药,而非典型的夜间给药。

多周期微刺激方案中的密切监测,需要医生团队和实验室及护理人员在周末和节假日工作。因此,在此类日期应保证人员的合理配备。

胚胎实验室是重中之重。质控最重要的目的是进行环境控制,保证空气质量;掌握质控参数,密切观察受精率、胚胎发育率、妊娠率和生化妊娠率,以便进行快速干预。另外,胚胎学专家在以往培训中一般是同时处理

IVF 患者的多个卵子,因此,就卵母细胞的数量而言,胚胎学专家会希望获得更多的操作空间,在接下来的章节中讨论的方案通常只会获得 0 ~ 4 个不等的卵母细胞,某些患者甚至每次只能获取一个卵母细胞。因此,对于这类患者的卵母细胞和胚胎操作,胚胎学专家的心理预期和工作热情十分重要。一旦找到卵子,我们的团队都会将这些患者的每个卵母细胞都视为她们珍贵而唯一的卵母细胞。

微刺激/温和刺激方案需要为未来的冻融胚胎移植(FET)累积冷冻胚胎。冷冻胚胎移植和新鲜移植的结果可能完全不同。对 DOR 和(或)ARA 患者进行微刺激/温和刺激后,不能确保其子宫内膜的容受性是否适合移植。因此,对 DOR 和(或)ARA 患者实施这种刺激方案需要成熟的胚胎冷冻和 FET 方案。

二、周期预处理的注意事项

如前所述,我们认为的微刺激是,联合使用芳香化酶抑制剂或枸橼酸氯米芬等口服制剂,在周期第 5 天开始使用 150 U 促性腺激素(Gn),每隔 1 d 给药 1 次。此外,所有其他相当于 150 U/dGn 的等量替代品都被认为是温和刺激。

即使是温和刺激,对 DOR 的患者也需要个性化处理。对于此类患者,我们的目的应该是在开始促排用药前尽可能保证卵泡发育的同步性。使用口服避孕药(OCP)进行周期预处理可能不是很合适,因其对 LH 的抑制可能较为深远,并且随着 OCP 时间延长,这种影响会更长久。众所周知,在常规 GnRH 拮抗药 IVF 方案中,OCP 预处理与较长的刺激持续时间和较高的 Gn 剂量需求相关。持续使用 OCP 超过 5 周会降低 AMH 水平,这反映了卵泡发育的停滞。同样,在存在下丘脑功能障碍的情况下,对枸橼酸氯米芬或芳香化酶抑制剂等 Gn 的反应性会减弱,微刺激方案的效果可能不会很好。

在促排周期前使用雌二醇(特别是在黄体期)对 POR 患者有益。卵巢储备功能减退及早期卵泡的不同步和卵泡期短伴过早排卵有关。黄体期应用雌二醇可降低周期间的卵泡刺激素(FSH)增加,进而使卵泡发育同步化。雌二醇还可以提高卵泡颗粒细胞对 FSH 的敏感性,从而降低下一周期启动时的 FSH 水平,避免过早和多卵泡选择,并确保在促排期间卵泡生长更慢、更同步。这我们可以获得更具有受精潜能和发育潜能的卵母细胞。

因此,在启动微刺激前一周期的黄体期,我们给患者口服 4 mg/d 的微粒化 17β-雌二醇。Fanchin 等的研究表明,在 DOR 患者中很难严格地在周期的第20天开始使用雌二醇。尤其是多40岁的严重DOR和ARA患者，其卵泡期会很短，而黄体期也不如正常周期的那样长。因此，对于这类患者，我们在月经周期的第10、11天即开始监测血清孕酮。并根据此次检测结果来确定何时进行血清孕酮的下一次检查，直到血清孕酮刚好达到或超过3 μg/L时，给患者口服4 mg/d的微粒化雌二醇。患者在下次月经期的第1天联系医生。然后，患者被安排进行基线超声检查，并且在患者的第一个微刺激周期内的基线超声检查当天，建议至少进行一次血液检查，以了解该患者对黄体期雌二醇干预的反应性，通常评估血清E_2、LH和P水平。一般来说，如果血清E_2在150 ng/L左右，卵泡发育的同步性是最有保证的当E_2水平低于100 ng/L时，能会发生过早的卵泡选择和卵泡发育不同步。因此，为了规划下一个治疗周期，可以调整患者的口服雌二醇剂量，以在基础超声检查当天达到所需的血清E_2水平。患者血清E_2水平的变化可能是药物的批次改变，以及不同形式雌二醇的肝代谢程度不同所致，也可能与体重有关。因此黄体期对患者的个性化处理是微刺激方案准备中的基本要素。

一项来自日本的研究也对血清E_2和FSH水平之间的关系进行了类似观察。他们在自然周期中的观察发现，自然周期第3天的平均FSH水平为(10.5±2.1) U/L，而平均血清E_2水平为(69±14) ng/L，当E_2水平高于140 ng/L时，平均FSH水平下降到8 U/L以下，并在LH峰前进一步降低到6 U/L。而对于最终发育为优势卵泡的窦卵泡，其发育可能需要8 U/L及以上的FSH水平，低于此水平时，其他生长卵泡可能发生凋亡或不再出现新的生长卵泡。这与我们的观察是相似的，即血清E_2水平维持在150 ng/L左右，窦卵泡生长的同步性通常可以得到保证。

黄体期雌二醇预处理时，LH水平低于2 U/L的情况非常罕见。口服雌二醇的患者在月经周期的第2天或第3天进行的基线检查中，其LH水平甚至可以高于5 U/L。这是因为缓慢升高的雌二醇会作用于下丘脑和垂体，有助于促进LH的合成和分泌。在周期开始时避免LH过低是必要的，其可以确保下丘脑对药物(如枸橼酸氯米芬或来曲唑)的反应性。

由于微刺激方案需要多个周期累积冷冻胚胎，因此，对于希望在取卵后立即开始下一个微刺激周期的妇女可在取卵后3~4 d开始口服雌二醇，为下一个微刺激IVF周期做准备。

在一些特殊情况下，患者在黄体期雌二醇预处理后启动治疗的时间需要推迟。有些患者可能因工作、家庭事件和旅行等占用了时间，但仍然希望不要推迟到下一个周期。又或者IVF实验室因1~2 d的短期维护或实验室工作人员休假需要短期关闭实验室。此外,可能由于种种原因,一些中心更愿意在1个月的某几周内对IVF周期进行批量化处理在这些情况下,可能需要延长雌激素预处理时间,对OCP没有禁忌的患者,雌二醇-OCP-雌二醇序贯给药可能是预后较好的选择。OCP可同时抑制FSH和LH水平。与OCP使用超过5周的情况不同,短期(约2周)使用OCP不会完全阻止卵泡发育。但需要再次强调的是,即使短期使用OCP,仍可以观察到不同个体对于OCP对LH抑制的敏感性和持续性是有差异的因此,可以在月经来潮时停服雌二醇,并在同一天晚上开始每日口服OCP。在每日口服OCP后,在微刺激周期即将启动时停用OCP,并根据患者情况给予口服雌二醇。在OCP-雌二醇转换至少4 d后,使用经阴道超声检查和E_2、LH检测确定患者基线情况,确保LH不低于2 U/L,E_2水平约为150 ng/L如果窦卵泡计数和卵泡发育同步性满意,则停用雌二醇,并且尽早(停用雌二醇3 d内)启动微刺激周期。

三、使用枸橼酸氯米芬启动微刺激

枸橼酸氯米芬(CC)于1967年被美国食品和药物管理局批准,用于治疗女性排卵功能障碍。氯米芬已成为一种应用非常广泛的生育药物,其适用证不仅限于慢性无排卵。该化合物是一种非甾体三苯乙烯二苯乙烯衍生物。

氯米芬是一种选择性雌激素受体调节药(SERM),对雌激素受体同时具有激动和拮抗作用。它是一种外消旋混合物,由62%的恩氯米芬(顺式)和38%的珠氯米芬(反式)组成,前者被认为是比珠氯米芬更有效的同分异构体,其半衰期(约24 h)比珠氯米芬短得多。虽然珠氯米芬的效力较低,但单次给药后可能需要数周才能从体内消除,而珠氯米芬在累积周期的连续使用中不会产生临床上的不良影响。

单独使用氯米芬诱导排卵可能会出现延迟排卵或卵泡未破裂黄素化,这与在下丘脑水平上持续存在的雌激素受体拮抗作用有关。这一问题可通过使用人绒毛膜促性腺激素(hCG)或GnRH激动药来触发排卵,诱导卵母细胞最终成熟来缓解对于因多囊卵巢综合征(PCOS)而持续性无排卵妇女,如果不是如常规用药将连续用药时间限制在5 d,而是每日都使用氯米芬作为促排用药。则会使下丘脑雌激素敏感性降低,可能导致LH波峰延迟,卵巢在内源性FSH作用下将有多卵泡的继续生长。

在一项研究中,以100 mg/d剂量持续使用氯米芬15 d,可致持续性的LH水平增加,LH峰消失随着LH水平的持续升高,一些卵泡可能会黄体化而无排卵。另外,连续以 100 mg/d 使用氯米芬 5 d,LH 水平正常,随后也可出现 LH 峰。这意味着,恩氯米芬诱导的适当 LH 峰的发生需要一定的停药期以代谢药物实际上,这种氯米芬对 LH 的影响可以在 DOR 和(或)ARA 妇女的 IVF 微刺激方案中得到利用。

与许多传统的 IVF 刺激方案相反,氯米芬的使用要求完整的下丘脑-垂体功能,而不需要依赖 GnRH 激动药或 GnRH 拮抗药对下丘脑的抑制性作用因此,在传统刺激方案中,内源性 FSH 和 LH 的生理作用往往忽略不计,而依赖重组 FSH、高纯度的人绝经期促性腺激素(HMG)和低剂量 hCG 支持 LH 活性,尤其是在重组 LH 还未上市的美国,因此,往往需要更高剂量的 Gn。在这方面,在微刺激方案中氯米芬的持续使用可以对卵泡产生更多生理性刺激,降低对商业性 Gn 产品的依赖性。在 Gn 的使用上,我们也更倾向使用高纯度的 HMG 交替给药,而非使用重组产品。

对 DOR 和(或)ARA 患者开展的微刺激方案中,可以用氯米芬以 100 mg/d 启动,不同于在卵巢储备正常/高的妇女中使用微刺激方案治疗时的应用 50 mg/d 低剂量给药。我们对 DOR 和(或)ARA 患者使用高剂量的理由是,氯米芬在正常/高卵巢储备患者与 DOR 和(或)ARA 患者中对 LH 影响有明显差异。一般来说,在正常或高卵巢储备的妇女中,刺激期间不能有升高的 LH 水平。然而,DOR 和(或)ARA 患者的情况正好相反,她们的 LH 一旦受到显著抑制,将产生负面影响。因此,对于反应性正常的患者,低 LH 水平会被很好地耐受,甚至可以获得更好的妊娠结局。但对于预期 POR 的妇女,采用的许多传统的 IVF 刺激方案(如激动药短方案或微量激动药方案)就是为了防止 LH 的过度抑制;有些甚至给予适当的 LH 支持,以利于 DOR 和(或)ARA 的妇女治疗结局。

四、促性腺激素联合治疗

我们选择的 Gn 是高纯人绝经期促性腺激素(hp-HMG)。每瓶 hp-HMG 含有 75 U 的 FSH 和 75 U 的 LH,并添加一些 hCG 以支持 LH 活性,每瓶 hp-HMG(75 U)中含有约 10 U 的 hCG。使用氯米芬 4 d 后,于促排第 5 天开始注射 hp-HMG,隔天 1 次,直到卵母细胞最终成熟的扳机口。已有的经验表明,当用 GnRH 拮抗药来防止 LH 峰过早出现时,适当给予 hCG 有利于确保提供足够的 LH 活性支持。即使使用半量的 GnRH 拮抗药,在某些患者中也能观察到明显的 LH 抑制,这可能导致 E_2 水平的升高受阻和卵泡生长的减慢理论上,这些不利的影响可以通过添加 hp-HMG 而非重组

FSH 得到至少部分的消除。在传统的 IVF 促排方案中，人们也发现在重组 FSH 中加入 hCG 有助于获得高质量的胚胎。

五、预防过早黄素化

对于 DOR 和(或)ARA 的患者，保持内源性 LH 水平在最佳水平非常重要。下一节将更具体地讨论如何进行 LH 的控制。GnRH 拮抗药主要用于预防微刺激 IVF 周期中 LH 峰。GnRH 拮抗药可以迅速可逆地抑制 LHC 而由于 LH 半衰期很短，仅数分钟，所以注射 GnRH 拮抗药后很快就能检测到 LH 水平的下降。因此，只要密切监测血清 LH 水平，GnRH 拮抗药可以在任何所需时间使用。IVF 促排方案中使用的一种拮抗药(醋酸加尼瑞克)的初始剂量确定试验表明，随着每日使用拮抗药的剂量增加，LH 被更强地抑制，胚胎植入率会更低。与其他高剂量方案(0.5 mg、1.0 mg、2.0 mg)相比，从促排第 7 天开始以固定剂量 0.25 mg/d 皮下注射可获得最佳的 IVF 结局，GnRH 拮抗药的更高剂量方案可能不利于 IVF 结局，GnRH 拮抗药有可能在颗粒细胞水平上对卵巢有直接影响。

综合上述信息，我们最早在促排的第 4 天开始监测 E_2 和 LH 水平，以评估何时需要使用 GnRH 拮抗药来防止过早的 LH 峰。枸橼酸氯米芬通常会在 DOR 和(或)ARA 患者中引起 LH 的一过性升高，但除非 LH 水平接近或高于 10 U/L，而 E_2 水平接近或高于 200 ng/L，否则不需要使用 GnRH 拮抗药。当需要使用 GnRH 拮抗药时，通常以每日建议剂量的 1/2 为佳。由于每瓶的醋酸西曲瑞克 0.25 mg 可以半剂量使用，而不会浪费，因此我们更喜欢醋酸西曲瑞克。在美国，醋酸加尼瑞克是以预填充固定针注射器销售的，因此，另一半未被使用的药物一定会被浪费，而这将增加患者治疗周期的成本。

六、扳机

当 E_2 水平达到或超过 250 ng/L，LH 水平维持在 2～10 U/L，并根据需要适当给予半剂量的西曲瑞克后，需要密切监测 E_2 水平的变化，其反映了卵泡生长的变动。当卵泡平均直径在 16～20 mm 时，并依据患者本身因素，参考近期行 IVF 促排周期的其他患者的情况，就可以考虑扳机了。但在严重 DOR 和 40 岁以上的 DOR 病例中，扳机后不久可能会发生自发性的卵泡早排。对此类患者，若优势卵泡的直径大于 18～19 mm，可以考虑在扳机后一天使用非甾体抗炎药，具体将在另一章中讨论。

我们通常通过卵泡大小决定如何扳机，这一过程也需要对患者个性化处理。对于>43 岁的 ARA 妇女，应选择其优势卵泡大小在 16～18 mm 时进行扳机，以尽量减少颗粒细胞过早黄素化。当高龄患者的血清 FSH 过高，将导致年龄相关的颗粒细胞增殖异常。颗粒细胞黄素化可能是颗粒细胞增殖停滞、即将凋亡的反映。这种现象可能与因卵母细胞和胚胎质量差导致的妊娠率降低密切相关。尽管为了避免高水平的 FSH 而通常行微刺激方案，但如果发现内源性 FSH 过高，则应该考虑采用其他温和刺激的方法；如果观察到 E_2 快速升高，伴孕酮水平轻度升高，同时 LH 水平正常（<10 U/L），且没有其他生长卵泡小于 16 mm，我们便可以考虑优势卵泡在 16～18 mm 之间进行扳机。否则，我们仍然可以在优势卵泡在 19～20 mm 时进行扳机我们同时记录了该患者的卵母细胞获取数量及其相应的卵泡大小，为随后的微刺激周期中的扳机时间点做参考。

扳机药物可以考虑 GnRH 激动药和（或）hCG。通常在取卵后不久进行的黄体期温和刺激时，我们才考虑仅使用 GnRH 激动药进行扳机，即皮下注射 2 mg 醋酸亮丙瑞林这是为了避免以 10 000 U 的 hCG 给药扳机时持续性的高 hCG 水平（hCG>10 U/L）导致的生长卵泡过早黄素化。其他情况下，可单次皮下注射 10 000 U 的 hCG 进行扳机。通常在扳机后 35～35.5 h 安排取卵。

七、取卵、受精和胚胎冷冻的注意事项

卵母细胞的数量决定了可移植的冷冻胚胎数，因此，取卵的具体方法非常重要。所有取卵过程均在全麻下进行，无须插管。简要地讲，我们使用 17G 单腔取卵针，连接采集管/取样管。吸引器将压力保持在 120 mmHg 左右，不得超过 180 mmHg。单腔针头也可用于冲洗卵池，方法是使用针头通过取样管硅橡胶塞内的开口注入加热的无菌介质，用 10 mL 注射器进行冲洗，且注意尽量减少导管内的空气。

关于卵泡冲洗已经争论了几十年。一项纳入了 5 项随机对照试验的系统回顾表明，在常规 IVF 患者中开展的关于取卵中卵泡冲洗与否，两组间的所获取卵母细胞数量、临床妊娠率和活产率（仅 1 项试验有报道）无明显差异。卵泡冲洗过程反而延长了取卵时间。这项证据的质量被认为是中等的，其结果显示每个作者都稍有不精确之处。而 Cochrane 最近的另一篇涉及了 10 项常规 IVF 人群研究的综述也报道了的类似结果。一项仅纳入微刺激的 IVF 周期的 POR 妇女的研究表明，单用卵泡抽吸，卵母细胞的获卵率可

达46.8%，而结合卵泡冲洗，这一比率可提高到84.6%。这项研究甚至表明，使用卵泡冲洗法取出的卵母细胞相对于那些前次尝试了仅取卵而不冲洗卵泡取出的卵母细胞，其形态和着床率都要更好。对于DOR和(或)ARA患者行微刺激/温和刺激和自然周期的患者，由于其卵泡通常数量有限，在取卵中应该常规卵泡冲洗。

在接下来的章节中会详细讨论卵母细胞的受精方法，即传统受精方法与胞浆内单精子注射(ICSI)的选择，应当被慎重考虑。尽管大多数ART周期有更多的使用ICSI的趋势，但由于这两种受精方法之间存在许多生现差异，应该对大多数患有DOR和(或)ARA的妇女考虑使用常规IVF方法。

那么，选择哪个阶段的胚胎进行冻存呢？多个微刺激周期中的各类因素及其预后共同决定了这一问题的答案(无论是否需要植入前非整倍体检测)。对患有DOR的妇女采用的微刺激方案需要在第3天或第5、6天累积适合其阶段的适当等级的冷冻胚胎，以便在其未来的冻融胚胎移植(FET)周期中获得最大可能地成功。冷冻胚胎移植前准备也不可掉以轻心。在月经周期规律的患者中，可以考虑使用自然周期方案，特别是如果她们对口服或经皮雌二醇制剂反应性不稳定或依从性不佳，具体我们将在另一章中对此进行回顾。

八、用于微刺激的芳香化酶抑制剂

来曲唑是一种口服芳香化酶抑制剂，可以在卵泡颗粒细胞中抑制雄激素向雌激素的转化。在大脑中也表现出同样的作用，即与枸橼酸氯米芬类似，通过某种中枢机制增加Gn的释放。与氯米芬不同，来曲唑的半衰期比氯米芬短(约45h)，且不会消耗雌激素受体。其在提高FSH敏感性的同时，也可能通过增加卵巢内雄激素而促进早期卵泡生长。

但来曲唑用于促排卵和控制性卵巢刺激有一定的不良反应。据报道，使用来曲唑或来曲唑联合Gn而受孕的婴儿，发生运动障碍和心脏缺陷的风险增加。尽管各种规模更大、设计更好的研究并没有证实这一发现，但来曲唑在促排卵或其他卵巢刺激方案中的应用仍然没有被纳入适应证。最近，在一项对来曲唑用于PCOS女性促排卵的研究中，美国妇产科学院认为相对于氯米芬，来曲唑应该作为促排卵的一线疗法因其与氯米芬相比活产率增加，同时也考虑了来曲唑的最新安全性数据。

芳香化酶抑制剂(如来曲唑)已被用于一些常规的IVF促排方案，以提高预期POR妇女的周期结局。这些研究包括在促排开始5 d期间连续使用来曲唑,并联用高剂量 Gn 方案。这些研究表明,与未使用来曲唑或微量 GnRH 激动药的短方案相比,来曲唑联用 Gn 有更多益处。Cochrane 最近的一项研究分析了来曲唑或氯米芬伴或不伴 Gn 联用对 IVF 结局的影响。其中大多数受试是反应差的患者,实际上许多研究都应用了来曲唑在这一患者群体中的联合治疗。在一般的 IVF 患者群体中,来曲唑/氯米芬伴或不伴 Gn 联用,与 Gn 联用 GnRH 类似物相比,活产率或临床妊娠率没有显著变化。不过,这些口服药物的添加与卵巢过度刺激综合征(OHSS)的风险降低有关。在低反应者中,上述两组的活产和临床妊娠率的结论没有改变。有中等质量的证据表明,与氯米芬/来曲唑联合使用可以降低 Gn 的平均剂量。然而,无论在普通 IVF 人群还是 POR 妇女中,它们与 Gn 联用可能与周期取消率的增加和获卵数减少有关。

如果需要新鲜胚胎移植,来曲唑在传统促排方案中以剂量为 2.5 ~ 5 mg/d 使用时不应超过 5 d。众所周知,当来曲唑的剂量增加到 7.5 mg/d 以上时,可能会导致子宫内膜内膜变薄,这一点与氯米芬相似。同时,对于不明原因不孕患者行人工授精时,使用来曲唑的临床妊娠率和活产率低于单用 Gn 或氯米芬,而来曲唑和氯米芬的多胎妊娠率差别不大。该文作者认为其原因在于,来曲唑与氯米芬对不明原因不孕患者的子宫内膜、卵巢和中枢神经系统的影响不同。

来曲唑在微刺激方案中的使用与氯米芬类似,在刺激的第 5 天开始 2.5 ~ 5 mg/d,每隔 1 d 添加 150 U 的 HMG。在控制性促排周期中,每天使用来曲唑直到扳机日并不是一个新的方法,以往在接受胚胎或卵母细胞冻存周期的雌激素受体阳性乳腺癌患者中已有应用。输卵管因素不孕患者常接受无来曲唑的 IVF 促排,与之相比,使用来曲唑 5 mg/d 联合 Gn 150 ~ 300 U/d 可使患者 E_2 峰值水平明显降低,Gn 需求量减少,同时受精率和胚胎发育率没有明显差别。但这一结果的前提是,来曲唑方案中的优势卵泡大小应在 ≥20 mm 时进行扳机,不能在卵泡大小 ≥17 ~ 18 mm 时扳机来曲唑处理周期中卵泡直径阈值增加的原因是卵母细胞成熟率的降低。即使是增大后的阈值(≥20 mm),来曲唑的使用也会导致卵母细胞成熟受损。甚至有报道发现,与以年龄配对的不孕对照组相比,来曲唑联合治疗乳腺癌组的受精率降低,Gn 用量增加。一项来自意大利的多中心回顾性队列研究比较了雌激素受体阳性和雌激素受体阴性的乳腺癌患者卵母细胞冷冻保存结果。结果显示,接受来曲唑与 Gn 联合治疗的雌激素受体阳性的肿瘤患者,与仅用 Gn 治疗的雌激素受体阴性组相比,其平均获取卵母细胞数显著减少来曲唑联合治疗组与仅用 Gn 治疗的患者相比，若达到相同数量的卵泡发育，其 Gn 需求较少，但雌二醇峰值水平较低。作者认为是否对雌激素受体阳性的乳腺癌患者使用来曲唑联合治疗这一问题，还需要进一步的科学证据，因为使用来曲唑联合治疗后，患者成熟卵母细胞的量可能减少 40%。在上述回顾性研究中，也可能存在一些偏倚，并且与不孕患者相比，其对促排的反应性也可能因患者不同的雌激素受体的状态和乳腺癌存在与否而不同。

在温和刺激中，大多数研究对来曲唑的使用方案为经典的 5 d 疗法，并每日使用 150 U 剂量的 Gn 一项关于 5 d 疗法温和刺激方案的回顾性研究比较了来曲唑及氯米芬间的疗效差异，实验设计为一组使用来曲唑 5 mg/d，口服药物第 3 天起始联合 HMG 75 ~ 150 U/d，另一组使用氯米芬 25 mg/d，与 HMG 同法联合用药。该研究采用口服避孕药进行预处理，纳入 DOR 患者而排除卵巢储备较高的患者。当卵泡直径≥17 mm 时，使用 hCG 10 000 U 进行扳机，34 h 后取卵。对 12 mm 及以上卵泡进行穿刺取卵，其中 14 mm 及以上卵泡进行多次冲洗。来曲唑组的 E_2 峰值平均水平（516 μg/L）显著低于氯米芬组（797 μg/L）。氯米芬组成熟卵母细胞明显增多（3.3/2.4 个）。两组患者均在取卵后第 3 天进行胚胎移植。氯米芬组平均胚胎移植数高于来曲唑组（2.5/1.5 个）。两组间子宫内膜厚度相似。来曲唑组（17.7%）和氯米芬组（21.4%）的每次胚胎移植活产率也相似因此，来曲唑和氯米芬联合治疗进行新鲜移植时似乎有相似的活产结局。值得注意的是，来曲唑组的未成熟卵母细胞数量较多。

来曲唑的使用导致 E_2 监测不太可靠，极少数时候可能会由于较低的 E_2 水平导致的无 LH 峰，另一些时候还可能需要应用低剂量的 GnRH 拮抗药。然而，连续使用来曲唑可能比氯米芬的 LH-flare 效应更少，使其可能对某些 DOR 和（或）ARA 患者作用有限。因此，我们倾向于将氯米芬应用于 DOR 和（或）ARA 患者的微刺激方案周期。而来曲唑则用于氯米芬禁忌的妇女，如某些可能由氯米芬引起自身免疫或炎症状态激活及雌激素受体阳性乳腺癌病史的妇女。对于使用氯米芬而非来曲唑进行微刺激没有获得满意预后的患者，我们推荐其他微刺激替代方案，如黄体期微刺激方案来曲唑方案中经常发现薄型或非三线的子宫内膜，因此我们建议采用全胚冷冻策略。

九、微刺激方案与常规大剂量 FSH 方案用于 DOR 患者的成本比较

上文详细介绍了典型的微刺激方案。如果我们尝试常规大剂量 FSH 治疗，我们选择的方案是 E_2 启动 GnRH 拮抗药方案，在“卵巢低储备和卵巢低

反应患者常规控制性卵巢刺激方案”中也有提及。这个方案使用剂量≥300 U/d 的重组 Gn,并联合 150 U 的 hp-HMG 或更高剂量的 GnRH 进行启动。

许多人认为,累积冷冻胚胎的微刺激方案具有比大剂量 FSH 方案(以新鲜胚胎移植为主)治疗时间更长的缺点,而且认为多个累积周期会导致成本增高,冷冻-解冻胚胎移植则造成额外的成本。因此我们计算了 1 个常规高剂量刺激 IVF 周期加新鲜胚胎移植的成本,以及 3 个微刺激 IVF 周期加 1 个冻融胚胎移植(FET)周期的综合成本我们这里计算的是自费患者的治疗周期费用和 2018 年 7 月为准的生殖类药物费用。其他患者或在其他国家,特别是对于在有医疗保险的患者,这些费用可能要更低。成本计算总结见表 7-1。

表 7-1 美国 2018 年 7 月部分生殖类药物的大致价格

药物	价格/美元
枸橼酸氯米芬 50 mg,1 片装	1.5
纯化 HMG 75 U 瓶	84.99
重组 FSH 300 U 预充卵泡素-β	291.90
重组 FSH 300 U 预充卵泡素-α	168.00
醋酸西曲瑞克 250 μg	131.99
醋酸加尼瑞克 250 μg 预装注射器	129.87
hCG 10 000 U 瓶装	99.90
孕酮油剂 50 mg/mL 瓶装	49.90
微粉化雌二醇 2 mg,30 片装	20.00

微刺激 IVF:10 d 疗程的纯化 HMG 微刺激,加 hCG 扳机的成本如下。

药品费用:30+509.94+263.98+99.9=903.82(美元)。

每周期费用,包括取卵麻醉:3 800 美元(麻醉 600 美元)。

微刺激 IVF 每周期总成本:4 703.82 美元。

高剂量 FSH 方案:300 U/d 卵泡素-α 或卵泡素-β,10 d 疗程的 150 U/d 的纯化 HMG,5 d 疗程的拮抗药,加 hCG 扳机的成本。

药品成本:1 680+1 699+649.35+99.9=4 128.25(美元);若使用卵泡素-β:计[2 919-1 680=1 239(美元);变为 5 367.25 美元]。

IVF 伴 ICSI 伴胚胎移植和胚胎冷冻＝9 030 美元（麻醉计 600 美元）。

常规大剂量 FSH 刺激 IVF 的每周期总成本如下。

使用卵泡蛋白－α 的情况下＝13 158.25 美元。

使用卵泡素－β 的情况下＝14 397.25 美元。

3 个微刺激周期加 1 个冻融胚胎移植周期的总成本如下。

总之，与一个周期的新鲜胚胎移植的大剂量 FSH 方案相比，连续 3 个微刺激 IVF 周期加一个冻融胚胎移植周期的成本可能高出 2 000～3 000 美元。成本差异的很大一部分源于每次取卵时使用全身麻醉/深度镇静的费用某些流程也可能降低冷冻胚胎的周期收费。如局部麻醉和轻度镇静，可以降低上述成本。然而我们仍然认为，对于 POR、DOR 和（或）ARA 患者，微刺激 IVF 治疗的单次胚胎移植妊娠率更高，这可以抵消相比高剂量 FSH 刺激的成本差异。

结论：我们在本节中所讨论的微刺激方案是指每日应用 100 mg 氯米芬，在 CC 给药的第 5 天开始每隔 1 d 添加 hp－HMG 150 U。在密切监测 E_2、LH 和 P 的情况下，才可使用半剂量的拮抗药，即醋酸西曲瑞克。在促排的前一周期的黄体期，口服 4 mg/d 雌二醇以使卵泡同步发育。在某些患者中，来曲唑可代替氯米芬使用；但当患者对氯米芬的微刺激反应不好时，不建议用来曲唑替代氯米芬。应对每个患者的扳机时间和方式做出个性化决策。对患有 DOR 的妇女采用微刺激方案需要积累第 3 天或第 5、6 天的适当等级的冷冻胚胎 3 个微刺激 IVF 周期加上 1 个 FET 周期的成本与 1 个常规的大剂量 FSH 周期相近。

（石钦霞）

第八节　温和刺激替代微刺激

一、黄体期温和刺激方察降低高 FSH/LH 水平

对一些卵巢储备功能减退（DOR）和（或）生育高龄（ARA）的患者而言，虽然微刺激方案具有更经济、更接近生理状态等优点，但温和刺激方案结合全胚冻存策略仍是其可供选择的替代方案。在微刺激方案中，一些患者可能出现较高的促黄体生成素（LH）水平，一般在 8～12 U/L 之间如果患者使

用枸橼酸氯米芬 3 d 之后 LH 水平升高，同时雌二醇(E_2)水平低于 100 ng/L，对 E_2 和 LH 水平的连续动态监测则十分必要。其中一些患者将可能受益于这种卵泡早期被启动升高的 LH 水平，在持续刺激下优势卵泡直径超过 12 mm 并伴随 E_2 水平持续升高至 200 ng/L 以上，如果此时 LH 水平也持续升高并超过 10 U/L，则需要添加促性腺激素释放激素拮抗药(GnRH－αntagonist)预防 LH 进一步升高和出峰。

众所周知，促卵泡激素(FSH)受体主要表达于颗粒细胞，LH 受体主要表达在卵泡膜细胞和间质细胞。然而，随着卵泡发育成熟，颗粒细胞也开始表达 LH 受体，并对促进细胞的增殖和类固醇激素的合成具有重要作用。在控制性卵巢刺激过程中，如果优势卵泡直径>13 mm 时出现了早发的 LH 峰，可能对卵泡的持续发育存在不良影响，因此需要及时添加 GnRH 拮抗药，称为 GnRH 拮抗药灵活方案。早期研究显示卵泡直径达到 12～15 mm 时，颗粒细胞表面才开始少量表达 LH 受体，其表达水平在直径 18～22 mm 的排卵前卵泡达到中等水平，在黄体中表达水平达到峰值。但近期的研究显示从直径≥5 mm 的窦卵泡开始即可观察到 LH 受体低水平表达，在排卵前的卵泡内达到峰值，在某些 DOR 和 ARA 女性中，LH 水平轻度升高介于 10～15 U/L之间，卵巢内直径 7～11 mm 的卵泡发生黄素化，具体表现为(P4)水平升高>2 μg/L，卵泡发育停滞或者退化。在这种情况下连续性使用全剂量 GnRH 拮抗药可以抑制早发内源性 LH 升高对卵泡发育的不良影响，但另一方面又可能会抵消枸橼酸氯米芬的促排卵效果，GnRH 拮抗药添加不适当还可能对卵泡发育有直接的不良影响。因此如何保持 LH 在合理的水平以维持正常的卵泡发育和雌激素合成分泌也是个难题。这种类型的女性可能更受益于温和刺激方案。

在微刺激方案中，某些女性 LH 水平高于 10 U/L 的同时 E_2 水平<75 ng/L，往往反映了该女性存在>20 U/L 的过高的 FSH 基础水平。这些 DOR 患者的卵巢功能已经接近早发性卵巢功能不全(POI)的范围，卵巢持续处于高 FSH 水平的影响之中，继续使用微刺激方案是没有意义的。如果监测到这类女性存在自发排卵并伴随升高，建议停止治疗和监测，可以使用黄体期温和刺激方案。

对那些使用了微刺激方案后没有能够得到理想的卵子或胚胎的 DOR 和(或)ARA 患者，我们也可以选择温和刺激方案，可能有助于控制高 LH 与高内源性 FSH 水平。

二、黄体期刺激:能否获得更有发育潜能的胚胎

在放疗和化疗前进行生育力保存的女性,采用随机启动卵巢刺激方案可以获得满意数量的卵母细胞和胚胎。由于在自然周期中存在多个卵泡发育波,因此卵巢刺激可以在月经周期的任何一天开始并获得相对满意的结局。在同一个月经周期内的卵泡期和黄体期各进行一次卵巢刺激,称作“双刺激”,目的是最大化采集卵母细胞数最并冻存卵母细胞或胚胎。

在一项前瞻性观察研究中,DOR 女性接受了双刺激,所有胚胎进行胚胎植入前非整倍体筛查。DOR 女性的纳入标准为 AMH 水平≤1.5 μg/L,窦卵泡计数≤6 个,和(或)前一个促排卵周期中获卵数在 5 个。一共 43 名 DOR 女性接受了取卵手术,其年龄范围 32～34 岁,采用的促排卵方案是 GnRH 拮抗药灵活方案,每日促排卵药物和剂量是 300 U 重组人 FSH 联合 75 U 重组人 LH。取卵后 5 d 开始黄体期促排卵,两次促排卵均使用 GnRH 激动药扳机触发卵子最终成熟,获卵率、囊胚形成率和整倍体胚胎比例在卵泡期促排卵组和黄体期促排卵组之间差异无显著性。该团队随后又发表了另一项类似的研究,扩大了样本量并报道了持续妊娠率。双刺激后卵泡期促排卵获得的卵母细胞数目少于黄体期促排卵,但两组整倍体胚胎率和持续妊娠率相当其他作者也报道了黄体期促排卵可获得更多的卵母细胞。

对于卵巢低反应(POR)的女性的研究,双刺激采用了微刺激方案,其后又扩展到了常规刺激方案,但这些研究都排除了基础 FSH 水平>20 U/L 的女性患者的促排卵方案为:枸橼酸氯米芬 25 mg/d 连续口服,来曲唑 2.5 mg/d,共 4 d,从第 6 天开始人绝经期促性腺激素(HMG)150 U 隔日肌内注射。当主导卵泡直径≥18 mm 时,注射 GnRH 激动药诱导卵母细胞最终成熟,并持续给予布洛芬 600 mg/d 共 2 d 用于预防卵泡早排。GnRH 激动药注射 32～36 h 后取卵,保留所有直径≤10 mm 的卵泡用作黄体期促排卵。如果取卵日发现至少有两枚卵泡直径在 2～8 mm,在取卵当日或者取卵第 2 天就可以开始黄体期促排卵:每日肌内注射 HMG 225 U 和口服来曲唑 2.5 mg。如果担心黄体期太短、月经即将来潮,则停止使用来曲唑,每日添加 10 mg 醋酸甲羟孕酮,在扳机之后 36～38 h 取卵。本研究包括 38 名接受“双刺激”的女性:其中 20 名女性在卵泡期微刺激周期中未获得任何可移植胚胎;30 名女性接受了黄体期刺激,其中 13 名妇女未获得可移植胚胎—最终 21 名女性进行了 23 个冷冻胚胎复苏移植周期,获得 13 例临床妊娠。结果显示黄体期刺激获得的卵母细胞数最显著增加,但是高评分和冻存的胚胎数量两组相

当(包括卵裂期和囊胚期胚胎)。

三、黄体期温和刺激

综上所述,黄体期温和刺激是 DOR 和(或)ARA 女性获得冻胚并利用复苏冻胚进行移植获得妊娠的一种不错的选择。我们特别推荐在基础 FSH>20 U/L 的有排卵的女性中使用此方案。黄体期升高的孕酮水平抑制内源性 LH 保持在合理的 2～8 U/L 水平,同时 FSH 水平大部分时间保持在 20 U/L 以下,这应该有助于预防高 FSH 水平对卵母细胞及胚胎质量的不良影响。

黄体期刺激开始于第一次 P4 水平升高之后,经阴道超声评估和测量排卵卵泡和窦卵泡计数。完成 E_2、LH、P_4 检测之后,使用重组 FSH 150 U/d 开始温和刺激。其后每次做经阴道超声检测时都同时进行激素的检测,评估卵泡发育状况,当 P_4 水平下降到 3 μg/L 以下且主导卵泡直径>13 mm 后,开始每日监测 B 超和激素。当 P_4 降至 1 μg/L 以下时,可以预计患者的月经即将来潮,同时可以观察到卵泡进入到快速生长通道。在此方案中极少出现需要使用外源性 GnRH 拮抗药抑制内源性 LH 的情况。但是,一旦出现了需要添加 GnRH 拮抗药的情况,推荐添加高纯度的 HMG 75 U 同时降低重组 FSH 剂量至 75 U,或者维持在 150 U。扳机药物使用 hCG 或者 hCG 联合 GnRH 激动药。若 P_4 水平仍升高,推荐使用 hCG 5 000 U 或者 10 000 U 扳机。

扳机后 35.0～35.5 h 取卵。本方案中取卵日经常和女性月经来潮日重叠,但并未发现对周期结局有任何不良影响,也并不需要常规使用预防性抗生素。

和微刺激方案类似,本方案也需要进行全胚冻存,以便在冻胚移植周期中获得更理想的妊娠结局。如果患者需要进行胚胎种植前遗传学检测,则直接将胚胎培养至囊胚阶段进行活检,否则根据胚胎具体状态选择冷冻卵裂期胚胎还是囊胚,例如,对于细胞高评分胚胎一般在 D_3 进行冻存,而其他胚胎则进一步培养至囊胚后再进行玻璃化冷冻。

四、温和刺激延长了卵巢抑制和雌激素预启动

对于早发性卵巢功能不全(POI)患者中具有严重卵巢储备功能减退(DOR)特征的女性,黄体期温和刺激是她们最后的选择。这些女性的内分泌特征是基础 FSH>40 U/L 伴月经周期缩短和卵泡期/黄体期缩短,常表现为卵巢内多枚囊性卵泡样结构和 E_2 水平升高,这是典型的绝经前状态。在这样的女性中,利用微刺激或者黄体期温和刺激获得有发育潜能的卵母细

胞是不可能的。

正如我们在“卵巢皮质激活”一章中所讨论的，长时间抑制仍有储备卵泡的女性的 FSH 和 LH，可能对自然周期卵泡的生长和募集有益。因为微刺激和温和刺激方案的特点，需要累积冻胚后行冻胚复苏移植，因此我们有机会在 GnRH 激动药降调节+激素替代周期的冻胚移植内膜准备过程中观察到类似的现象。GnRH 激动药降调节 2 周后添加雌二醇促进内膜增生 12 ~ 14 d，在使用孕激素进行内膜转化前可以看到卵巢内一群直径在 2 ~ 6 mm 的窦卵泡发育，这个现象令人鼓舞。因此在作者中心为黄体期温和刺激方案起了个代号“FET”，意指“为了冻胚移植”。

对高促性腺激素型闭经女性和存在遗传因素的 POI 女性，使用 GnRH 激动药在较长时间内对 FSH 和 LH 进行抑制，可能对卵泡自然募集或者提高卵泡对外源性促性腺激素的反应性具有有益的作用。GnRH 激动药的抑制可以从 4 周持续到 12 周，其后使用雌二醇启动卵泡生长。这种方法可以减少高 FSH 对卵泡的过早募集，通过减少颗粒细胞表面 FSH 和 LH 受体的脱敏从而恢复卵泡对 FSH 的反应性。GnRH 激动药对 LH 的抑制还可能通过卵巢基质效应，减少了卵巢髓质对皮质的压力。

长抑制-雌激素启动的卵巢温和刺激方案与微刺激和温和刺激一样，这个方案也需要根据患者的具体情况进行高度的个体化，特别是 GnRH 激动药降调节时长，微粒化雌二醇的使用时长，以及需要使用肌注孕激素控制 LH 时的使用频率。

建议此方案适用人群为：年龄<40 岁，FSH 升高达到 POI 诊断标准，AMH 水平低至无法测出但仍有自然月经周期，月经周期可能延长超过 35 d 或频发短于 24 d。

如果没有禁忌证，在月经第 1 ~ 2 天开始口服避孕药（OCP，至少含 30 mg 炔雌醇）。OCP 口服 8 ~ 10 d 后，经阴道 B 超监测卵泡数目和直径，监测 E_2 和 LH 水平以决定何时开始使用 GnRH 激动药—醋酸亮丙瑞林 20 U/d。如果卵泡直径>8 mm 时，$E_2 \geq 100$ ng/L、LH ≥ 5 U/L，可以暂时无须添加 GnRH 激动药；如果此时添加 GnRH 激动药，flareup 效应诱发卵泡囊肿，由于这些卵泡囊肿具有生物学功能，可能持续存在 3 个月才能完全消退。因此在添加 GnRH 激动药前必须确定 OCP 已经成功抑制 LH 活性。如果患者有使用 OCP 的禁忌证，可以尝试醋酸甲羟孕酮 10 ~ 20 mg/d。

每日使用 GnRH 激动药 7 ~ 10 d 后，停用 OCP，仅使用 20 U/d 醋酸亮丙瑞林直至 LH<1 U/L，此时如果没有卵泡囊肿或者卵泡发育，E_2 应该<20 ng/L。

一旦达到降调节0标,需要继续使用以上药物2~4周,如果需要维持降调节更长时间,则每周监测一次E_2、LH水平。当直径2~4 mm小卵泡出现,开始口服微粒化雌激素使E_2保持≥150 ng/L达到对FSH持续抑制的效果,其后可以将醋酸亮丙瑞林用量降至每日5 U/L。每周2次经阴道B超和激素监测,直至直径2~6 mm窦卵泡出现后停用微粒化雌激素和GnRH激动药,开始每日150 U FSH促排卵,3 d后复查B超和激素,一旦LH>4 U/L,为避免GnRH拮抗药的使用,可以开始每3~4 d肌注孕酮50 nig(PIO)保持合理的P_4≥3 μg/L以预防早现的内源性LH峰。许多患者可能根本不需要PIO,或者他们所需要的只是1~3剂。

有些患者的LH水平一直<1 U/L,则需要添加高纯度HMG,同时重组FSH剂量降至75 U;如果FSH水平<8 U/L,则添加高纯度HMG同时仍维持每日150 U的重组FSH。尽管以上过程比微刺激和温和刺激素复杂,对FSH的持续监测有助于药物调整的决定。

当主导卵泡直径≥16~18 mm时,hCG 5 000 U~10 000 U扳机触发卵母细胞最终成熟,35.0~35.5 h后取卵。在所有微刺激和温和刺激周期中,根据每位患者的具体情况决定受精方式(常规IVF或胞浆内精子注射)和冻存胚胎时机。

双刺激方案的关键在于如何利用取卵后仍存留的窦卵泡。由于我们采取hCG扳机,所以我们不会在取卵日或取卵隔日开始促排取卵后由于患者内源性P4水平升高,若看到较多直径2~6 mm窦卵泡可延迟到2~3 d后开始黄体期温和刺激,尤其对于扳机日P_4仍>3 μg/L或LH受到抑制的患者。延迟2~3 d后复查B超会发现一些窦卵泡因闭锁而消失。

在"卵巢皮质激活"一章中我们讨论过GnRH拮抗药延长抑制期可能具有一定的优点,但也相应地增加医疗费用。然而,不远的将来我们可以探讨新上市的口服GnRH拮抗药elagoix在此方案中的使用适应证。

结论:在基础FSH>20 U/L或在微刺激促排中发现的DOR女性,我们推荐探索不同的促排卵方案来获得更多的具有发育潜能的卵母细胞从而累积更多的冷冻胚胎获得更高的累积妊娠率。这些特殊的促排卵方案包括黄体期温和刺激和长抑制-雌激素启动的温和刺激方案。将来有望使用醋酸甲羟孕酮预防黄体期过短而出现的LH峰,口服GnRH拮抗药预防GnRH激动药的flareup效应来进一步优化这些方案。

(石钦霞)

第八章 宫颈癌前病变筛查与宫颈癌疫苗

第一节　宫颈癌前病变检查(阴道镜的使用)

脱落细胞学检查、人乳头瘤病毒(HPV)分子生物学检测及阴道镜都是检测宫颈上皮内瘤变(CIN)非常重要的辅助诊断手段。脱落细胞学检查中发现的细胞改变或 HPV 阳性,提示临床医师可能存在宫颈上皮从正常向异常转化。阴道镜通过放大和光源投照使医师可以定位这些变化。

一、阴道镜的组织学基础

正确解读正常组织和癌前组织的阴道镜下表现,需要具备宫颈上皮及其间质内所发生的组织病理学变化的知识。对于检查者来说,重要的是善于观察肉眼所见的活组织,并推断经固定或染色的组织标本在显微镜下所呈现的图像。

阴道镜下所见是多种因素的总和。这些因素包括:①上皮的结构及其厚度和形成中可能的差异。②皮下间质的构成。③组织的表面轮廓或构型。

因此,通过阴道镜所看到的图像是基于这三种形态学特点相互作用的结果。上皮充当滤镜,反射光和入射光必须通过上皮以形成最终的阴道镜图像。上皮是无色的,而间质因包含血管而带有红色。间质的红色通过上皮传回给检查者,它会随上皮的不同特征而发生改变。

当光穿过正常上皮时,它将被改变,这取决于上皮的形态特征。上皮的厚度、结构和密度都会使透过的光发生改变。皮下间质层反射光使正常上皮呈粉红色外观。上皮为异常(不典型)上皮,厚度增加且结构改变,导致反射光通过组织呈现不透明的外观,特别是在醋酸处理之后尤为明显。

(一)上皮的作用

如上所述,不同种类的上皮通过阴道镜观察会有不同的外形特征。生育年龄的正常宫颈鳞状上皮富含糖原，厚且多层，滤光性强，在阴道镜下呈粉红至浅红色。柱状上皮薄，含黏液且高度透明，在阴道镜下呈深红色。柱状上皮中形成新的鳞状上皮的区域称为转化区，在转化区的范围内有处在各种不同转化阶段的化生上皮。它们可能比正常的鳞状上皮薄，缺乏糖原，呈浅红色。在未成熟的化生鳞状上皮中会有一些快速再生的上皮，它们可能不透明。异常上皮包括宫颈上皮内瘤变阶段，其中一些将成为癌前病变。有别于正常上皮，异常上皮内核质比例增高，呈不透明的外观，有时被描述为深红夹杂着白色退变的污灰色。

绝经后或青春期的鳞状上皮比正常上皮更薄且缺乏糖原。间质供血减少，阴道镜下所见呈淡红色的特征。

（二）间质的作用

当间质中发生炎症时，在阴道镜下看到的上皮外观也可能会发生改变。根据炎症的不同程度，上皮会呈灰白色或黄色。

（三）表面轮廓或结构的作用

这是由表层形状和上皮层厚度的变异决定的。表层形状可以是光滑的或呈乳头状。例如，阴道镜下柱状上皮表现为葡萄状的绒毛，聚集时形成所谓的柱状上皮异位。

血管结构同样也会在表层变得明显，这点我们会在后面讨论。毛细血管可能会在上皮中出现，在白色或不透明的背景上以红点的形式呈现，在间质乳头隆起中形成点状或网状结构，隔开上皮使其形成分割区域，即所谓的镶嵌状上皮。

阴道镜下也可发现表面上皮的白斑（肉眼也可看到）。这种黏膜白斑是由一层黏稠的角蛋白覆盖到组织学上正常或异常的上皮表面形成的。

如上所述，上皮成熟的不同程度、各种表面轮廓的改变及血管结构的差异相互结合，从而形成正常和异常上皮各种不同的外观。没有一个单一的病症的外观，尤其对于异常上皮而言，因此，允许采用分级系统来评价这些变化，这在管理方面有助于辨别轻微病变或严重病变前者伴极少的瘤变潜质，即使有这样的潜质，最终演变为浸润性病变也在多年以后。后者伴有高度恶性瘤变潜质。

二、阴道镜检查

（一）阴道镜

阴道镜是一种提供光源和放大作用的显微镜，可使宫颈视图放大 6 ~

40倍。阴道镜最初于20世纪20年代由Hinselmann发明，过去的50年间它已经在西欧、北美和南美地区被广泛使用。阴道镜镜头的焦距为200～300 mm，这可为检查者建立一个舒适的工作距离。偶尔，这一距离可以很近，即125 mm；这主要用于生理盐水法的阴道镜检查，一种展示上皮内血管结构的技术。阴道镜有两个目镜且目镜的放大范围为6～12倍。阴道镜包含一些附件，主流的仪器都配有摆动结构、聚焦器、双目镜和用于固定或安装摄像设备的侧臂。

另一种有时会用到的附件是绿色滤片，可将滤光片插入到阴道镜光源和物镜之间使用，帮助吸收红光，使血管变得更暗并呈黑色，该附件通常在进行生理盐水涂抹检测时使用。

（二）阴道镜检查

通常患者需要在专用座椅上以改良截石位行阴道镜检查。座椅主要采用脚跟托板，有时也会用到膝盖托板。在座椅旁会设置一个器材盘，用于放置阴道镜检查中的必要器材。最重要的是窥阴器，为了方便放置在阴道中，窥阴器有各种长度和宽度。有时阴道壁会从窥阴器中突出而影响观察，这时可以用一个橡胶套，或切下橡胶手套的手指部分，套在窥阴器的尾片上，使阴道壁远离中央观察区域。通过窥阴器的附件或通过助手协助使阴道侧壁回缩，也被用于防止阴道壁突出而影响观察。

检查宫颈之前，需要检查外阴和阴道。女性如果在外阴和阴道有瘤变，那么宫颈疾病的风险会有所增加，因此外阴和阴道检查很重要。外阴可以用裸眼检查，但阴道检查必须要使用6倍放大的阴道镜。在检查前并不是都需要做宫颈涂片或宫颈刷取样HPV检测，但当必须做宫颈涂片或宫颈刷取样时需记住，它们可能会对上皮的表面造成影响。一些相关的炎症状态，例如，沙眼衣原体感染，也可能会造成上皮的磨损和出血。

当窥阴器伸入并且尾片末端间的宫颈视野被扩大后，可见主要在宫颈上的上皮。当窥阴器尾片完全打开时，不仅宫颈阴道部，部分宫颈管也会变得可见。窥阴器完全打开，宫颈呈现“表象”视图。宫颈管和柱状上皮都完全可见。当窥阴器移至阴道下部，模仿体内的正常情况，则可见所谓的“真实”视图。这种视图展示了宫颈管内组织是如何内缩的，以及处于宫颈“外部”的化生鳞状上皮。稍后会介绍在一些特定情况下，例如，孕期阴道的环境（如阴道pH）会影响暴露在其中的柱状上皮，最终影响上皮组织。

经常可以见到少量的阴道分泌物与宫颈黏液混合在一起并覆盖检查部位，使观察视野变得模糊。这些分泌物可以用干燥的棉签来清除。这种操作过程:阴道及宫颈分泌物被清除后,宫颈更容易被观察。

如果在排卵期检查,宫颈管的可视化程度更优。清澈的宫颈黏液充分外流使得宫颈管组织观察不受妨碍。包括宫颈管和异常上皮。

当患者处于改良截石位时,使用双目镜头阴道镜可以观察到暴露的宫颈,然后用醋酸溶液(3%或5%)或生理盐水涂抹宫颈。其他情况下需要使用 Lugol 碘溶液(1%)。

(三)醋酸的应用

使用棉球涂抹或直接喷洒3%、5%的醋酸。醋酸可引起组织,特别是柱状和异常上皮肿胀。如前所述,异常(不典型)上皮会变成白色或不透明,能很明显地与正常(粉色)上皮区分开来。普遍认为醋酸溶液可以使上皮和间质的细胞角蛋白发生可逆的凝结现象。

涂抹醋酸后,上皮组织中的角丝蛋白(细胞角蛋白)会增加,引起组织肿胀,使上皮组织呈现白色。细胞角蛋白共有20种不同的多肽,但只有角蛋白10在上皮醋酸白色变化过程中起到重要作用。

采用3%或5%的醋酸使不典型转化区呈现白色是阴道镜检查的基础之一。它使细胞核内的核蛋白发生沉淀,细胞质内产生空泡,细胞变得肿胀,细胞桥粒被分开。在正常鳞状上皮中,醋酸会穿透松散的细胞核表面和中间层,产生少量的核蛋白沉淀。尽管上皮旁基底层和基底层细胞含有较多的核蛋白,但这并不足以掩盖富含大量皮下血管的宫颈间质的颜色,因此上皮呈粉红色。当 CIN 区域被涂上醋酸后,瘤变细胞中核蛋白会沉淀并遮挡皮下血管,这样光反射出来后就会使上皮呈白色—醋酸白色上皮。低级别 CIN 病变,醋酸必须要达到上皮的下半部才会引起颜色改变,因此白色会推迟出现。高级别或全层上皮 CIN 病变会立即出现反应,并且会出现明显的白色。醋酸白色显色后会慢慢消退,原因是醋酸会慢慢被中和,这样核蛋白不再沉淀,而使白色消退。另外,并不只在瘤变中才会有醋酸白色现象,在一些涉及核蛋白增加的情况下也会出现,例如在化生、愈合的过程中,以及存在病毒感染或病毒产物时。

通常,上皮出现各种改变需要一定的时间。相比3%的醋酸,涂抹5%醋酸的宫颈将更快出现反应。50~60 s 后这种效果会逐渐消退,而涂抹醋酸40 s 后出现醋酸白色现象。

(四)Lugol 碘溶液的应用

正常情况下鳞状上皮细胞富含糖原,在 Lugol 碘溶液作用下会被染成棕色。正常柱状细胞所含糖原量较少,在涂上碘溶液后显色会淡一些。同样,癌前病变转化区和癌变区含有极少的糖原，这些区域在涂上 Lugol 碘溶液后会呈现淡黄色。

Lugol 碘溶液的应用并不是必需的，但它是阴道镜检查的重要组成部分。尤其在做任何治疗前，碘试验有助于清晰界定异常区域。对于阴道病变的识别，碘试验较醋酸试验更优。

（五）生理盐水的应用

生理盐水技术，首先由挪威奥斯陆的 Kolstad 教授提出。这种技术需要先将棉签泡在生理盐水中，然后涂在宫颈上，这样可使上皮组织下的血管结构变得明显。必须使用绿色滤镜来识别看起来很暗并且最清晰的红色血管，这就使不典型（异常）上皮内的多种血管特征变得清晰可见。

（六）阴道镜诊室器械的消毒

严重的生殖道病变常与 HPV 和人类免疫缺陷病毒（HIV）有关。因此，确保阴道镜诊室中使用的任何器械达到 100% 可靠消毒是非常重要的。在选择器械之前，必须要考虑该器械是否易于消毒，阴道菌群及血液或血清污染都会使患者有感染风险。尽管病菌可以通过大范围的清除进行处理，但血源性病毒（甲型肝炎病毒、丙型肝炎病毒和 HIV）和病患自身的致病病毒（HPV 和单纯疱疹病毒）很难被清除。目前发达国家临床上多数使用一次性消毒设备。

如果不是使用一次性设备，还需要遵守另外一些简单的规则如下。

（1）所有接触患者的器械都需要足够干净，通常使用热水和消毒剂去除可见的污渍。

（2）清理干净后，器械必须要经过消毒处理。①优先使用湿热灭菌法消毒，例如高压灭菌。②另一种方法是使用经证实可以灭菌及消毒的消毒剂，如戊二醛。

应该遵守当地的消毒政策，并需要寻求当地专家的指导。使用一次性器械也有价值，特别是窥阴器。然而，这些措施需要很大的花费，不过，如果以上提到的所有程序和原则都被遵守，患者和阴道镜医师就不需要有更多的顾虑了。

三、电子阴道镜检查

电子阴道镜是目前广泛用于下生殖道病变诊断的新方法，它将数码摄像机和带有电子绿色滤镜、电动变焦放大和微焦控制的阴道镜结合为一体。

由于不需要目镜,观察者可以通过高分辨率的视频监视器来检查宫颈。辅助深度观察时会用到这种改良的阴道镜技术,而使用传统的阴道镜成像则不能实现该系统潜在的优势包括提升受训者的培训效果,改善教育患者的质量(如同传统阴道镜配置视频系统)。不习惯使用双目阴道镜的临床医师可使用这种设备。在原理上,该系统和阴道照相术的原理非常相似,只是相机拍到的是静态图片,而摄像机得到的是动态图片。宫颈和阴道穹隆上涂抹5%醋酸后,使用配有广角镜头和自动对焦的录像机进行录像,随后阴道镜医师再评估记录并形成印象。

四、图像及电子数据的管理

现在很多图像管理系统可以建立数据库,用于数字图像的归档和教学。其中很多系统可以直接在图像上加上注解(如活检部位),必要时也可以用来测定一些区域的尺寸。并且,采用电子滤镜可以在需要时对一些区域进行亮化,而对另一些区域进行弱化处理这些图像可用于评估不同时期病变的发展或转归,而且,当需要的时候,这些图像还可以打印出来。

许多图像管理系统也结合阴道镜数据库,使患者信息和临床数据可以录入,方便患者管理和临床管理。这些产生的数据非常有助于日常的临床审查或培训。大多数这种信息收集系统可以为单位自动生成每周报告或每月报告,然后向区域或国家数据库提供报告。

(石钦霞)

第二节 宫颈癌前病变的细胞学和筛查

宫颈癌前病变无明显临床症状,可能仅仅通过人群筛查被发现。使用细胞学方法预测组织学病变可以追溯到20世纪40年代,当时认为宫颈涂片见到不同胞质成熟度的不典型细胞即可反映出组织学病变的情况。自从1941年巴氏涂片问世以来,宫颈细胞学检查已成为宫颈癌及癌前病变的标准筛查方法。

一、宫颈细胞学分级方法

(一)巴氏分级法

自从1943年巴氏细胞学首次被描述以来,宫颈鳞状细胞学分级的命名方法没有很大变动。“核异质”鳞状细胞是指细胞核表现异常的细胞。“核周凹陷性空泡”用来描述轻度到中度的鳞状细胞核异质,并且这种病变常常是可逆的。这种发生“凹陷性空泡”样改变的细胞在1956年被Koss等人定义为挖空细胞。1976年和1977年分别被Meisels和Fortin及Purola和Savia认定为人乳头瘤病毒感染相关的细胞病变。

按照罗马数字Ⅰ~Ⅴ,巴氏分级系统分为5级用于检测肿瘤,分级如下。

Ⅰ级:未见异常细胞。

Ⅱ级:不典型细胞,但非肿瘤性细胞。

Ⅲ级:可疑恶性细胞。

Ⅳ级:高度可疑的恶性细胞。

Ⅴ级:恶性细胞。

宫颈细胞学检查应用相同的分级系统,但不同国家的不同使用者对其做了相应的调整。

(二)英国临床细胞学学会分类法

英国临床细胞学学会(BSCC)研讨会在1986年尝试精练巴氏分级,使细胞学术语更加接近宫颈组织学上皮内瘤变的分级系统。

不考虑其他细胞学特征,根据核异质程度分为轻度、中度和重度,分别对应宫颈上皮内瘤变(CIN)1、2、3级。在1994年英国国民健康服务(NHS)宫颈病变筛查项目中,引入并阐述了类似于巴氏Ⅱ级的临界分级。

(三)TBS分类法

美国国家癌症研究所制订了一个TBS分级系统,用于描述宫颈、阴道涂片结果。

1988年,第一届美国国家癌症研讨会最重要的意见是(1991年和2001年进行过修改):推荐要描述标本的细胞量;包含细胞病理学专家的后续诊疗意见;改变既往的巴氏数字分级的形式,转而使用描述性诊断,包括诊断不明的不典型病变[未明确意义的不典型鳞状细胞(ASCUS)],以及低级别和高级别鳞状上皮内病变(LSIL和HSIL)。

2001年最新修订版对过去的系统做了精简,包括如下内容。

(1)删除了标本细胞量的分级。

(2)将过去的“未见异常细胞,良性细胞改变”并入“未见异常细胞”分类。

(3)将未明确意义的不典型鳞状细胞(ASCUS)重新命名为“不典型鳞状细胞”(ASC),并将其分为未明确意义的不典型鳞状细胞(ASCUS)和“不典型鳞状细胞,不能排除高级别上皮内病变”(ASC-H)。

(4)将“未明确意义的不典型腺细胞”(AGCUS)重新命名为不典型腺细胞,并将其分为“不典型腺细胞,非特异”(AGC-NOS)和“倾向于肿瘤的不典型腺细胞”(AGC倾向于肿瘤)。

该系统结果主要分三类:①正常细胞学。②未明确意义的不典型鳞状细胞。③低级别鳞状上皮内病变;高级别鳞状上皮内病变。

TBS和BSCC分类法的基本区别在于:①在TBS的低级别病变中,挖空细胞与轻度核异质相似,被纳入低级别鳞状上皮内病变中。②高级别病变包含对CIN2级和CIN3级的倾向性。

这套术语可鉴别病变可逆性的概率并且用于预测“病变”而非肿瘤。在实际应用中,新系统似乎可见大量非诊断性的涂片结果,也就是未明确意义的不典型鳞状细胞(ASCUS)或未明确意义的不典型腺细胞(AGCUS)。然而,这可能更多是由于近来美国频繁出现的假阴性结果所致的诉讼,而不是对这个分类的否定。

二、细胞学报告

(一)基础细胞学形式

宫颈涂片中所见上皮细胞类型受以下因素影响。

(1)宫颈上皮的成熟度。

(2)鳞柱交界的位置。

(3)宫颈的化生改变。

(4)涂片取样时的月经周期阶段。

在无拮抗的雌激素影响下,宫颈鳞状上皮增厚。举例来说,月经中期的涂片标本会含有大量表层鳞状细胞。然而,在实际应用中,大部分涂片标本呈中度成熟,可能反映了内源性孕激素或者外源性激素如口服避孕药的影响。

(二)正常细胞学

正常宫颈涂片标本应包括以下内容。

(1)宫颈阴道部源自原始鳞状上皮的细胞,包括核质比低且细胞核直径小于6 mm的成熟嗜橙黄鳞状细胞;中层或者舟状糖原化细胞;核质比高的旁基底层鳞状细胞。

(2)宫颈管内柱状上皮细胞。

(3)转化区的化生上皮细胞。

(4)其他生殖道部位的细胞,如内膜细胞。

(5)组织细胞、白细胞和红细胞。

(6)正常阴道菌群(乳酸杆菌、阴道加德纳菌、阴道纤毛菌)。

(7)污染物,如精子、滑石粉颗粒。

(8)宫颈黏液。

上述所列为常见的内容,但不是所有涂片标本都具备。如果未见核异质,则涂片结果报告是正常的或阴性的。

(三)涂片标本满意度

很多人认为检查者评估涂片标本满意度是最重要的实验室质控手段。然而,过去有许多关于定义标本是否满意的争论。通过规定细胞数的方法来定义涂片标本是否满意并不实用。鳞状上皮存在极大的变异性。宫颈管及化生的鳞状细胞并不能可靠地直接显示宫颈管取样情况。如果取样者认为宫颈暴露充分,取样器完成360°取样。只要满足以下要求,那么传统宫颈涂片标本就是满意的。

(1)涂片没有被血液、分泌的中性粒细胞或人工制品遮蔽。

(2)涂片不是单纯由宫颈管细胞组成。

(3)涂片由乙醇正确固定,未经空气干燥。

(4)涂片未因较差的推片方法而变得过厚。

液基细胞学(LBC),包括 ThinPred 和 SurePath 的方法,通过提供更加清洁的样品,使得涂片标本满意度显著提高。额外的血液、黏液及分泌的中性粒细胞被清洗掉,且液基细胞学样品中细胞分布更加均一。

(四)萎缩的涂片

对萎缩的涂片进行细胞学评估特别困难,常见于绝经后或产后。缺乏雌激素使上皮变薄,导致旁基底细胞片状排列,成群聚集或小簇状“裸核样”旁基底细胞核,类似核异质。

涂片质量差,转化区回缩导致暴露差或不可见。这些患者应该短时给予雌激素并重新取样,并且通过增加涂片范围,减少由于未成熟细胞及炎性细胞所致的细胞学检查困难来确保标本满意度。

(五)临界异常

在英国临床细胞学学会命名中,“临界细胞核改变”(BNC)似乎与“人乳头瘤病毒相关核不典型”有关。1988 年版 TBS 分类系统使用 ASCUS 来定义不能明确良性还是癌前病变的不典型鳞状细胞。这一分类后来在 2001 年修订版中被简化命名为 ASC,并进一步分为 ASCUS 和 ASC-H 两类。“ASC”并不能排除高级别鳞状上皮内病变(HSIL)。最新对于 BNC 或者 ASC 分类合并使用人乳头瘤病毒检测的方法将有助于进一步定义这一未确定的分类。然而,人乳头瘤病毒检测的有效性存在争议,应首先排除炎症性或反应性不典型改变。

(六)低级别鳞状上皮内病变/轻度核异质

当中层或表层鳞状细胞细胞核增大(通常指增大 3 倍)且在正常细胞旁见到核深染是这一分类的明确证据。细胞核有一光滑核膜,核形状与轮廓轻度不规则。核深染可见,并表现为细小染色质颗粒或者均一的核密度增加,呈深色或烟熏样外观。有些情况与低级别鳞状上皮内病变/轻度核异质表现相似,如滴虫感染伴轻度核周空晕;绝经后细胞核增大;非特异性核反应性细胞核改变导致的轻度表浅细胞核不典型。

(七)高级别鳞状上皮内病变/中、重度核异质

细胞学中,高级别鳞状上皮内病变/中、重度核异质的细胞表现较低级别鳞状上皮内病变成熟度更低,而核质比更高。细胞核增大程度与低级别鳞状上皮内病变相同,但是因为核质比更高,细胞显得更小。核深染、粗大染色质及核膜不规则较低级别鳞状上皮内病变更严重。这些细胞常成群分布或独立分布。有些情况与高级别鳞状上皮内病变/中、重度核异质表现相似,如萎缩性改变,常表现为高核质比但细胞核轮廓更加规则,并且不可见粗大的染色质;取样子宫下段标本,合胞体可能与高级别鳞状上皮内病变混淆;原位腺癌(AIS)可能与高级别鳞状上皮内病变难以鉴别。

(八)浸润性癌的细胞学表现

宫颈浸润性癌涂片最主要、最可靠的表现是存在溃疡或“恶性素质”。可出现多形性、角化,以及旁基底层鳞状细胞苍白、核退化,与炎症细胞渗出、坏死的肿瘤细胞、新鲜的血液混杂。然而,粉刺样隐窝的 CIN3 病变与这种涂片的表现类似。

三、临床转诊

在某些国家，细胞学报告能指导医师将患者转诊，进行阴道镜或其他妇科检查。不同的临床指导取决于患者的焦虑、期待干预的程度、阴道镜资源及临床和社会对疾病严重程度的认知。

总的来说，宫颈涂片若提示为 CIN2 级或以上病变者，医师将建议患者进行阴道镜检查。在欧洲国家，一般建议细胞学检查有 1 ~ 2 次轻度核异质病变、巴氏分类Ⅲ级或者低级别鳞状上皮内病变的患者转诊。有持续临界病变、ASCUS 或巴氏涂片Ⅱ级（2 ~ 3 次）的患者也建议转诊阴道镜。

已证明持续高危型人乳头瘤病毒感染是导致 CIN3 进展和持续的必需条件。联合高危型人乳头瘤病毒检测可能有助于分流低级别涂片异常患者。这就是近期英国国民健康服务宫颈病变筛查项目将高危型人乳头瘤病毒检测纳入其中的原因。

四、宫颈腺上皮内瘤变/原位腺癌的细胞学诊断

细胞学水平常常难以鉴别不典型宫颈管细胞是来源于宫颈腺上皮内瘤变（CGIN）抑或原位腺癌（AIS）。这些严重病变需要更仔细检查，排除腺上皮瘤变最终需要阴道镜检查。因为不论是诊断性还是非诊断性腺上皮病变，均需要一个相似的初始随访方法，这部分内容将单独进行讨论。巴氏涂片仅适用于鳞状细胞，而对于腺上皮癌前病变不敏感。不敏感的原因是：①过去缺少宫颈管样本（然而，使用新设计的取样设备和强调注意转化区的取样已经减少了这部分原因）；②在筛查中始终存在低估腺上皮病变的问题。区别原位腺癌和浸润性癌通常是可实现的。大多数情况下，无论是英国临床细胞学学会引入的腺细胞临界性核改变，还是美国 TBS 分类的 AGCUS，虽然很方便，但若最终对临床无明确帮助，则弃用该分类。

（一）宫颈腺上皮内瘤变/原位腺癌的细胞学特征

在涂片中，宫颈腺上皮内瘤变/原位腺癌的典型改变为在浓染的细胞团中可见到条带样柱状细胞，细胞核拥挤，核位于基底部，细胞质呈苍白色、泡沫样或空泡样形态。羽毛状结构提示腺上皮不典型改变，表现为细胞团边缘处的细胞垂直于长轴，细胞核和少许胞质呈放射状突出于细胞团边缘。玫瑰花样结构是提示腺上皮不典型改变的另一特征，表现为细胞核围绕一个中心呈放射状排列，形成腺样结构。除上述这些结构性的特征之外，细胞

核拥挤、核深染及核铸型并伴有粗颗粒状染色质等细胞核的特征也是细胞学诊断的重要依据。在液基细胞学标本中,不典型腺上皮细胞群较小,条状和玫瑰花状结构性特征不明显。染色质较细而核仁更明显。但是,细胞极度拥挤且呈羽毛状改变在诊断中极有帮助。大部分原位腺癌是在涂片显示鳞状细胞核异质转诊后意外发现的。因此,锥切活检能发现合并腺上皮内瘤变/原位腺癌。

(二)未明确意义的不典型腺上皮细胞/临界腺上皮细胞

因为缺少敏感性和可重复性,2006 年指南推荐将阴道镜和活检作为所有涂片结果为不典型腺细胞的首选应对策略。年龄超过 35 岁的女性,推荐增加内膜活检。2001 年版 TBS 分类腺上皮病变的术语与 1991 年版不同,因为"未明确意义"和"倾向于反应性不典型"被删除了。另外,原位腺癌是独立于腺癌的一项分类,尽管实际应用中两者的鉴别存在困难。

五、腺癌的细胞学特征

腺癌的细胞学特征常常较宫颈腺上皮内瘤变更严重,如细胞极性丧失、细胞更隐蔽、胞核增大、核仁明显及个别细胞坏死。这些特征结合患者年龄,有助于涂片的诊断,尽管出血或坏死样背景在早期腺癌中常常缺失,而且不能作为确诊浸润性癌的证据,尤其是液基细胞学涂片。细胞学识别腺癌有困难,可借助生物标志辅助诊断。

六、宫颈癌筛查

宫颈癌是女性第三大常见恶性肿瘤,也是女性因癌症死亡的第四大原因,在 2008 年,占女性癌症总新发病例(52.98 万)的 9%,占女性癌症总死亡病例(27.51 万)的 8%。超过 85% 的新发病例和死亡病例发生在发展中国家印度是全球第二人口大国,占全球宫颈癌总死亡人数(7.71 万)的 27%。在全球范围内,宫颈癌高发区为东非、西非、南非、中亚南部及南美。宫颈癌低发区为西亚、澳大利亚/新西兰和北美。

发展中国家和医疗资源匮乏地区宫颈癌高发的原因是缺乏有效的宫颈癌筛查,从而导致无法早期发现宫颈癌和癌前病变。在低收入国家中,性价比最佳的宫颈癌筛查方法包括肉眼观察醋白试验或 Lugol 碘试验,以及宫颈 HPV DNA 检测。近期在印度低收入农村地区开展的一项临床试验显示,HPV DNA 检测能使进展为晚期宫颈癌及宫颈癌引起的相关死亡风险降低 50%。

有效的宫颈癌筛查,可早期发现和治疗癌前病变,预防癌前病变进展为宫颈癌,或者在仍可治愈的阶段诊断宫颈癌,可减少宫颈癌的死亡率。

(一)细胞学筛查

自 1928 年 Papanicolaou 发明巴氏涂片以来,宫颈脱落细胞检查在宫颈癌筛查中的作用越来越明显。目前使用刮片或细胞刷进行宫颈取样的技术已经在 1948 年 Ayre 提出的方法基础上进行了改良。20 世纪 50 年代美国开始广泛使用宫颈刮片进行宫颈癌筛查,1964 年其被引入英国。许多国家和地区宫颈癌筛查间隔为 1 ~5 年,细胞学异常者推荐进一步行阴道镜检查,如果有必要再后续治疗。宫颈癌筛查覆盖率与浸润性宫颈癌发生率显著下降相关,筛查的重要性显而易见。

(二)筛查间隔

由于宫颈癌发展缓慢,最佳筛查间隔存在争议。最直接的证据来源于一项前瞻性随机对照队列分析研究,2 561 例(平均年龄 66.7 岁)巴氏涂片检查正常的女性(基线水平),2 年内共 110 例发生细胞学异常,仅 1 例被诊断为 CIN1 ~2,无 CIN2 ~3 或浸润性癌发生。因此,巴氏涂片阴性者 1 年内阳性预测值为 0%,2 年内为 0.9%。作者认为细胞学阴性者 2 年内无需复查巴氏涂片。在一项更大样本(n=33.2 万)的前瞻性队列研究中,宫颈细胞学、HPV DNA 联合筛查用于 30 岁及以上美国女性,结果显示细胞学阴性者直到 5 年后进展为 CIN3 和宫颈癌($CIN3^+$)的风险较低,3 年、5 年累积发生 $CIN3^+$ 的比例分别是 0.17% 和 0.36%。来自美国乳腺癌、宫颈癌早期发现计划的大样本研究显示,每年筛查与每 3 年 1 次筛查进行比较,宫颈癌死亡率并没有进一步下降。澳大利亚类似的模型研究发现,每 2 年与每 3 年 1 次筛查无差别。

(三)筛查效率

尽管缺乏随机对照试验来验证细胞学筛查的有效性,但一些非试验性的病例对照研究、队列研究显示,有组织的宫颈癌筛查使发达国家宫颈癌死亡率显著下降。但宫颈癌筛查的成功是否适用于发展中国家目前不得而知。

一般来说,发展中国家宫颈癌筛查覆盖率较低。各种研究显示,发展中国家宫颈癌筛查覆盖率平均约为 19%,而发达国家宫颈癌筛查覆盖率约为 63%,范围从 1%(孟加拉国)到 73%(巴西)。在资源匮乏地区,与传统的

3 次细胞学筛查方案相比,临床 1 ~2 次的醋白试验或 HPV DNA 检测宫颈癌筛查策略是性价比较好的替代方案。在医疗资源缺乏的地区,自行取样 HPV 检测也可作为宫颈癌筛查的方法。

尽管宫颈癌筛查降低了宫颈腺癌的发生率,但细胞学对于宫颈腺癌的预测价值明显低于其对于宫颈鳞状细胞癌的预测价值(无论是保护作用还是间隔时间)。细胞学筛查对于宫颈腺鳞癌的作用与对宫颈鳞状细胞癌的作用类似。

(四)筛查准确度

我们必须认识到,无论一种筛查方法有多好,都无法达到 100% 的敏感性,一小部分病例可能会漏诊。异常细胞的数量、是否存在挖空细胞、是否存在核深染的异常细胞,是影响 HSIL 患者的细胞学读片正确判读的独立因素。

理论上,判断一种筛查方法的敏感性和特异性需要对所有的参与者运用金标准进行研究(如阴道镜和适当的宫颈活检),不管筛查是阴性还是阳性。需要计算敏感性(真阳性率)和特异性(真阴性率)。但宫颈癌筛查方法的相关研究非常少。有研究比较了巴氏涂片和重复巴氏涂片检查,发现对于高级别病变,任何单一检查发现异常的敏感性是 55% ~80%。由于宫颈癌通常进展缓慢,规律筛查的敏感性可能更高。

七、改进宫颈癌筛查

(一)提高宫颈癌筛查的有效性

(1)理论上,判断一种筛查方法的敏感性和特异性需要对所有参与者运用金标准进行研究(如阴道镜和适当的宫颈活检),不管筛查是阴性还是阳性。需要计算敏感性(真阳性率)和特异性(真阴性率)。但宫颈癌筛查方法的相关研究非常少。有研究比较了巴氏涂片和重复巴氏涂片检查,发现对于高级别病变,任何单一检查发现异常的敏感性是 55% ~80%。来自美国乳腺癌、宫颈癌早期发现计划的大样本研究显示,每年筛查与每 3 年 1 次筛查进行比较,宫颈癌死亡率并没有进一步下降。

(2)液基细胞学的引入,包括 ThinPrep 和 SurePath 方法,为宫颈癌筛查带来了革命性的变化。宫颈细胞学的准确度依赖于标本取样质量、制片准备和细胞学读片。前两者是细胞学检查假阴性或细胞学涂片结果不满意的主要原因。传统细胞学涂片的局限性在于快速固定、细胞聚集和重叠导致涂片厚度不一致。血液、黏液、细胞碎片等因素可能使异常细胞模糊不清，导致细胞学检查的假阴性率上升和一些不明确的诊断(ASCUS)。液基细胞学系统提供了一层均匀的薄的宫颈细胞，不被黏液、血液、细胞碎片干扰。研究显示，液基细胞学显著增加了低级别病变的敏感性，但对 $CIN3^+$ 没有影响。液基细胞学检查的不满意制片相对减少。液基细胞学系统的另一个优势在于，同一样本剩余的细胞悬液还可用于 HPV 等其他辅助检测。虽然液基细胞学的价格比传统巴氏涂片贵，但由于取样方法的改进，重复细胞涂片和假阴性率均下降，性价比可接受。英国国家卫生医疗质量标准署认为，液基细胞学是一种经济效果较优的宫颈病变筛查技术。美国阴道镜及宫镜病理协会(ASCCP)指南并未明确推荐液基细胞学或传统细胞涂片，但英国 NHS 推荐将液基细胞学作为英格兰和威尔士地区宫颈癌的初筛手段。

（二）提高全球宫颈癌筛查的覆盖面

缺乏宫颈癌筛查被认为是浸润性宫颈癌进展的最常见的危险因素。缺乏宫颈癌筛查往往与缺乏完善的健康指导相关。原因是多方面的、错综复杂的，包括贫困、没有医疗保险、缺乏就近的医疗机构和医师、医师的性别、宗教信仰、缺乏相应知识、恐惧和害羞。为这些女性提供 HPV 疫苗可能是降低全球宫颈癌发生率的唯一希望。这项计划需要降低现有 HPV 疫苗的价格或者发展低廉的可供替代的 HPV 疫苗。同时，在资源缺乏地区或无法获得医疗资源的人群，采取宫颈癌即筛即治的策略。一项在印度农村进行的随机对照试验，研究了在 30～59 岁健康女性中即刻醋白试验、立即阴道镜检查、直接活检和冷冻治疗对宫颈癌发病率和死亡率的影响。经过 7 年随访，调整年龄、教育、婚姻状况、种族分布等因素，实验组与对照组比较，宫颈癌发病率减少 25%，死亡率减少 35%。在医疗资源匮乏地区，自行取样 HPV 检测可能是宫颈癌筛查的一种替代方法。

八、细胞学解读

无法检测或错误判读宫颈涂片中的异常细胞是细胞学筛查失败的另一个因素。造成这一结果有很多原因，包括缺乏培训、质量控制差和细胞学医师不足。宫颈涂片人工阅片耗时费力，并且由于 90% 以上的涂片结果正常，会造成思维定式。此外，细胞学涂片完全依赖主观判断，细胞学实验室的内部和外部质量控制对宫颈癌筛查非常重要(Koss，1989)。英国 NHS 宫颈癌筛查计划已制订并出版细胞学相关的指南和预期标准(Herber，1995；Pritchard，1996)，美国国会在 1988 年颁布临床实验室修正方案，为验证细胞学技师能力并限制其工作量立法。

以往宫颈癌筛查依赖细胞学技术员人工阅片，近20年来科学技术不断发展，自动计算机阅片系统应运而生，它能通过电脑屏幕为读片人员呈现一系列视野和识别异常细胞。这一技术可减少筛查失误、缩短阅片时间从而提高阅片数量。已有两种有效的自动阅片系统获得美国FDA认证并用于宫颈癌初筛，即BD焦点GS影像系统（使用SurePath液基细胞）和ThinPrep影像系统（使用ThinPrep液基细胞）：一些研究比较了自动阅片与人工阅片的效率，但尚未有明确的结论。2005年8月，英国启动了一项随机对照试验，对比两种自动宫颈筛查技术与人工筛查。宫颈癌初筛女性的样本被随机分配到人工阅片组或其中一种计算机自动阅片组并辅以人工阅片。作者得出结论：自动辅助阅片系统不建议用于宫颈癌初筛。

九、HPV检测用于宫颈癌初筛

与细胞学相比，HPV DNA初筛检测高级别CIN的敏感性更高。而且，特别是HPV自行取样用于样本收集后，HPV DNA初筛也可提高宫颈癌筛查的覆盖率。

随机对照试验发现细胞学联合HPV检测较单一细胞学敏感性更高。大样本荟萃分析表明，杂交捕获HPV检测高级别CIN的总体敏感性达89.3%。HC2排除高级别CIN的总体特异性为87.8%。在欧洲和北美，HPV检测具有较高的特异性。但在非洲和亚洲，HPV检测的敏感性下降，其原因尚不明确。

已有大量的随机对照试验证实HC2 HPV DNA检测的有效性。10多年来，欧洲甚至全球的临床医师将其作为常规检查方法用于识别宫颈疾病高风险的女性。虽然HC2 HPV检测已被常规使用并用于多项临床研究，但是也有其他一些研究采用PCR检测方法。PCR技术对低水平HPV DNA感染具有较高的敏感性，但用于检测临床相关感染的敏感性较低，而特异性较高。

HPV DNA联合细胞学检测是低级别病变患者随访的标准方法，有99.2%的$CIN2^+$患者能被联合筛查检出，联合检测具有较高的阴性预测值和较长的保护周期，可延长筛查间隔至3~5年：然而，低特异性仍可导致大量的假阳性结果，以及不必要的阴道镜检查。发达国家能承担HPV联合巴氏筛查方案的成本，因为从长远来看，延长双阴性患者的筛查间隔能节约大量的医疗成本。

发展中国家医疗资源匮乏，很难实施细胞学为基础的宫颈癌筛查方案，宫颈癌的发病率和死亡率很高。而且，偏远地区的患者需多次进行阴道镜检查，可行性不高替代方案可选择醋白试验，但其敏感性、特异性不高，不能作为长期筛查方案在这些地区，采用标准化的、客观的 HPV DNA 检测作为宫颈癌一线初筛方法，较单一细胞学筛查或醋白试验具有更高的临床敏感性和较长的保护间隔，最新开发的一种 HPV DNA 快速检测方法能在 2 h 内出结果，随后对 HPV 阳性者和（或）醋白试验诊断有病变的患者进行冷冻治疗，可作为一种有效的替代方案。

十、HPV 检测用于 CIN 治疗后随访

CIN 治疗后随访的主要目的是发现病灶残留或复发。治疗后宫颈癌前病变的复发率为 5% ~10%，推荐随访时间长达 10 年，原因是与正常队列相比，该人群 CIN 进展或者发生癌的风险仍较高。治疗失败的主要因素是病灶残留，一般在治疗后 2 年内可通过细胞学检测发现。

英国一项大样本多中心前瞻性研究评估了治疗后细胞学联合 HPV 检测在随访中的作用，结果显示，治疗后 6 个月细胞学、HPV 双阴性的患者，3 年后复查是安全的，而现有的细胞学检查需每年一次，连续 10 年。有趣的是，联合检测与初次完全或不完全切除标本切缘的阴性预测值是类似的。

HPV DNA 检测的阴性预测值对于随访 CIN 治疗后患者具有潜在的临床价值。HPV 阴性患者治疗后发生病灶残留或复发的风险非常低。

十一、HPV 检测用于轻度细胞学异常的分流

现在很多国家采用这种方法，直接在轻度细胞学异常（ASCUS 或临界涂片）患者的液基细胞学标本中检测 HPV DNA，而不是让这些患者返回进行重复细胞学检测。这种方法的阴性预测值为 98%，可证实无潜在的宫颈病变。

轻度细胞学异常（ASCUS 或临界诊断）仍存在细胞学重复性低的问题，这些患者中 5% ~17% 经活检被诊断为 CIN2 或 CIN3，这会产生明显的临床管理难题。

阴道镜和阴道镜下活检一直被认为是金标准。这种方法需要技巧娴熟的阴道镜医师，是有创方法且价格昂贵，由于取样和诊断的失误而漏诊近 1/3 的高级别病变。因此，由于细胞学假阳性和活检假阴性结果，鉴别宫颈高级别病变有一定难度。

HPV 检测可用于低级别细胞学异常（ASCUS 和 LSIL）的风险分流。由

于在 HPV 感染自发清除的患者中未发现组织学进展,所以对于 HPV 阴性者无需继续随访。40% ~60% 的 HPV DNA 阴性的女性,可以有细胞学持续性 ASCUS。

十二、HPV 分型检测的意义

宫颈癌是由 HPV 感染所致,但不同 HPV 亚型的致癌能力各不相同。约有 15 种致癌的高危亚型与宫颈癌发生相关,其中 HPV16 亚型致癌能力最强,HPV18 和 HPV45 次之。HPV16 与 60% 的 CIN3 和浸润性宫颈癌($CIN3^+$)有关,HPV18 与 10% ~20% 的 CIN3 和 $CIN3^+$ 有关。感染高危亚型 HPV 者罹患浸润性宫颈癌的风险非常高,HPV16 感染者的 OR 值为 434,HPV18 感染者的 OR 值为 248。

对于细胞学阴性和 HPV 检测阳性者,推荐进一步行 HPV 分型检测。HPV16 阳性患者应进行阴道镜检查。

近 50% 的 ASCUS 被证实有高危型 HPV 感染。ASCUSI5IL 分流研究组报道,HPV16 阳性的 ASCUS 患者 2 年内发生 $CIN3^+$ 的累积绝对风险为 32.5%。该研究还发现,HPV16 感染合并可疑或轻度细胞学异常的患者 2 年内发生 $CIN2^+$(活检确认)的风险为 51.6%。

另外,HPV16、HPV18 亚型常与持续性感染密切相关,因此,鉴别这两种 HPV 亚型对于 ASCUS 患者的风险分级意义重大。

HPV 分型对疾病预后有一定作用。CIN3 治疗前后感染同一种 HPV 亚型可能提示再次感染 HPV,该患者可能易感这种特定的 HPV 亚型,需要加强随访。

(石钦霞)

第三节 HPV 疫苗与宫颈癌预防

一、预防性疫苗的种类及特点

(一)进口二价 HPV 疫苗

疫苗为肌内注射用悬浮液,含有纯化的人乳头瘤病毒 16 型和 18 型病毒

L1 蛋白。剂型为 1 剂次或 2 剂次瓶装，或预充式注射器包装。每剂 0.5 mL，含 20 μg HPV16 型 L1 蛋白和 20 μg HPV18 型 L1 蛋白，吸附到 500 μg 的专利 AS04 佐剂系统：含氢氧化铝 50 μg，3-O-去酰基-4-单磷酸脂质 A（AS04）。疫苗适用于 9 岁以上女性和男性，预防特定 HPV 型别相关的生殖器、外阴、阴道、肛门、宫颈癌前病变，以及宫颈癌和肛门癌。9～14 岁的男孩和女孩，可以按照 2 剂次程序接种（每剂 0.5 mL，0 和 5～13 个月接种）。如果接种首剂时的年龄≥15 岁，建议接种 3 剂次（每剂 0.5 mL，分别于 0、1、6 个月接种）。第二剂次可在首剂后 1.0～2.5 个月接种，第三剂次可在第一剂次后 5～12 个月接种。任何年龄段，如果第二剂次接种时间在首剂后 5 个月之内，那么应该继续接种第三剂次。目前尚未确定是否需要接种加强剂次。目前国内批准用于 9～45 岁女性，预防高危型 HPV16 和 HPV18 型所致的宫颈癌及其癌前病变，推荐按 0、1 个月、6 个月 3 剂次接种。

（二）四价 HPV 疫苗

疫苗为肌内注射用悬浮液，含 HPV6 型、HPV11 型、HPV16 型和 HPV18 型纯化病毒 L1 蛋白。采用 1 剂次瓶装、预填充包装。每剂 0.5 mL、含 20 μg HPV6 型 L1 蛋白、40 μg HPV11 型 L1 蛋白、40 μg HPV16 型 L1 蛋白和 20 μg HPV18 型 L1 蛋白，吸附到 225 μg 无定形磷酸铝硫酸盐（AAHS）佐剂。疫苗适用于 9 岁以上男性和女性预防高危型 HPV 引起的宫颈、外阴、阴道、肛门和生殖器癌前病变和癌症，预防特定型别 HPV 相关的疣。9～13 岁的男孩和女孩，可以按照 2 剂次程序接种（每剂 0.5 mL，分别于 0 和 6 个月接种）。如果第二剂次疫苗在首剂后 6 个月内接种，则需要接种第三剂次。对于 14 岁以上的女孩和男孩，应按照 3 剂次程序接种（每剂 0.5 mL，分别于 0、2 个月、6 个月接种）。第二剂次应在首剂后至少 1 个月接种，第 1 剂次应在第二剂次后至少 3 个月接种。不清楚是否需要加强剂次。目前国内批准用于 20～45 岁女性，预防高危 HPV16 型和 HPV18 型所致的宫颈癌及其癌前病变，推荐按 0、2 个月、6 个月 3 剂次接种。

（三）九价 HPV 疫苗

疫苗为肌内注射用悬浮液，含 9 个型别 HPV 病毒纯化 L1 蛋白（6、11、16、18、31、33、45、52 和 58）。单剂瓶装或预填充注射器包装。每剂 0.5 mL，含 30 μg HPV6 型 L1 蛋白、40 μg HPV11 型 L1 蛋白、60 μg HPV16 型 L1 蛋白、40 μg HPV18 型 L1 蛋白、20 μg HPV31 型 L1 蛋白、20 μg HPV33 型 L1 蛋白、20 μg HPV45 型 L1 蛋白、20 μg HPV52 型 L1 蛋白和 20 μg HPV58 型 L1 蛋白，吸附于 500 μg AAHS 佐剂。疫苗适用于 9 岁以上男性和女性，预防

高危型 HPV 相关的宫颈、外阴、阴道和肛门癌前病变和癌症,HPV 特定型相关的肛门生殖器疣。9~14 岁的男孩和女孩,可以按照 2 剂次程序接种(每剂 0.5 mL,分别于 0 和 5~13 个月内接种)。如果第二剂次疫苗在首剂后 5 个月内接种,则需要接种第三剂次。15 岁以上人群,应按照 3 剂次程序接种(每剂 0.5 mL,分别于 0、2、6 个月接种)。第二剂次应在首剂后至少 1 个月接种,第三剂次应在第二剂次后至少 3 个月接种。不清楚是否需要加强剂次。目前国内有条件批准用于 16~26 岁女性,预防 HPV16/18/31/33/45/52/58 型所致的宫颈癌,以及 HPV6/11/16/18/31/33/45/52/58 所致的癌前病变或不典型病变,按 0、2、6 个月 3 剂次接种。

(四)国产二价 HPV 疫苗

疫苗为肌内注射用悬浮液,含有纯化的人乳头瘤病毒 16 型和 18 型病毒 L1 蛋白。西林瓶包装。每剂 0.5 mL,含 40 μg HPV16 型 L1 蛋白和 20 μg HPV18 型 L1 蛋白,吸附到 208 氢氧化铝佐剂。国内批准疫苗适用于 9~45 岁女性,预防高危型 HPV16 和 HPV18 型所致的持续性感染、宫颈癌前病变和宫颈癌。9~45 岁的女性推荐接种 3 剂次(每剂 0.5 mL,分别于 0、1 和 6 个月接种),第 2 剂可在第 1 剂之后的 1~2 个月接种,第 3 剂可在第 1 剂后的 5~8 个月接种。对 9~14 岁的女性也可以选择采用 0、6 个月分别接种 1 剂次(每剂 0.5 mL,间隔不小于 5 个月)的免疫程序。尚未确定是否需要加强免疫。中国上市的预防性 HPV 疫苗基本特征如表 8-1 所示。

表 8-1 中国上市的预防性 HPV 疫苗基本特征

项目	二价 HPV 疫苗(Cervarix)	四价 HPV 疫苗(Gardasil)	九价 HPV 疫苗(Gardasil9)	二价 HPV 疫苗(Cecolin)
生产企业	英国葛兰系史克公司	美国默沙东公司	美国默沙东公司	中国厦门万泰公司
上市时间	2007 年	2006 年	2014 年	2019 年
疫苗类型	HPV16/18 型 VLP,L1 衣壳	HPV6/11/16/18 型 VLP,L1 衣壳	HPV6/11/16/18/31/33/45/52/58 型 VLP,L1 衣壳	HFV16/18 型 VLP,L1 衣壳
抗原含量	HPV16 型 20 μg;HPV18 型 20 μg;	HPV6 型 20 μg;HPV11 型 40 μg;HPV16 型 40 μg;HPV18 型 20 μg	HPV6 型 30 μg;HPV11 型 40 μg;HPV16 型 60 μg;HPV18 型 40 μg;HPV31 型 20 μg;HPV33 型 20 μg;HPV45 型 20 μg;HPV52 型 20 μg;HPV58 型 20 μg	HFV16 型 40 μg;HPV18 型 20 μg

续表 8-1

项目	二价 HPV 疫苗（Cervarix）	四价 HPV 疫苗（Gardasil）	九价 HPV 疫苗（Gardasil9）	二价 HPV 疫苗（Cecolin）
表达系统	重组杆状病毒	重组酿酒酵母	重组酿酒酵母	重组大肠埃希菌
佐剂	AS04 佐剂系统	无定形羟基磷酸硫酸铝	无定形羟基磷酸硫酸铝	氢氧化铝
接种程序	0、1、6 个月和 0、2、6 个月	0、1、6 个月和 0、2、6 个月	0、1、6 个月和 0、2、6 个月	0、1、6 个月和 0、2、6 个月

HPV 疫苗应在 2 ~8 ℃储存，不能冻结，从冰箱取出后尽快完成接种。已证明进口二价疫苗在冰箱外 8 ~25 ℃存储时，稳定性可达 3 d，在 25 ~ 37 ℃ 存储时稳定性可达 1 d；四价疫苗稳定性研究表明，8 ~42 ℃存储时疫苗稳定性为 3 d；九价疫苗的数据表明，疫苗在 8 ~25 ℃存储时，稳定性为 3 d。

二、HPV 疫苗的交叉保护

关于 HPV 疫苗交叉保护的原理，目前尚不明确。交叉保护效果可能与多种因素相关，例如不同高危型 HPV 的基因相似性、疫苗成分（包括抗原和佐剂）诱导的高水平体液和细胞免疫应答相关，另外交叉保护效果的数据也与研究开展地区的 HPV 流行情况，以及人群特征相关。在临床研究和真实世界使用中，观察到二价和四价 HPV 疫苗对 HPV16 和 HPV18 以外的一些高危 HPV 型提供了一定程度的交叉保护，特别是 HPV31、HPV33 和 HPV45 型，九价及国产二价 HPV 疫苗是否对非疫苗型提供交叉保护及程度不清。

一个系统综述（二价研究 2 个、四价研究 7 个）评估了免疫规划前后除 HPV16 和 HPV18 以外的高危型感染率的变化。结果发现，对 HPV31 有交叉保护[感染率比 = 0.73，（95% CI：0.58% ~ 0.92%）]，但对 HPV33 和 HPV45[患病率比分别为 1.04，（95% CI：0.78% ~1.38%）]；0.96（95% CI：0.75% ~1.23%）几乎没有交叉保护的证据。另一项发表在柳叶刀上的系统综述（二价研究 3 个、四价研究 2 个），进一步区分了两种疫苗的交叉保护效果，研究发现二价 HPV 疫苗对 HPV31/33/HPV45 的交叉保护作用比较明确，对 HPV31/33/45 型相关 CIN Ⅱ$^{+}$的保护效果分别为 89.4%、82.3% 和 100%，而四价 HPV 疫苗仅对 HPV31 相关的 CIN Ⅱ$^{+}$具有保护效果，为 70%，见表 8-2。

表 8-2 两种疫苗交叉保护效力的综合评价与 meta 分析

	持续感染			CINⅡ+**		
	二价 HPV	四价 HPV	P 值	二价 HPV	四价 HPV	P 值
HPV31	77.1%(67.2~84.4)	46.2%(15.3~66.4)	0.003	89.4%(65.5~97.9)	70.0%(32.1~88.2)	NA+
HPV33	43.1%(19.3~60.2)	28.7%(-45.1~65.8)	NA*	82.3%(53.4~94.7)	24.0%(-71.2~67.2)	0.02
HFV45	79.0%(61.3~89.4)	7.8%(-67.0~49.3)	0.003	100%(41.7~100)	-51.9%(-1717.8~82.6)	0.04

注:NA*表示无显著性差异;**表示非头对头研究。

三、HPV 疫苗我国应用现状

就目前情况来看,HPV 疫苗在我国的应用主要存在以下问题。

一是相关机构职能缺失。宫颈癌进入公众视野是在 2016 年 HPV 疫苗上市以后,在此之前,很少有人关注宫颈癌的防控。疾控中心作为开展传染病、慢性疾病防控的主要职能部门,往往关注的是各类法定急、慢性传染病和慢性非传染性疾病,如艾滋病、结核病、肝炎、麻疹,以及糖尿病、高血压、冠心病等,没有设立专门负责宫颈癌防控的相关部门和科室,日常健康教育、健康科普和健康促进等工作也很少涉及宫颈癌防控。妇幼保健院作为宫颈癌防控的另一个职能部门,虽然负责辖区的妇女保健工作,但是往往承担的是宫颈癌的二级防控,服务对象主要是前来就诊的患者,牵头开展的一些项目,如宫颈癌筛查,也是碎片化和零星化,难以取得实效。此外,HPV 疫苗企业也在我国宫颈癌防控工作起到了一定的作用,主要是针对医务人员的宫颈癌防控学术推广,如支持学术会议、组织专题讨论等形式,提升了医务人员的学术水平,但是如何引导这些医务人员进一步将知识传递给广大公众,企业往往力不从心。

二是青少年及其家长对 HPV 疫苗认知较低、相关知识匮乏。主要表现在以下 3 个方面。

(1)接种意愿低:HPV 疫苗接种意愿与对 HPV 疫苗的认知相关,青少年女性的接种率较低的首要原因是青少年及其家长对 HPV 疫苗的认知程度较低。调查显示,中学生及家长和大学生对 HPV 疫苗的认知较低,相关知识缺乏,我国学者 2018 年发表的文献结果显示,仅 15.5% 的初中生听说过 HPV,18.9% 听说过 HPV 疫苗;但初中生接种疫苗的意愿较高,结果显示 66.9% 的初中生未来愿意接种 HPV 疫苗。2018 年另一个发表的研究显示,41.3%

的成都中学生家长听说过 HPV,43.2%的学生家长听说过 HPV 疫苗,虽然学生自身接种意愿较高,但是家长让女儿接种的意愿却较低,数据显示 26.7%~36.7%的家长愿意孩子接种 HPV 疫苗。家长的认知程度越高,孩子接种疫苗的意愿就越高。研究发现高收入、自身接种过 HPV 疫苗、咨询过 HPV 疫苗信息是家长认知的促进因素,有恶性肿瘤家族史、知晓 HPV 和 HPV 疫苗的家长更愿意让学生接种 HPV 疫苗。对 HPV 疫苗及其相关疾病知识认知不足是家长犹豫接种疫苗的主要原因,如有些家长认为学生年龄小,还未发生性行为,没有患 HPV 相关疾病的风险,接种疫苗可能会诱导更多不安全性行为的发生等。

(2)青少年女生接种率低:由于目前上市的 HPV 疫苗均为预防性疫苗,在未感染或者未发生性行为的女性中接种 HPV 疫苗将获得最佳预防效果。然而,调查显示我国实际接种的对象主要为 25 岁以上女性,在真正最需要接种 HPV 疫苗,并且效果也是最佳的未成年女性的接种率几乎可以忽略不计。因为 25 岁以上女性往往比较关注自身健康问题,并且也有经济能力和自我接种决策权,而青少年女生往往专注于自身学业,并且接种决策权往往取决于家长的意愿。

(3)追捧高价数 HPV 疫苗问题:目前公众普遍认为,疫苗价数越高越好,预防宫颈癌的效果九价>四价>二价。因此,我国九价 HPV 疫苗经常出现供货不足甚至断货的情况,而四价,尤其是二价 HPV 疫苗虽然市场供货充足,但却无人问津。而公众在等待九价 HPV 疫苗的过程中,不仅伴随着感染和病变的风险,而且也可能会错过最佳接种年龄。

三是 HPV 疫苗价格相对较高的问题。调查显示,我国 79%的妇女希望政府能够全部或者部分承担疫苗费用。与传统疫苗几块钱甚至几十块的价格相比,HPV 疫苗动辄上千元甚至数千元的价格,无疑会成为影响疫苗接种率的巨大阻碍。

四、解决方案

(一)整合职能部门,协调多方合作

自改革开放以来,我国宫颈癌发病率和病死率逐年增加,并有年轻化的趋势,宫颈癌已经成为当前严重威胁女性健康的重要公共卫生问题。当务之急,是要更新国家宫颈癌控制策略,将宫颈癌防控纳入到现有的疾控防控体系。国家应该宏观调控科学界、教委、疾控机构、癌症控制、性与生殖健康、疫苗供应企业等部门多方合作,建立联席会议机制,协调彼此的任务与

职责，平衡不同利益相关者的期望及关注点的表达。同时，还应建立健全相应的考核指标，以促成各机构建立相应职能部门和科室，将宫颈癌各项防控工作落到实处。

(二)加强 HPV 疫苗科学宣传，引导公众合理需求

通过近年媒体等宣传，我国女性对 HPV 疫苗有了初步了解，但从现有现象来看，如青少年女性接种率低、追捧高价疫苗等，公众对 HPV 相关疾病和疫苗知识依旧匮乏，HPV 疫苗的科学宣传仍需要进一步加强。HPV 疫苗接种的目标人群不同于通常的国家免疫规划的目标人群，在宣传动员和信息传播等方面需要多个利益相关方参与。将 HPV 疫苗知识健康教育，与现有的针对青少年的各种项目和行动，如基于学校和社区的性和生殖健康的教育项目、营养与饮食、控烟及 HIV/AIDS 预防等结合，更有针对性和可操作性。

研究表明，妇女更倾向于信任从医护途径得到的信息。因此，针对医护人员开展有关 HPV、子宫颈癌及其他 HPV 相关癌症和疾病的公共卫生教育及交流项目十分有益。在此基础上，医护人员可以进一步提供内容全面、信息丰富的关于 HPV、宫颈癌及其他 HPV 相关肿瘤和疾患的公众教育和传播计划。

针对公众的健康教育要通俗易懂，要针对公众的期望并解释他们所关注的问题，引导公众合理需求。例如，针对青少年接种率低的情况，应主动阐述 HPV 疫苗接种对于青少年女生的必要性和益处，年轻人接种保护效果好，免疫原性高，世界上将 HPV 纳入国家免疫规划的国家和地区主要针对的也都是青少年女生，说明青少年女生接种 HPV 疫苗具有最佳的成本效益。针对民众追捧高价 HPV 疫苗的情况，可以告知，目前 3 种 HPV 疫苗在预防宫颈癌方面具有相似的效力，从公共卫生角度来看，二价、四价和九价 HPV 疫苗的免疫原性、预防宫颈癌的效力和效果具有可比性，所有疫苗都不能保证 100% 的保护效果，接种疫苗之后到了指定年龄仍然需要筛查，接种任何一种疫苗，加上筛查，都可以取得近乎完美的保护效果，这也是目前防控宫颈癌最佳的策略。与其纠结、等待高价 HPV 疫苗而错过最佳接种年龄，不如尽早接种现有的 HPV 疫苗，早接种、早保护。

五、宫颈癌的预防

(一)宫颈癌的一级预防

我们知道，肿瘤的一级预防即病因学预防，就宫颈癌的病因来讲，特异

型别的“致瘤型”HPV 持续感染是导致宫颈癌的直接病因，而描述性流行病学研究发现的一些危险因素起着协同作用。子宫颈浸润癌的危险因素包括：①患者年龄；②居住在特定地理区域，如撒哈拉以南的非洲地区；③社会经济地位较低；④缺少细胞学筛查；⑤首次性行为年龄过早；⑥有多个性伴侣；⑦女性的性伴侣有多个；⑧性传播疾病史，尤其是尖锐湿疣、单纯疱疹病毒和沙眼衣原体感染；⑨多产；⑩吸烟，使用口服避孕药，任何原因引起的免疫抑制包括 HIV，营养状况，遗传背景。

特异型别 HPV 导致人类子宫颈癌的证据如下。①充分的流行病学证据确定具有人致癌性：HPV16 型、HPV18 型。②有信服的证据（大多数是病例—对照研究）证明具有人致癌性：HPV31 型、HPV33 型、HPV35 型、HPV39 型、HPV45 型、HPV51 型、HPV52 型、HPV56 型、HPV58 型、HPV59 型、HPV66 型。③数据未显示有令人信服的关联：HPV26 型、HPV68 型、HPV73 型、HPV82 型。所以，宫颈癌一级预防的主要任务还是控制 HPV 的感染，消除协同因素。

那么，宫颈癌的一级预防到底应该如何做呢？我们已经知道，HPV 得以传播，离不开 3 个基本元素，即传染源、传播途径及易感人群，我们将 3 个元素控制住了，子宫颈癌就会远离人类了。但实际工作中，可能会在认识及执行层面上存在一些问题，我们一一剖析如下。

1. 禁欲　最明确的预防子宫颈癌和其他 HPV 诱发的下生殖道肿瘤发生的措施是终生禁欲。但是，对于大多数人来讲，终生禁欲并不是一个可行的选择。那么，可供选择的、改良式的做法有哪些呢？可供选择方案如下。

（1）20 岁以前禁欲。

（2）拒绝婚姻以外的性关系。

（3）消除不良习俗：不早婚、不多育。

笔者以前做健康宣教，总是提到一句话，古人曰：“病从口入。”是因为在人类历史的长河中，很多疾病都与“吃”有关，病源来自于“口”。在现代文明社会，这种通过消化道传播的疾病大大减少，但随着性开放，生殖道这个“口”的开放，不仅仅是性传播疾病发病率上升，更可怕的是一些灾难性疾病的到来或增加，比如，HIV 病毒相关的艾滋病（AIDS）、与 HR-HPV 相关的子宫颈癌。所以，管好自己的“口”，防止病从口入，从我做起，从现在做起。

有人会提出，肿瘤专家提倡 20 岁以前禁欲，但我国法定结婚年龄女性是 20 岁，这两者不是矛盾？笔者是这样理解的，从病理生理来讲，20 岁以后开始性生活，是有其理论基础的，一是心理上达到相对成熟的状态，二是性器官的发育成熟,为日后的妊娠做好了准备。最重要的是,相比较青春期的宫颈转化区,20岁时相对成熟,对性生活(当然可能是不洁的性生活)所带来的不良病原的刺激有足够的抵抗能力,不容易发生不良转化。

至于我国《婚姻法》中规定:结婚年龄,男不得早于22周岁,女不得早于20周岁。请大家注意,这是法定最小结婚年龄,而且,后面还有一句话:晚婚晚育应予鼓励。同时,对晚婚定义为:男25周岁,女23周岁。此外,一个大国的法定结婚年龄的制定,受许多因素的制约,不可能只考虑对某一个方面的影响。所以,笔者想说,肿瘤专家讲的是提倡,政府层面讲的是政策,不可以相提并论。

2. 使用安全套(避孕套) 从阻止传染病发生的角度来分析,我们阻断其传播途径,理论上就有可能阻止HPV的传播,进而阻止子宫颈癌的发生。可实际上,一是很多人不相信,一个小小的安全套能阻止HPV受侵;一是即使了解了,很多人也不以为然,总是抱着侥幸的心理。下面我们一起来了解一下安全套。

我们先看看避孕套有什么作用?

(1)正确使用避孕套可使感染艾滋病的概率降低99.9%,感染淋病的概率降低85%。

(2)局部加厚的物理延时避孕套可以延长性交时间,对于早泄的男子延长性交时间20%以上;女性达到性高潮所需的时间比男性长,使女性的性感得到满足。

(4)有些女性性交后出现外阴瘙痒、水肿,伴有胸闷、呼吸急促甚至荨麻疹样症状。避孕套可有效地阻止精液接触,降低精液过敏的概率。

(5)避孕套有不同的造型、颜色、口味、材质及尺寸,使性爱更有趣。

(6)避孕套提供女性更安全的保护,阻断包皮垢与子宫颈的接触,降低患子宫颈癌的概率。

(7)避孕套可以预防宫外孕。避孕套能阻止精子进入阴道,所以不会怀孕,也就不会发生宫外孕。患有输卵管炎、输卵管发育不良或畸形、子宫内膜异位症、子宫发育不良等容易引起宫外孕的妇女,采用避孕套避孕比节育环好。

(8)妊娠晚期使用避孕套,可预防宫内感染及由此引起的早产或新生儿死亡。

避孕套有一定的阻断传播途径的作用,但不是绝对保险。同样的道理,使用避孕套不能完全阻断HIV的性传播途径,但其作用不可否认,我们不能因其不能解决全部的问题，就选择否认或者放弃。

3.提高易感人群保护力 提高易感人群的抵抗力的有效途径是接种HPV疫苗，但不是唯一途径。我们前面提到的，与子宫颈癌发生相关的一些协同因素，也是需要干预的。有关的建议，WHO早就给了我们很好的建议。

(1)应推迟首次性生活的时间。过早开始性生活更容易感染HPV。一次性生活就可能让年轻女性感染HPV，年龄越小，感染的机会越大。

(2)应推迟首产时间。妊娠时产生的激素可能会增加患子宫颈癌的危险。

(3)应减少怀孕次数。有5个或5个以上孩子的妇女患子宫颈癌的危险性会增加。

(4)应减少性伴侣数量。性伴侣越多，感染性传播疾病(HPV、HIV等)的危险越大，患子宫颈癌的危险就越大。

(5)避免与有多性伴侣的人发生性关系。如果男性有多个性伴侣或者曾经有过多个性伴侣，那么与其发生性关系的女性患宫颈癌的危险将增高。

(6)使用避孕套。避孕套可以减少性传播疾病的感染，减少患子宫颈癌的危险。

(7)远离吸烟。吸烟的妇女几乎患所有癌症的危险性均较高，包括子宫颈癌。

(8)如果有性传播疾病的症状或者怀疑有暴露于性传播疾病的危险时，应该立即就医。

(9)超过25岁的妇女就应该参加筛查。几乎所有有性生活的妇女都有暴露于HPV感染的危险。筛查可以检出早期病变，使其在发展成为子宫颈癌之前得到治疗。

(10)对男性的特别建议。减少性伴侣数，坚持使用避孕套(尤其是与新的性伴发生关系时)。

(二)宫颈癌的二级预防

2019年WHO提出了2030年宫颈癌全球战略计划，这个计划包括三方面的内容，即宫颈癌的预防、有效的筛查和治疗癌前病变、早期癌症诊断和侵袭性癌症管理规划。计划达到如下目标。

(1)女童HPV疫苗接种覆盖率达90%(15岁前)。

(2)70%的筛查覆盖率(70%的女性在35岁和45岁时接受了高性能的筛查)和90%的癌前病变治疗率。

(3)管理90%的侵袭性癌症病例。其中,对宫颈癌前病变及早期癌的筛查及正确的处理,控制初发疾病的进展,实现对宫颈癌的“早发现、早诊断、早治疗”,即宫颈癌的二级预防。

(石钦霞)

第九章 脑血管病手术护理

第一节 颅内动脉瘤夹闭和包裹术

颅内动脉瘤是颅内动脉壁上的异常膨出，是一种高发、高危的疾病。

【用物准备】

1. 基本用物　开颅手术器械包、头钉包、显微器械包、敷料包、铺巾包、手术衣包、神外特殊布类包。

2. 二次性用物　20 号、11 号刀片；2-0 丝线；4-0 带针丝线；8×20 角针；抽吸管、孔被、导尿包、纱布、手套、粘贴手术巾、头皮夹、输血器、明胶海绵若干、骨蜡、冲洗器、显微镜套、电刀笔、10 mL 注射器。

3. 特殊用物　持夹钳、临时阻断夹、动脉瘤夹、罂粟碱(5 mg/支)数支、干燥脑棉片 1 片、加温毯、加温输液器、显微镜、铣刀、高频电刀、双极电凝、蛇形牵开器、颅骨固定材料、头架。

【体位】

取仰卧位，头偏向对侧约 15°，并稍下垂 20°，使颧突部处于最高点，以利脑的额叶因自然重力下垂离开眶顶，减轻牵拉的力量，便于显露动脉瘤。头架固定。

【切口】

手术切口自颞骨颧突向上延伸，弯向前，终止于通过眶上缘中点的垂直线与发际交界处。必要时颈部暴露颈内动脉。

【步骤与配合】

1. 消毒铺单　皮肤消毒剂消毒头皮，协助术者铺无菌单，覆盖粘贴手术巾。固定吸引管、电刀笔、双极电凝。

2. 切开头皮至帽状腱膜　沿切口线两侧铺干纱垫，20 号手术刀切开头皮，电刀切开帽状腱膜及腱膜下层，头皮夹钳夹切缘止血，出血点用电凝止血。

3. 处理皮瓣　骨膜分离器或纱布钝性或锐性分离帽状腱膜下疏松组织层，皮瓣向基底部翻转。皮肤腱膜瓣内面用双极电凝止血，用纱垫垫于基底部外面，以防止皮肤反折角度过大出现血运障碍，湿盐水纱布覆盖于其内面，头皮拉钩或角针、2-0 丝线缝线牵引固定皮瓣。

4. 去骨瓣　20 号手术刀和骨膜分离器，沿切口内侧切开和剥离骨膜。颅骨钻钻孔，骨刮刮除孔内内板碎片，适当明胶海绵封窦，用线锯导板引导线于两骨孔间锯开颅骨或者铣刀锯开颅骨。骨膜分离器或脑压板探入骨瓣下，向上揭起骨瓣，骨蜡涂抹骨窗，双极电凝烧灼硬脑膜上出血点，或用明胶海绵及脑棉片压迫止血。骨瓣清理后用湿纱垫包裹放入无菌塑料袋内妥善保存。

5. 切开硬脑膜，准备显微镜　双极电凝行硬膜外止血，脑膜有齿镊提起脑膜、11 号刀片在脑膜上切开一小口，脑膜剪扩大切口，环绕动脉瘤边界 1 cm 处剪开硬脑膜，用 4-0 带针丝线悬吊硬脑膜。准备蛇形牵开器，包好无菌显微镜套。

6. 分离动脉瘤、准备临时阻断夹　递动脉瘤探针或显微分离器分离动脉瘤颈时，先从瘤颈对侧的颈内动脉分离，然后分离近侧角，最后分离远侧角，递双极电凝止血，游离动脉瘤。

7. 于瘤颈处夹闭动脉瘤

（1）通过释放脑脊液和尽可能地清除有占位效应的颅内血肿来降低颅内压。

（2）放置临时阻断夹，对载瘤血管近端和远端进行控制。

（3）在临时阻断载瘤血管的情况下，游离瘤颈。

（4）进一步将动脉瘤体从包绕的周围结构中松解下来，且尽可能行瘤体塑形。

（5）递合适的动脉瘤夹永久夹闭动脉瘤，并确认完整夹闭载瘤血管。

（6）清理术野，必要时清除残余的颅内血肿。

（7）局部浸泡罂粟碱液，防止血管痉挛。

（8）夹闭动脉瘤后，注意保护动眼神经，必要时递明胶海绵隔开动眼神经和动脉瘤。

8. 包裹动脉瘤　在不增加任何损伤的情况下尽可能显露整个动脉瘤，用明胶海绵或自身肌肉、筋膜或棉花丝将动脉瘤尽可能地全部包裹。

9. 止血，清理术野　生理盐水冲洗术野，用双极电凝彻底止血，必要时配合使用止血材料。

10. 缝合硬脑膜　清点缝针、敷料，用4-0带针丝线缝合硬脑膜，根据需要置引流管于硬膜下或硬膜外。

11. 回放颅骨　放回骨瓣，钛板钛钉固定，4-0带针丝线缝合骨膜。

12. 缝合帽状腱膜、皮肤　皮肤消毒剂消毒切口周围皮肤，8×20角针、2-0丝线缝合帽状腱膜、皮肤。切口再次用皮肤消毒剂消毒。

13. 包扎伤口　覆盖敷料，绷带包扎。

【护理要点】

(1)注意患者情绪，避免紧张和激动。

(2)避免疼痛刺激引起血压上升，保障一条静脉通路，条件允许则麻醉后再行穿刺，建立两条静脉通路。

(3)注意患者血压，不可过高。手术开始将血压控制在正常偏低水平，控制液体输入量，剥离动脉瘤和夹闭瘤颈时用药物将平均动脉压降到9.3～10.3 kPa，对老年和有高血压者，降压不可过低，否则可致脑缺血。

(4)剪开硬膜后，500 mL生理盐水中配2～4支罂粟碱(5 mg/支)局部外用，防止血管痉挛。

(5)动脉瘤夹闭前，一般输液不超过500 mL；动脉瘤夹闭后，开放输液，补充血容量。

第二节　颅内动静脉畸形切除术

脑动静脉畸形是脑血管畸形中最多见的一种，位于脑的浅表或深部。畸形血管是由动脉与静脉构成，有的包含动脉瘤与静脉瘤，脑动静脉畸形有供血动脉与引流静脉，其大小与形态多种多样。临床上常表现为反复的颅内出血、部分性或性蛛网膜下腔出血的第2位病因。

【用物准备】

1. 基本用物　开颅手术器械包、头钉包、显微器械包、敷料包、蛇形牵开器、铺巾包、手术衣包。

2. 一次性用物　20号刀片、11号刀片、4-0带针丝线、2-0丝线、8×20角针、输血器、导尿包、手套、粘贴手术巾、头皮夹、抽吸管、电刀笔、10 mL注射器、明胶海绵、骨蜡、冲洗器、显微镜套、纱布、孔被。

3. 特殊用物　头架、显微镜、动脉瘤夹、动脉瘤临时阻断夹及持夹钳、加温毯、加温输液器、磨钻及铣刀、神经导航系统、血液回收装置。

【体位】

仰卧位，头偏向对侧，并稍下垂10°，头部高于心脏水平。

【切口】

以经皮质入路马蹄形切口为例。

【步骤与配合】

1. 常规消毒、铺单，备血液回收　皮肤消毒剂消毒头皮，协助术者铺无菌单、粘贴手术巾。连接血液回收装置。

2. 切开皮肤、皮下及帽状腱膜　沿切口线两侧铺干纱布垫，用20号刀片切开皮肤，电刀切开帽状膜层及帽状腱膜下疏松组织层，必要时用头皮夹钳夹头皮止血。出血部位用双极电凝止血。皮肤腱膜瓣向基底部翻转并用8×20角针、2-0丝线固定，湿纱布垫覆盖表面。

3. 去骨瓣　用颅骨钻钻孔，骨刮刮除孔内内板碎片，铣刀或线锯锯开颅骨。再用骨膜剥离子探入骨瓣下，向上揭起骨瓣，根据需要用骨蜡、棉片、明胶海绵、双极电凝止血，骨瓣用湿纱布垫包裹保存。

4. 切开硬脑膜　用脑膜有齿镊、11号刀片在硬脑膜上开口，组织剪剪开硬脑膜，4-0带针丝线固定硬脑膜，将其缝合于颞筋膜和骨膜上。

5. 分离动静脉畸形　确定动静脉畸形边界。用双极电凝、抽吸器辅助切开皮质，确定引流静脉。用电凝、抽吸器、显微剪将畸形血管团与脑组织分离，充分暴露主要供血动脉并用电凝止血，必要时可用动脉瘤夹阻断血管。

6. 处理引流静脉，切除动静脉畸形　用临时阻断夹临时阻断引流静脉，确认动静脉畸形无供血后，再电凝切断。必要时可用动脉瘤夹夹闭。

7. 手术创面彻底止血　用双极电凝彻底止血后，创面贴覆止血纱布或止血纤维。

8. 确保动静脉畸形彻底切除　待患者血压升至略高于入室血压，观察创面有无出血，如仍有出血特别是静脉由蓝色变为红色，则扩大切除范围，直至彻底切除为止。

9. 清理术野，关闭硬脑膜　用生理盐水冲洗，双极电凝止血，清点器械、脑棉片，用4-0带针丝线缝合硬脑膜。

10. 颅骨复位、分层缝合伤口　回纳骨瓣，用合适的钛板、钛钉固定。8×20角针、2-0丝线缝合帽状腱膜、皮下组织、皮肤，敷料包扎伤口。

【护理要点】

(1)耐心细致的心理护理，鼓励患者战胜疾病的信心。

(2)密切观察患者生命体征的变化,并及时报告术者,积极配合处理。

(3)术中采用保暖、加温措施,维持患者正常体温。

第三节　颈内动脉内膜剥脱术

颈内动脉内膜剥脱术是切除增厚的颈动脉内膜粥样硬化斑块,以预防由于斑块脱落、颈内动脉狭窄引起的脑卒中。

(1)短暂性脑缺血发作(TIA):一般认为短暂性脑缺血发作系因颈动脉分叉处小的粥样斑块脱落,栓子进入脑循环阻塞脑动脉所致。临床表现为同侧黑朦、头晕、晕厥、对侧肢体软弱无力甚至偏瘫、感觉障碍、意识丧失数分钟或 1 ~2 h,至多不超过 12 h 逐渐自行缓解但间隔一定时间还可以再度发作。此期若不手术治疗,约 70% 的患者会发生脑卒中。

(2)半球性或单眼性短暂性脑缺血发作,同侧颈内动脉闭塞。这种情况可能与血流经侧支循环将栓子转移到视网膜或颈动脉的微循环有关。

(3)脑卒中:急性轻度脑卒中一般不宜行急诊颈动脉内膜切除术,以发作后 4 ~6 周手术为宜。进行性脑颈动脉造影证实,颈动脉分叉有新的栓子形成,而颈内动脉的血流仍通畅,这说明进行性神经障碍是相继脱落的栓子进入脑循环所致,这种情况选择急诊颈动脉内膜切除是有益的。

(4)有脑缺血症状,动脉造影显示同侧颈动脉分叉处或颈内动脉狭窄(直径小于 1.5 mm)、闭塞或有溃疡性粥样斑块;或双侧颈内动脉狭窄。

(5)无症状的颈动脉狭窄:这类患者行颈动脉内膜切除术是预防发生脑缺血症状,减少脑卒中发生的重要环节。无论单侧还是双侧颈动脉狭窄,经无创检查或动脉造影,动脉腔小于正常 70% 以上患者应行颈动脉内膜切除;双侧者宜分期手术。

【用物准备】

1. 基本用物　外周血管手术器械包、双极电凝镊包、显微器械包、颈动脉器械包、敷料包、铺巾包、手术衣包、神经外科特殊布类包。

2. 一次性用物　20 号、11 号刀片;2-0 丝线、4-0 带针丝线、5-0 血管缝线、6-0 血管缝线、7×17 圆针、4-0 可吸收线、抽吸管、孔被、导尿包、纱布、手套、粘贴手术巾、明胶海绵若干、冲洗器、显微镜套、电刀笔、10 mL 注射器。

3. 特殊用物　血管阻断钳及血管夹、阻断带、硅胶管、过线勾及套管、肝素数支(100 mg/支)、鱼精蛋白数支(50 mg/支)、加温毯、加温输液器、显微镜、双极电凝、头托、转流管。

【体位】

仰卧位，双肩下垫小枕头保持头轻微后仰，头向手术对侧偏转45°，后仰30°，头托固定。

【切口】

沿胸锁乳突肌前缘做皮肤直切口（S形切口），上端达下颌角后1 cm且稍向乳突方向延伸，下端达甲状软骨下缘。

【步骤与配合】

1. 切开皮肤、皮下、颈阔肌　递手术刀切开皮肤、电刀切开皮下组织及颈阔肌、严密止血。仔细保护舌下神经和迷走神经。

2. 游离胸锁乳突肌，在其深面找到颈内静脉并游离　递组织剪、无齿镊、血管钳游离胸锁乳突肌、自动撑开器撑开切口，显露并游离颈内静脉。

3. 解剖颈总动脉　递甲状腺拉钩或静脉拉钩牵开颈内静脉与胸锁乳突肌，递超锋剪、无齿镊剪开动脉鞘，在颈内动脉的下后方解剖颈总动脉至颈内、外动脉分叉以上部位。

4. 颈总动脉与颈内外动脉预置阻断带　递无齿镊、直角钳、阻断带分别预置阻断带；并套上合适长度的橡皮管或硅胶管，小弯钳夹住。

5. 封闭颈动脉窦　10 mL注射器抽取1%利多卡因注射，封闭颈动脉窦，以防发生反射性心动过缓和低血压。手指控制颈总动脉，递外周血管阻断钳或血管夹阻断颈总动脉、颈内动脉、颈外动脉。

6. 切开颈总动脉　递11号手术刀沿动脉纵轴切开颈总动脉，角度剪扩大颈总动脉切口，外周静脉注入5 000～7 000 U肝素。

7. 必要时安置分流管　递11号手术刀切开动脉壁时连同斑块一起切开至管腔，在分流管中注入肝素盐水后夹住，先松开颈内动脉，迅速放入分流管远端后收紧控制带，放开分流管使回流的血冲出，再用同样的方法放入颈总动脉，即可建立颈总动脉到颈内动脉的血流。

8. 剥离斑块与内膜，并切除斑块　递血管镊与剥离子分离斑块与内膜，超锋剪剪除或15号手术刀切除内膜。先切除颈总动脉中近端的斑块，再切除颈外动脉内的斑块，最后切除颈内动脉远端的斑块和正常内膜交界处的斑块。

9. 冲洗动脉腔　递肝素盐水冲洗管腔，清除动脉壁上的碎片和血凝块。

10. 修补动脉壁　递显微持针器夹住6-0带针血管缝线先固定内膜切缘，再换5-0血管缝线分别从两端向中间直接连续缝合动脉壁或补片。缝线打结前取出内转流管，先松开颈外动脉阻断带，再放开颈总动脉，使血流将可能残存的空气和碎片冲到颈外动脉中去，最后放开颈内动脉阻断带恢复血流。

11. 缝合切口、包扎　递生理盐水冲洗伤口，电刀止血，放置橡胶管引流，7×17 圆针、4 号丝线缝合颈阔肌，4-0 可吸收线皮内缝合皮肤；包扎伤口。

【护理要点】

(1)术前建立两条静脉通路，必要时穿刺中心静脉。

(2)为增加阻断颈动脉期间的脑血流，短暂提高血压 20 ~ 50 mmHg。

(3)静脉给予鱼精蛋白时速度要慢，注意有无过敏反应。

(4)术中监测脑缺血情况：连续监测脑电图或经颅多普勒(TCD)应用于暴露颈动脉、阻断颈动脉、恢复血流时。

第四节　颅内外血管搭桥术

颅内外血管搭桥术作为缺血性脑卒中的一种治疗方法，适应证如下。①大的脑供血血管狭窄、闭塞且侧支循环不充分等血流动力学导致的脑缺血。②反复的短暂性脑缺血(TIA)发作，存在轻度神经功能障碍。③烟雾病(Moyamoya)患者，行一侧或双侧搭桥术。

本节以颈总动脉大脑中动脉吻合术为例。

当不能耐受球囊闭塞试验(BTO)或颈内动脉(ICA)闭塞有可能发生脑缺血时；在孤立动脉瘤之前需作桥接；基底动脉狭窄或闭塞，并有脑缺血症状，如进展性卒中、短暂发作性脑缺血、腔隙性梗死或体位性脑缺血症状者；椎-基底动脉大型动脉瘤，无法夹闭瘤颈，需结扎椎动脉或基底动脉作为治疗，而侧支供血不足者。

【用物准备】

1. 基本用物　开颅手术器械包、外周血管器械包、头钉包、显微器械包、敷料包、铺巾包、手术衣包、神经外科特殊布类包。

2. 一次性用物　20 号、11 号刀片、4-0 带针丝线、2-0 丝线、8×20 角针、导尿包、手套、粘贴手术巾、头皮夹、抽吸管、输血器、电刀笔、10 mL 注射器、明胶海绵、骨蜡、冲洗器、显微镜套、纱布、孔被。

3. 特殊用物　头架、显微镜、动脉瘤临时阻断夹及持夹钳、动脉瘤夹、加温毯、加温输液器、磨钻及铣刀、血液回收装置。

【体位】

患者仰卧位,头转向对侧,术侧肩部垫高,使颈部伸展。

【切口】

手术切口需要充分开放侧裂池,显露颈段 ICA。

【步骤与配合】

(1)取大隐静脉,长 20 ~ 25 cm,用肝素盐水冲洗干净后灌满,结扎所有分支,如有渗漏即予修补。

(2)于耳上颞部骨瓣开颅,静脉滴注甘露醇、放出脑脊液以便脑回缩。抬起颞叶直到小脑幕游离缘,切开环池的蛛网膜,即可看到大脑后动脉的第 2 段(P2)绕过大脑脚的外侧选择长约 1.5 cm 的一段作为受血动脉。

(3)显露颈外动脉:以下颌角为中点,沿胸锁乳突肌的前缘做斜切口,显露并分离出颈外动脉。

(4)结扎:将大隐静脉的远端套在 8 号或 10 号橡胶导尿管端,用线扎紧,从头部切口经皮下隧道通穿到颈部切口,此隧道位于耳前方,在颧弓之外。经导尿管向静脉注入肝素盐水,静脉近端夹闭,使静脉内充满肝素盐水。

(5)吻合血管:静脉注射肝素 50 mg,用两个血管夹阻断大脑后动脉将作为吻合口处的近、远端,切开动脉壁,用 10-0 血管缝线将静脉与大脑后动脉做端-侧吻合。然后依次放开远、近段的血管夹。此时血流被静脉内的单向活瓣阻挡,不会逆流入静脉中。调整静脉的长度,使其无张力但又不冗长地卧于颅中窝底。再将静脉的远侧端(足端)与颈外动脉做端-端吻合或端-侧吻合。

(6)止血:生理盐水冲洗伤口,递双极电凝止血。

(7)逐层关颅,关闭颈部伤口,包扎。

【护理要点】

(1)注意患者血压,不可过高,手术开始时将血压控制在正常偏低水平,控制液体输入量,对老年和高血压患者,降压不可过低,否则可致脑缺血。

(2)剪开硬膜后,台上 500 mL 盐水中放 2 ~4 支罂粟碱,防止血管痉挛。

(3)在吻合的整个过程中,静脉腔内必须充满肝素盐水,不容有空气进入,以免造成空气栓塞。

(4)手术完毕后用鱼精蛋白中和肝素,注意观察有无过敏反应。

第五节　颈动脉结扎术

适应证:①严重的鼻出血,经填塞等止血方法治疗后仍无效时,可做同侧颈外动脉结扎术。②头面部肿瘤手术时估计术中出血较多者,可行同侧颈外动脉结扎术,以减少手术中出血量,如鼻咽纤维血管瘤摘除术、上颌骨截除术等。

【用物准备】

1. 基本用物　外周血管器械包、双极电凝包、铺巾包、手术衣包、神经外科特殊布类包。

2. 一次性用物　20 号、11 号刀片、4-0 带针丝线、2-0 丝线、10 号丝线、8×20 角针、导尿包、手套、粘贴手术巾、抽吸管、明胶海绵、冲洗器、纱布、孔被、电刀笔、10 mL 注射器。

3. 特殊用物　动脉阻断钳、血管夹、罂粟碱数支(30 mg/支)、利多卡因、加温毯、加温输液器、头托。

【体位】

仰卧位,患者双肩下垫小枕头保持头轻微后仰,头向手术对侧偏转 45°,头托固定。

【切口】

沿胸锁乳突肌前缘做皮肤直切口(S 形切口),上端达下颌角后 1 cm,下端达甲状软骨下缘。

【步骤与配合】

1. 显露颈总动脉　在胸锁乳突肌前缘切开颈深肌膜,显露胸锁乳突肌并将其拉向后侧,必要时可将舌骨下肌群拉向前侧,或将肩胛舌骨肌切断,可以更好地显露颈总动脉周围组织。小心切开动脉鞘,注意勿损伤该鞘之内侧下行的甲状腺上动脉,横跨颈外动脉的面静脉可以结扎切断。

2. 分离并结扎　在颈总动脉分叉部周围以 1% 利多卡因浸润后,将颈内静脉与动脉分离并牵向后侧。注意勿损伤与其伴行的舌下神经和迷走神经,在确认颈外动脉至少两个分支后,靠近分叉处分离颈外动脉,并于第 1、第 2 分支动脉之间用 10 号丝线做双重结扎,或在两个结扎线之间将血管切断,两断端分别以细丝线做贯穿缝合结扎。

3. 关闭伤口　缝合肌层、皮下组织及皮肤,创口用无菌敷料覆盖。

【护理要点】

(1)保持静脉通畅,必要时准备两条静脉通路。

(2)密切注意患者血压的平稳。

第六节 颞肌颞浅动脉贴敷术

颞肌颞浅动脉贴敷术,属于间接颅内外血管重建术的范畴。是将颅外的颞肌、颞浅动脉缝合于硬膜上或固定于蛛网膜上,使其与大脑皮质的血管建立吻合,从而增加脑皮质的血流量,改善脑缺血。目前主要用于烟雾病的治疗。

【用物准备】

1. 基本用物 钻孔包、神经外科颈动脉特殊器械、头钉包、铺巾包、手术衣包。

2. 一次性用物 20 号、11 号刀片、4-0 带针丝线、2-0 丝线、8×20 角针、输血器、导尿包、手套、粘贴手术巾、抽吸管、明胶海绵、骨蜡、冲洗器、显微镜套、纱布、孔被、电刀笔、10 mL 注射器。

3. 特殊用物 神经外科气动电钻及铣刀、显微器械,8-0 或 9-0 血管缝线、罂粟碱(30 mg/支)数支、肝素(100 mg/支)数支、静脉留置针、加温毯、加温输液器、头托。

【体位】

仰卧位,患者头轻微后仰,头向手术对侧偏转 60°,头托固定。

【切口】

沿颞浅动脉顶支做手术切口,上端达顶部(颞浅动脉顶支分叉部),下端达顶支与额支分叉部下。

【步骤与配合】

1. 常规消毒、铺单 皮肤消毒剂消毒头皮,协助术者铺无菌单,粘贴手术巾。

2. 显微镜下切开皮肤、皮下、游离颞浅动脉 沿切口线两侧铺干纱布垫,用 20 号刀片切开皮肤,电刀切开帽状腱膜层及帽状腱膜下疏松组织层,必要时用头皮夹止血。出血部位用双极电凝止血。递两个乳突撑开器撑开切口,游离颞浅动脉。递 4-0 丝线缝吊颞肌。

3. 去骨瓣 用颅骨钻钻孔,骨刮刮除孔内碎片,铣刀或线锯导条和线锯锯开颅骨。再用骨膜剥离子探入骨瓣下,向上揭起骨瓣,骨蜡或脑棉片、明胶海绵或双极电凝止血,骨瓣用湿纱布垫包裹。

4. 切开硬脑膜　用脑膜有齿镊、11 号刀片在硬脑膜上开口、组织剪剪开硬脑膜,4-0 带针丝线固定硬脑膜,游离合适长度后,递显微剪刀剪断颞浅动脉的远端,用 8-0 或 9-0 血管缝线将颞浅动脉断端缝合在蛛网膜上,期间使用稀释的罂粟碱溶液不断地湿润颞浅动脉,防止血管痉挛。

5. 清理术野　将颞肌边缘缝合在反转的硬膜上

用生理盐水冲洗,双极电凝止血,清点器械、脑棉片 3 用 4-0 带针丝线缝合颞肌。

6. 颅骨复位、分层缝合伤口　放回骨瓣,用合适的钛板钛钉固定 8×20 角针、2-0 丝线缝合帽状腱膜、皮下组织、皮肤,敷料包扎伤口。

【护理要点】

(1)避免患者情绪刺激,如果患儿紧张先要稳定情绪,防止哭闹。

(2)注意患者保温:成人、儿童均使用加温垫、输液加温,台上使用温盐水冲洗,注意体温监测,体温也不宜过高。

(3)台上冲洗的 500 mL 生理盐水应遵医嘱中加入 2 ~ 4 支的罂粟碱,备 10 mL 注射器及 22G 的静脉留置针软管剪掉侧翼制成冲洗装置,供术中冲水用。

(孙　敏)

第十章 颅内肿瘤手术护理

第一节 大静脉窦旁脑膜瘤切除+血管窦重建术（以矢状窦旁脑膜瘤为例）

脑膜瘤是起源于脑膜及脑膜间隙的衍生物，发病率占颅内肿瘤的19.2%，居第2位。好发部位以矢状窦旁、大脑凸面、大脑镰旁多见，其次为蝶骨嵴、鞍结节、嗅沟、小脑脑桥角与小脑幕等部位，生长在脑室内者很少，也可见于硬膜外。其他部位偶见。

静脉窦即静脉在某一局部融合成相对于普通静脉较大一些的管腔形态，它本身也是参与血液循环的重要组成部分。

脑静脉窦又称硬脑膜窦，由上矢状窦、下矢状窦、岩上窦、岩下窦、海绵窦、直窦、侧窦（横窦、乙状窦）、窦汇组成。

矢状窦旁脑膜瘤是指肿瘤基底附着在上矢状窦并充满矢状窦角的脑膜瘤，在肿瘤与上矢状窦之间没有脑组织。

【用物准备】

1. 基本用物　开颅手术器械包、头钉包、显微器械包、敷料包、铺巾包、手术衣包、神经外科特殊布类包。

2. 一次性用物　0号、11号刀片、2-0丝线、4-0带针丝线、8×20角针、抽吸管、孔被、电刀笔、粘贴手术巾、骨蜡、冲洗器、显微镜套、头皮夹、输血器、明胶海绵若干、纱布。

3. 特殊用物　显微镜、铣刀、双极电凝、蛇形牵开器、颌骨固定材料。

【体位】

患者的头部稍高于心脏水平，使肿瘤中心的头皮投影位于最高点，用头架固定。肿瘤位于矢状窦前1/3，取仰卧位，头抬高10°~15°。位于矢状窦中1/3，取仰卧位，头抬高30°。位于矢状窦后1/3，取俯卧位，屈颈10°~15°，或取侧卧位，头部抬高与床面呈45°。

【切口】

切口主要根据肿瘤的位置来设计，肿瘤位于矢状窦前1/3可选用冠状头皮切口。位于矢状窦中1/3，取“马蹄形”切口，过中线2 cm，皮瓣翻向外侧-位于矢状窦后1/3，取“马蹄形”切口，过中线2 d皮瓣基底位于头后枕下区。

【步骤与配合】

1. 术野皮肤常规消毒铺单　皮肤消毒剂消毒头皮，协助术者铺无菌单，覆盖粘贴手术巾。固定吸引管、电刀、双极电凝。

2. 切开头皮至帽状腱膜　沿切口线两侧铺干纱垫，20号手术刀切开头皮，电刀切开帽状腱膜及腱膜下层，头皮夹止血，出血点用电凝止血。

3. 处理皮瓣　骨膜分离器或纱布钝性或锐性分离帽状腱膜下疏松组织层，皮瓣向基底部翻转。皮肤腱膜瓣内面用双极电凝止血，用纱垫垫于基底部外面，以防止皮肤反折角度过大出现血运障碍，湿盐水纱布覆盖于其内面，头皮拉钩或角针、2-0丝线缝线牵引固定皮瓣。

4. 去骨瓣　20号手术刀和骨膜分离器，沿切口内侧切开、剥离骨膜。颅骨钻钻孔，骨刮刮除孔内碎片，适当明胶海绵封窦，用线锯导板引导线锯于两骨孔间锯开颅骨或者铣刀锯开颅骨。骨膜分离器或脑压板探入骨瓣下，向上揭起骨瓣，骨蜡涂抹骨窗，硬脑膜双极电凝烧灼，或用明胶海绵及脑棉片压迫止血。骨瓣清理后用湿纱垫包裹放入无菌塑料袋内妥善保存。

5. 切开硬脑膜，准备显微镜　双极电凝行硬膜外止血，脑膜有齿镊提起脑膜、11号刀片在脑膜上挑开一小口，脑膜剪扩大切口，环绕肿瘤边界1 cm处剪开硬脑膜，基底位于矢状窦，保留与肿瘤连接的硬脑膜，用4-0带针丝线悬吊硬脑膜。上蛇形牵开器。

6. 切除肿瘤　用双极电凝行肿瘤表面止血，交替使用双极电凝与显微剪离断肿瘤基底，肿瘤较大时可在离断部分基底的基础上针式电极切除部分瘤块做肿瘤内减压，减压后沿脑组织与肿瘤表面蛛网膜界面剥离、分块切除外侧肿瘤，继续离断肿瘤基底至肿瘤下缘，注意大脑前动脉可有供血分支，双极电凝烧灼后离断，受累大脑镰可予以切除或反复灼烧。

7. 矢状窦处理和重建

(1)电灼矢状窦侧壁：适用于肿瘤较小且与矢状窦侧壁附着面不大。

(2)矢状窦侧壁修复：矢状窦侧壁被肿瘤广泛侵犯，矢状窦尚通畅者，可切除受累窦壁后，用补片修复

(3)切除已闭塞的矢状窦：适用于肿瘤已侵入上矢状窦或包绕该窦者，根据影像检查确定受累的矢状窦已经完全闭塞方可切除。方法：在对侧距

矢状窦1 cm处平行剪开硬脑膜,牵开大脑半球暴露大脑镰,用圆针2-0丝线在欲切除的矢状窦前端和后端缝扎,切除闭塞矢状窦及相连的肿瘤。

(4)如需切除受肿瘤侵犯尚通畅的矢状窦,则行矢状窦再造。取大隐静脉或人工血管替代。

8. 止血,清理术野　生理盐水冲洗术野,用双极电凝彻底止血,必要时使用止血材料。

9. 缝合硬脑膜　清点缝针、敷料,用4-0带针丝线缝合硬脑膜。

10. 回纳颅骨　放回骨瓣,钛板钛钉固定,4-0带针丝线缝合骨膜。

11. 缝合帽状腱膜、皮肤　皮肤消毒剂消毒切口周围皮肤,8×20角针、2-0丝线缝合帽状腱膜、皮肤。切口再次用皮肤消毒剂消毒。

12. 包扎伤口　覆盖敷料,绷带包扎。

【护理要点】

(1)建立两条静脉通路,并保持通畅。

(2)切开硬脑膜之前,器械护士准备好棉片、明胶海绵,以便及时止血。

(3)随时关注手术进展及手术出血情况,主动做好输血输液及药物准备。

(孙　敏)

第二节　大脑凸面脑膜瘤切除术

大脑凸面主要包括大脑半球额部、顶部和枕部,是脑膜瘤的好发部位,其发病率仅次于矢状窦旁脑膜瘤。脑膜瘤属于良性肿瘤,生长慢,病程长。因肿瘤呈膨胀性生长,患者往往以头疼和癫痫为首发症状。根据肿瘤位置不同,还可能出现视力、视野、嗅觉或听觉障碍及肢体运动障碍等,颅压增高症状多不明显;老年人发病,尤以癫痫发作为首发症状多见。在CT检查日益普及的情况下,许多患者既使仅有轻微头痛,也有可能经CT扫描偶然发现为脑膜瘤。因肿瘤生长缓慢,所以肿瘤往往长得很大,而临床症状尚不严重。临近颅骨的脑膜瘤侵袭颅骨向外生长常可造成骨质的变化;长入颅腔内的肿瘤与脑膜粘连紧密,压迫脑组织,形成深入的脑肿瘤;还有一部分肿瘤根部起源于脑膜,但长入脑实质内的肿瘤结节较大。手术切除脑膜瘤是最有效的治疗手段。

【用物准备】

1. 基本用物　同“大静脉窦旁脑膜瘤切除术”。

2. 一次性用物　同“大静脉窦旁脑膜瘤切除术”。

3. 特殊用物　显微镜、铣刀、磨钻、电刀、双极电凝、蛇形牵开器、导航系统、超声吸引刀、颅骨固定材料

【体位】

根据肿瘤的位置及大小决定，大多数的额叶、颞叶、顶叶的凸面脑膜瘤可采用仰卧位，枕叶或较大的顶叶脑膜瘤可采用侧卧位、俯卧位和半坐位。用头架固定头部，使肿瘤中心的头皮投影位于最高点。

【切口】

切口根据肿瘤的位置和大小来设计，考虑皮瓣的血供和美观，通常采用“马蹄形”切口。有额部和额颞部切口、颞部和颞顶部切口、额顶部切口、顶枕部切口、翼点入路切口。

【步骤与配合】

(1)术野皮肤常规消毒铺单同“大静脉窦旁脑膜瘤切除术”。

(2)切开皮肤、皮下及帽状腱膜：同“大静脉窦旁脑膜瘤切除术”。

(3)处理皮瓣同“大静脉窦旁脑膜瘤切除术”。

(4)去骨瓣同“大静脉窦旁脑膜瘤切除术”。

(5)切开硬脑膜，准备显微镜：双极电凝行硬膜外止血，脑膜有齿镊提起脑膜、11 号刀片在脑膜上挑开一小口，脑膜剪扩大切口，环绕肿瘤边界 1 cm 处剪开硬脑膜，用 4-0 带针丝线悬吊硬膜。安装蛇形牵开器，套无菌显微镜套。

(6)颅内病灶处理：用双极电凝、枪状镊、剥离子将肿瘤壁与脑组织蛛网膜分离，使用脑棉片确保分离界面完整。肿瘤较小时，可将肿瘤分离后完整切除，也可用电刀切割分块切除。对于较大且软的肿瘤可用超声吸引刀做肿瘤内大部切除再分离肿瘤四周的边界。对于坚硬、有钙化的肿瘤可用磨钻先从肿瘤内部切除肿瘤组织。

(7)止血，清理术野：同“大静脉窦旁脑膜瘤切除术”。

(8)缝合硬脑膜同“大静脉窦旁脑膜瘤切除术”。

(9)颅骨复位同“大静脉窦旁脑膜瘤切除术”。

(10)缝合帽状腱膜、皮肤：同“大静脉窦旁脑膜瘤切除术”。

(11)包扎伤口同“大静脉窦旁脑膜瘤切除术”。

【护理要点】

(1)开颅打开骨瓣是手术出血最多的阶段,应尽快控制。

(2)注意用纱垫保护好取下的骨瓣并放置稳妥,防止滑落。

(3)侵蚀颅骨及头皮的肿瘤必须剔除,未造成局部骨缺损者,行灭活处理后骨瓣复位。形成骨缺损者,准备颅骨修补。

(4)密切观察患者生命体征变化,遵医嘱及时输血输液,维持血压稳定。

(5)器械、缝针、脑棉片等的物品清点准确无误。特殊情况增减时,及时记录。

(6)妥善保存肿瘤标本,术毕及时面交术者。

(孙 敏)

第三节 额下经终板入路颅咽管瘤切除术

颅咽管瘤是由外胚叶形成的颅咽管残余的上皮细胞发展起来的一种常见的胚胎残余组织肿瘤,为颅内最常见的先天性肿瘤,好发于儿童,成年人较少见,好发于鞍上。其主要临床特点有下丘脑-垂体功能紊乱、颅内压增高、视力及视野障碍,尿崩症及神经和精神症状,CT 检查可明确诊断。治疗主要为手术切除肿瘤。

【用物准备】

1. 基本用物 同“大静脉窦旁脑膜瘤切除术”。

2. 一次性用物 同“大静脉窦旁脑膜瘤切除术”。

3. 特殊用物 同“大静脉窦旁脑膜瘤切除术”。

【体位】

仰卧位,根据肿瘤位置头部可稍屈曲。

【切口】

经额下入路额颞发际内冠状切口。额下入路适合位于鞍内、鞍上视交叉前的肿瘤,该入路可直接显露前颅窝底、视交叉、颈内动脉等结构,可显露第一间隙、第二间隙和终板。

【步骤与配合】

1. 消毒及切开头皮 术野皮肤常规消毒铺单、切开头皮至帽状腱膜及处理皮瓣同“大静脉窦旁脑膜瘤切除术”。

2. 去骨瓣　同“大静脉窦旁脑膜瘤切除术”；额窦如被打开，则用电刀烧灼额窦黏膜后用明胶海绵、骨蜡封闭其开口，并注意将接触额窦的器械敷料进行隔离，必要时及时更换，防止颅内感染。

3. 打开硬脑膜，准备显微镜　同“大脑凸面脑膜瘤切除术”。

(1)显露肿瘤：用双极电凝、显微剪解剖侧裂池，缓慢放出外侧裂脑脊液，待脑组织塌陷后，用明胶海绵和棉片保护额叶、颞叶，蛇形牵开器牵开抬起额叶底部。双极电凝、显微剪、显微剥离子解剖颈动脉池、视交叉池，向鞍内探查，找到视神经，暴露肿瘤。

(2)肿瘤内减压：调整蛇形牵开器肿瘤多从两侧视神经间隙向前上凸起，先穿刺抽出囊液，再用双极电凝、取瘤镊对肿瘤行瘤内减压，必要时可先取少量肿瘤组织做术中病理切片检查。用吸引器与取瘤镊配合牵拉肿瘤，寻找肿瘤边界，必要时使用显微剪分离肿瘤与周围组织粘连，进一步使用取瘤镊瘤内减压。

(3)切除肿瘤：用双极电凝对肿瘤供血血管进行电凝后显微剪剪断。

(4)在充分均匀减压的前提下，用取瘤镊将肿瘤连同包膜沿蛛网膜界面切除，必要时切开终板。分离瘤壁过程中要仔细辨认垂体柄，尽量保留。

4. 清理、缝合　止血，清理术野、缝合硬脑膜、处理颅骨、缝合帽状腱膜、皮肤及包扎伤口，同“大静脉窦旁脑膜瘤切除术”。

【护理要点】

(1)颅咽管瘤与下丘脑、垂体柄等结构粘连紧密，术中要注意电解质及尿量的变化。

(2)颅咽管瘤的囊液中含有大量胆固醇结晶及化学性刺激物质，手术中流入脑室或蛛网膜下腔，便可产生化学性脑膜炎，因此进行穿刺减压，切开瘤囊前必须用脑棉片保护周围脑组织。

(3)术中密切观察患者的体温变化，及时处理。

(孙　敏)

第四节　海绵窦内病变切除术

海绵窦(简称 CS)是硬脑膜窦，位于颅中窝底蝶鞍和垂体(垂体窝)两侧，蝶窦外侧壁的外方，前达前床突和眶上裂内侧部，后至后床突和颞骨岩部的尖端。窦内有颈内动脉和外展神经通过,窦的外侧壁有动眼、滑车、眼和上颌神经通过。海绵窦可借助眼静脉与面静脉交通,故面部感染可经此途径蔓延至颅内。海绵窦是一团围绕颈内动脉的粗细不等的静脉丛,但又并非简单的静脉通道,而是相邻的静脉管互相黏着形成小梁样结构,外被硬脑膜所包围。

【用物准备】

1. 基本用物　同“大静脉窦旁脑膜瘤切除术”。

2. 一次性用物　同“大静脉窦旁脑膜瘤切除术”。

3. 特殊用物　同“大静脉窦旁脑膜瘤切除术”。

【体位】

1. 经翼点入路　仰卧位,头向健侧偏30°~45°,头架固定。

2. 经眶颧入路　仰卧位,头向健侧转45°,略下垂,将颧骨置于术野最高点。

【切口】

经翼点入路发际内冠状切口(以翼点入路为例)。

【步骤与配合】

1. 消毒及切开头皮　术野皮肤常规消毒铺单、切开头皮至帽状腱膜、处理皮瓣,同“大静脉窦旁脑膜瘤切除术”。

2. 去骨瓣　备骨蜡、明胶海绵,用颅骨钻钻孔,骨刮刮除孔内碎片,适当明胶海绵封窦,用铣刀或线锯导条和线锯锯开颅骨。骨膜分离器探入骨瓣下,向上揭起骨瓣,用咬骨钳咬除蝶骨嵴外侧部分或用磨钻、骨蜡或脑棉片或明胶海绵或双极电凝止血。骨瓣清洗后用湿纱垫包裹放入无菌塑料袋内备用。

3. 切开硬脑膜,准备显微镜　同“大脑凸面脑膜瘤切除术”。

4. 颅内病灶处理

(1)进入海绵窦:硬膜外入路主要适合于肿瘤瘤体向蝶、岩或斜坡区侵入者。向后分离,暴露颈内动脉岩骨段远端,并将其推向上,经海绵窦下进入海绵窦;还可经蝶窦进入;硬膜内入路包括海绵窦上壁途径与海绵窦外侧壁途径。海绵窦上壁途径:打开视神经鞘,在颈内动脉出海绵窦处打开海绵窦上壁,暴露其内肿瘤与颈内动脉上面与内面。海绵窦外侧壁途径:经Parkinson三角或三叉神经上颌支与下颌支之间入海绵窦。

(2)分块切除肿瘤:用吸引器、剥离子分离肿瘤周围间隙,取瘤镊钳夹肿瘤,逐步分块切除肿瘤。

5. 清理、缝合　止血，清理术野、缝合硬脑膜、复位颅骨、缝合帽状腱膜、皮肤及包扎伤口，同“大静脉窦旁脑膜瘤切除术”。

【护理要点】

(1)密切关注手术进展及手术出血情况。

(2)由于手术部位深且结构复杂，脑棉片等敷料的使用情况一定要做到心中有数，避免遗漏。

(3)密切观察患者生命体征变化，遵医嘱及时输血、输液，维持血压稳定。

(孙　敏)

第五节　桥小脑角区病变切除术(以听神经瘤为例)

脑桥位于中脑与延髓中间，两侧借小脑中脚与小脑相连，此交界区称为桥小脑角区(CPA)。

桥小脑角区常见的肿瘤有听神经瘤、脑膜瘤、胆脂瘤、三叉神经鞘瘤、海绵状血管瘤，其中听神经瘤占桥小脑角肿瘤的80%～95%。

所谓的“听神经鞘瘤”通常在内耳道(内耳门)内，起源于第VIII颅神经复合体的上前庭神经。早期症状包括耳鸣和接听电话时辨音能力下降，而进行性听力下降、面神经麻痹、面部麻木和步态不稳为晚期症状。听神经鞘瘤手术治疗的目标是全部切除肿瘤，保留面神经，以挽救患者的生理生命和社会生命。

【用物准备】

1. 基本用物　同“大静脉窦旁脑膜瘤切除术”。

2. 一次性用物　同“大静脉窦旁脑膜瘤切除术”；10 mL注射器。

3. 特殊用物　显微镜、铣刀、磨钻、电刀、双极电凝、超声吸引刀、蛇形牵开器、电生理监测设备。

【体位】

侧俯卧位，患侧在上，头颈部伸展后前屈并旋转20°～30°，头架固定。

【切口】

常采用耳后枕下倒立“L”形切口，切口前支平乳突后缘线并止于乳突尖平面，上支平上项线水平。也可采用旁正中切口。

【步骤与配合】

1. 消毒铺单　同“大静脉窦旁脑膜瘤切除术”,注意手术托盘应放置于患者面部侧,妥善铺好无菌单。

2. 切开皮肤、皮下及帽状腱膜　沿切口线两侧铺干纱垫,用20号手术刀切开皮肤,电刀切开帽状膜层及帽状腱膜下疏松组织层,必要时头皮夹止血。出血部位用双极电凝止血皮肤腱膜瓣向基底部翻转,并用角针、2-0丝线、橡皮筋、组织钳固定,湿纱布覆盖表面。

3. 去骨瓣　用颅骨钻钻孔,骨刮刮除孔内内板碎片,再用铣刀或线锯导板、线锯锯开颅骨。用骨膜分离器探入骨瓣下,向上揭起骨瓣,骨蜡、棉片、明胶海绵、电凝止血。骨瓣用湿纱垫包裹待用。

4. 切开硬脑膜、连接超声吸引刀　用脑膜有齿镊、11号手术刀、组织剪剪开硬脑膜,4-0带针丝线悬吊硬脑膜。固定蛇形牵开器。连接超声吸引刀,设定合适的功率和相关参数。

5. 探查肿瘤　用脑压板将小脑半球向内侧牵开,显微剪剪开小脑延髓及桥前池蛛网膜,放出脑脊液,再用显微剥离子沿颅后窝外侧向脑桥、脑角探查,显露肿瘤。先用电极探测肿瘤后上壁,明确面神经是否走行于肿瘤后壁,以免切除肿瘤时误伤。

6. 瘤体减压　用双极电凝烧灼瘤体表面,显微剪纵行切开肿瘤,双极电凝、吸引器、取瘤镊、超声吸引刀保持在瘤壁内切除肿瘤组织,使肿瘤组织充分减压在切除肿瘤的过程中,肌电图上不出现任何肌电反应,表明手术操作本身对神经无任何损伤和刺激。

7. 切除肿瘤　将岩静脉与肿瘤后上壁自然分离后予以保留,电凝、显微剪剪断进入岩静脉肿瘤的引流静脉,用显微剥离子将三叉神经与肿瘤腹内侧壁分离,分块切除,使瘤体再度缩小,对面神经的挤压和黏附力最大程度的减轻。用取瘤镊夹持瘤壁向外侧牵引,显微剥离子紧贴肿瘤包膜先分离蜗神经至内耳门后缘,在蜗神经的前腹侧方分离面神经脑干段和角池段至内耳门腹侧缘。

8. 处理内耳道　用11号刀片切开内耳门硬脑膜,长柄针式电刀(功率大约12 Hz)止血,再用磨钻磨开内听道,10 mL注射器滴水,先用2 mm磨头再用1 mm磨头。显微剪纵行剪开内听道内蛛网膜,用显微剥离子紧贴内听道硬脑膜下抵达内听道肿瘤的外侧缘将肿瘤向内耳门方向剥离,同时与位于内听道前腹侧壁上的面神经分离。刮匙刮除内听道内残余的肿瘤。

9. 检测面神经完好程度　电极刺激面神经脑干端检测面神经是否完好。

10. 清理术野 同“大静脉窦旁脑膜瘤切除术”。

11. 关闭切口 用4-0带针丝线缝合硬脑膜；钛板、钛钉固定骨瓣；2-0丝线，8×20角针或2-0可吸收线间断缝合肌肉、筋膜层；2-0丝线，8×20角针或可吸收线缝合皮下组织和皮肤。

12. 包扎伤口 同“大静脉窦旁脑膜瘤切除术”。

【护理要点】

(1) 耐心细致的心理护理，告知患者手术后的良好效果，鼓励患者建立战胜疾病的信心。

(2) 密切观察患者生命体征的变化，并及时报告术者，积极配合处理。

(3) 手术体位要求精准，患者侧俯卧位，病变对侧肩部避免受压，患侧肩部前倾，并使用约束带牵向下方，头颈部伸展后前屈并向地平面旋转20°～30°，固定牢靠。

(4) 摆放体位要动作轻柔，使患者头、颈、胸椎在同一水平上旋转，防止损伤脊柱。

(5) 注意保暖，维持患者正常体温、血压、血氧饱和度，温生理盐水冲洗术野，配合好术中的神经电生理监测。去骨瓣时提醒麻醉医生停止使用任何肌肉松弛的加以保护，再使用牵开器牵开。

(7) 配合处理内耳道，器械护士备好磨钻和刮匙，巡回护士适时调小电凝功率。

（孙 敏）

第六节 松果体区肿瘤切除术

松果体位于中脑前丘和丘脑之间。长为5～8 mm，宽为3～5 mm的灰红色椭圆形小体，重120～200 mg，位于第三脑室顶，故又称为蜜蜂脑上腺，其一端借细柄与第三脑室顶相连，第三脑室凸向柄内形成松果体隐窝。

松果体区肿瘤主要包括生殖细胞和松果体实质细胞肿瘤。前者占该区肿瘤的50%以上，高度恶性，浸润性生长，可沿脑脊液播散，多发生于青少年；后者包括松果体细胞瘤和松果体母细胞瘤等，年龄分布范围较广，松果体细胞瘤多见于成人，儿童多为松果体母细胞瘤。

【用物准备】

1. 基本用物　同“大静脉窦旁脑膜瘤切除术”。

2. 一次性用物　同“大静脉窦旁脑膜瘤切除术”;10 mL 注射器。

3. 特殊用物　同“大静脉窦旁脑膜瘤切除术”。

【体位】

仰卧位,患侧头稍前屈,头架固定。

【切口】

常采用额部冠状切口或额顶部“L”形切口,冠状缝横跨骨瓣前 2/3 后 1/3 交界处。

【步骤与配合】

1. 消毒及切开头皮　术野皮肤常规消毒铺单,切开头皮至帽状腱膜,处理皮瓣及去骨瓣,同“大静脉窦旁脑膜瘤切除术”。

2. 准备显微镜,剪开硬脑膜　双极电凝行硬膜外止血,脑膜有齿镊提起脑膜,11 号刀片在脑膜上挑开一小口,脑膜剪扩大切口,用 4-0 带针丝线悬吊硬膜 3 固定蛇形牵开器,包好无菌显微镜套。

3. 分离纵裂　用双极和吸引器配合作为微型牵开器,分离纵裂,出血部位用双极电凝止血。

4. 分离胼胝体　双极电凝、吸引器分离双侧胼周动脉,用剥离子或脑压板分离胼胝体。

5. 分离脉络膜裂　进入侧脑室,寻找脉络丛,利用双极、显微剪分离脉络膜,根据脉络丛寻找脉络膜裂,双极、剥离子分离脉络膜裂,显露肿瘤。

6. 分块切除肿瘤　用吸引器、剥离子分离肿瘤周围间隙,取瘤镊钳夹肿瘤,逐步分块切除肿瘤。

7. 清理、缝合　止血,清理术野,缝合硬脑膜,复位颅骨,缝合帽状腱膜、皮肤及包扎伤口,同“大静脉窦旁脑膜瘤切除术”。

【护理要点】

(1)随时关注手术进展及手术出血情况。

(2)由于手术部位深,手术复杂,脑棉片的使用情况一定要做到心中有数。

(3)密切观察患者生命体征的变化,注意保暖,维持患者正常体温、血压、血氧饱和度等。

(孙　敏)

第七节 经纵裂—胼胝体入路丘脑病变切除术

丘脑居脑深部,内侧和下方邻第三脑室和下丘脑,外邻内囊,位于侧脑室的中央,侧脑室围绕在丘脑的上面、后面和下面,丘脑上表面构成侧脑室体部的底部。经纵裂—胼胝体入路涉及的解剖结构主要有:额中、额后桥静脉,经过胼胝体上方的大脑前动脉(胼周动脉)、胼胝体、侧脑室。进入侧脑室后可见背侧丘脑及其内侧的脉络丛和其外侧的丘纹静脉。

常见的丘脑病变主要是胶质瘤及血管畸形。丘脑肿瘤中,胶质瘤约占90%。在各类胶质瘤中,星形细胞瘤约占80%,其他如少突胶质细胞瘤、混合性胶质瘤和室管膜瘤占20%左右。病变切除时如损伤周围重要结构,将导致不良后果,手术难度及风险极大。处理该区病变常用的手术入路为经纵裂—胼胝体—经侧脑室入路。

【用物准备】

1. 基本用物　同“大静脉窦旁脑膜瘤切除术”。

2. 一次性用物　同“大静脉窦旁脑膜瘤切除术”。

3. 特殊用物　显微镜、铣刀、电刀笔、双极电凝、蛇形牵开器、颅骨固定材料、导航系统。

【体位】

仰卧位,头前屈,头架固定。

【切口】

额部做L形切口,骨瓣显露满足冠状缝前2/3,冠状缝后1/3。

【步骤与配合】

1. 消毒、切开头皮　术野皮肤常规消毒铺单,切开头皮至帽状腱膜及处理皮瓣,同“大静脉窦旁脑膜瘤切除术”。

2. 去骨瓣　同“大静脉窦旁脑膜瘤切除术”;铣刀铣开颅骨时中线显露矢状窦内侧缘。

3. 切开硬脑膜,准备显微镜　同“大脑凸面脑膜瘤切除术”。4-0带针丝线、脑膜有齿镊将硬脑膜瓣固定于骨窗周围。

4. 分离纵裂及胼胝体　用显微剪刀、双极电凝分离纵裂后,再用脑压板、明胶海绵及脑棉片保护并牵开脑组织。脑压板逐渐将胼胝体由浅至深打开,必要时用脑棉片置于术野上下方,同时注意保护双侧胼周动脉。

5. 进入侧脑室　分离胼胝体进入侧脑室后可见清亮脑脊液流出，并可见红色的脉络丛。

6. 切除肿瘤　确定肿瘤位置后使用双极电凝、取瘤镊分离肿瘤边界，切除肿瘤，必要时可结合导航。

7. 清理、缝合　止血，清理术野，缝合硬脑膜，回纳颅骨，缝合帽状腱膜、皮肤及包扎伤口，同“大静脉窦旁脑膜瘤切除术”。

【护理要点】

(1)该区肿瘤位置深，又毗邻第三脑室、内囊甚至深及脑干等重要结构，操作时精力要高度集中，器械护士在传递显微器械时一定要准确、迅速、轻稳。

(2)严格遵守无菌操作流程，注意相对隔离，防止颅内感染。

(3)术中密切观察患者的体温变化，及时处理。

（孙　敏）

第八节　小脑半球病变切除术

小脑位于大脑半球后方，覆盖在脑桥及延髓之上，横跨在中脑和延髓之间。它由胚胎早期的菱脑分化而来，参与躯体平衡和肌肉张力(肌紧张)的调节，以及随意运动的协调。

小脑半球肿瘤以神经胶质瘤最多见(主要为星形细胞瘤)，少数为血管母细胞瘤。小脑蚓部肿瘤中儿童多为髓母细胞瘤，也有星形细胞瘤、室管膜瘤与血管母细胞瘤。小脑临近第四脑室，病变常向第四脑室内生长，并突向小脑实质内，血管母细胞瘤多位于小脑半球，也可位于蚓部和第四脑室。

【用物准备】

1. 基本用物　同“大静脉窦旁脑膜瘤切除术”。

2. 一次性用物　同“大静脉窦旁脑膜瘤切除术”。

3. 特殊用物　同“大静脉窦旁脑膜瘤切除术”。

【体位】

侧俯卧位，患侧朝上或俯卧位，头部保持前屈，以增大枕下区术野的暴露。

头架固定。

【切口】

常采用后正中外拐的倒“L”形切口，正中切口起自枕外隆凸，下方至 C_4 棘突水平。水平切口位于上项线以上 1 cm，外侧根据肿瘤分布，最远可达耳后，一般达乳突水平。也有采用后颅窝中线直切口，上下端基本同上。

【步骤与配合】

1. 消毒　术野皮肤常规消毒铺单同“大静脉窦旁脑膜瘤切除术”。

2. 切开皮肤、皮下及肌肉　沿切口线两侧铺干纱垫，20 号手术刀切开皮肤，电刀切开皮下结缔组织，小型多齿撑开器显露肌肉，寻找白线，用电刀、吸引器沿白线切开肌肉达颅骨。20 号手术刀沿切口上端外拐，电刀分离皮下组织至颅骨，必要时头皮夹钳钳夹头皮切缘止血。出血部位递双极电凝止血。沿骨膜分离暴露枕骨鳞部，单齿和多齿撑开器配合牵拉皮瓣，湿纱布垫覆盖皮瓣表面。

3. 去骨瓣　同“大静脉窦旁脑膜瘤切除术”。

4. 切开硬脑膜，准备显微镜　双极电凝行硬膜外止血，备好各种规格的脑棉片、明胶海绵棉片。用 4-0 带针丝线、脑膜有齿镊悬吊硬脑膜于骨窗边缘，防止硬膜外血肿。套好显微镜，包好托手架，固定蛇形牵开器。用脑膜有齿镊、11 号手术刀、组织剪剪开硬脑膜，4～0 带针丝线固定硬膜于切口旁。

5. 显露后颅窝结构　注意小脑半球的搏动及张力，用双极电凝配合抽吸器显露小脑表面、下蚓部、扁桃体、第 4 脑室下部、延髓和颈髓交界处等结构。

6. 切除肿瘤　用双极电凝行肿瘤表面止血，显微剪横行剪开小脑皮质 3～4 cm，明胶海绵及明胶海绵棉片保护正常小脑组织；用脑压板显露肿瘤，交替使用双极电凝与显微剪离断肿瘤基底，肿瘤较大时可在离断部分基底的基础上用针式电极切除部分肿瘤，做肿瘤内减压，减压后沿脑组织与肿瘤表面蛛网膜界面剥离、分块切除外侧肿瘤，继续离断肿瘤基底至肿瘤下缘，注意若有供血分支，双极电凝烧灼后剪断。

7. 清理、缝合硬脑膜　止血，清理术野、缝合硬脑膜及回纳颅骨，同“大静脉窦旁脑膜瘤切除术”。

8. 缝合肌肉、帽状腱膜、皮肤　8×20 角针、1-0 丝线或 1-0 可吸收线缝合肌肉；8×20 角针、2-0 丝线或可吸收线缝合帽状腱膜、皮下组织和皮肤。

9. 包扎伤口　同“大静脉窦旁脑膜瘤切除术”。

【护理要点】

(1) 手术体位为侧俯卧位或俯卧位，摆放体位时要注意对患者脊柱和皮肤的保护，防止脊柱损伤和压疮的发生。

(2)搬动患者动作轻稳、协调，避免头颈扭曲、脑干摆动过大造成不良后果。

(3)后颅窝手术部位比较深，严格清点缝针、脑棉片、纱布数量。

(4)术中注意保持呼吸道通畅，防止颅内压增高，手术出血增多。

（孙 敏）

第九节 第四脑室肿瘤切除术

第四脑室位于中脑、脑桥和小脑之间，以菱形窝(由延髓上半部和脑桥下半部组成)为底，呈四棱锥体形，内含脑脊液，与第三脑室、蛛网膜下腔及中央管相通。原发于第四脑室的肿瘤多为脉络膜乳头状瘤，起源于脑室壁的肿瘤不但侵入第四脑室内生长，而且常侵犯脑干或小脑，如室管膜瘤和血管母细胞瘤等。多发生于儿童及青少年，病程一般较短，早期即可出现颅内压增高症，这是因为脑脊液循环因肿瘤的阻塞而发生障碍所造成的。

【用物准备】

1. 基本用物　开颅手术器械包、后颅窝包、头钉包、蛇形牵开器、显微器械、敷料包、铺巾包。

2. 一次性用物　同“大静脉窦旁脑膜瘤切除术”。

3. 特殊用物　同“大静脉窦旁脑膜瘤切除术”。

【体位】

侧俯卧位或俯卧位，头部保持前屈。

以增大枕下区术野的暴露，头架固定。

【切口】

后颅窝正中切口上起自枕外粗凸上 2 cm，下方至 C_2 棘突水平。

【步骤与配合】

1. 消毒　术野皮肤常规消毒铺单：同“大静脉窦旁脑膜瘤切除术”。

2. 切开皮肤、皮下及肌肉　沿切口线两侧铺干纱垫，20 号手术刀切开皮肤，电刀切开皮下结缔组织，小型多齿椎板自动撑开器显露肌肉，寻找白线，用电刀、吸引器沿白线切开肌肉达颅骨。出血部位递双极电凝止血。沿骨膜分离暴露枕外隆凸和枕骨鳞部，单齿和多齿椎板自动撑开器配合牵拉皮瓣,湿纱布垫覆盖皮瓣表面。

3. 去骨瓣　同“大静脉窦旁脑膜瘤切除术”。

4. 切开硬脑膜,准备显微镜　同“小脑半球肿瘤切除术”。

5. 显露颅后窝结构　用双极电凝配合抽吸器打开枕大池蛛网膜,轻微抬起两侧小脑扁桃体,分辨肿瘤与脑干等结构的关系。

6. 切除肿瘤　明胶海绵棉片保护正常小脑组织,用双极电凝、显微剪行肿瘤供血动脉表面血管一两侧深面供血动脉_肿瘤的顶部、侧面、前方游离凝断,继续离断肿瘤基底至肿瘤下缘,注意若有供血分支,双极电凝烧灼后切断。

7. 清理、缝合硬脑膜　止血,清理术野,缝合硬脑膜及回纳颅骨同“大静脉窦旁脑膜瘤切除术”。

8. 缝合肌肉、帽状腱膜、皮肤　8×20 角针、1-0 丝线或可吸收线缝合肌肉;8×20 角针,2-0 丝线或可吸收线缝合帽状腱膜、皮下组织和皮肤。

9. 包扎伤口　同“大静脉窦旁脑膜瘤切除术”。

【护理要点】

(1)颅后窝手术体位多为侧俯卧位或俯卧位,摆放体位时要注意对患者脊柱和皮肤的保护,防止脊柱损伤和压疮的发生。

(2)搬动患者动作轻稳、协调,避免头颈扭曲、脑干摆动过大造成不良后果。

(3)严格无菌操作,防止颅内感染。

(4)颅后窝手术部位比较深,严格清点缝针、脑棉片、纱布数量。

(5)因操作中会触碰脑干,严密观察患者生命体征的变化。

（孙　敏）

第十一章 重症患者的护理

第一节 主动脉夹层腔内修复术护理

主动脉夹层腔内修复术(EVAR)是指在胸主动脉或腹主动脉内植入支架以治疗多种胸腹主动脉病变的微创治疗方法。利用植入的人工血管在主动脉腔内重建新的血流通道,因此隔绝了腹主动脉内高压血流对血管壁的冲击,同时在瘤壁与人工血管之间继发血栓及机化,从而防止了主动脉夹层或主动脉瘤的增大与破裂。主动脉腔内修复术是一种微创技术,其手术创伤较小,使许多不能耐受手术的高危患者获得了救治机会。主要适用于:各种胸腹主动脉病变,包括胸主动脉钝性损伤、主动脉夹层、主动脉壁间血肿、主动脉穿透性溃疡、腹主动脉和髂动脉的动脉瘤等;急性期夹层破裂出血、主动脉周围或纵隔血肿进行性增大、夹层主动脉直径快速增大、主动脉重要分支的严重缺血、无法控制的疼痛,慢性期夹层破裂出血、主动脉直径快速增大(>10 mm/年)、形成动脉瘤[>(50~60)mm]、主动脉分支严重缺血。

【护理评估】

1. 病史及心理-社会反应

(1)评估患者既往有无高血压病史、过敏史和既往诊疗过程。

(2)评估患者家族中有无高血压和其他心脏疾病患者。

(3)评估患者和家属对疾病、治疗方案、手术风险、术前配合、术后康复和预后知识的了解程度和接受情况。

(4)评估患者是否存在焦虑、恐惧和无助的心理,评估患者的经济承受能力和社会支持系统。

2. 身体评估

(1)评估患者的意识、生命体征、高血压表现和心肺功能情况。

(2)评估患者局部疼痛的部位、性质和诱发因素,以及疼痛时的伴随症状;了解患者全身其他重要器官的功能状态。

(3)评估患者的体位及全身皮肤情况、四肢动脉搏动情况、四肢肌力情况、四肢血压情况、四肢肢体循环状况。

(4)评估患者的依从性。

(5)评估患者发病后的饮食、睡眠及大小便情况。

(6)评估患者对手术的耐受力。

(7)评估患者的生活自理能力,评估患者无血栓、跌倒、压疮等风险。

3. 相关检查

(1)实验室检查:血常规、血生化、肝肾功能、出凝血时间等。

(2)辅助检查:心电图、胸部X射线检查、超声心动图,对胸腔、腹腔和盆腔(包括股动脉)使用计算机断层血管造影术(CTA)、磁共振血管成像(MRA)、数字减影血管造影(DSA)等对主动脉进行评估。

【一般护理】

1. 急性期护理　严格卧床休息,烦躁不安者予镇静。限制探视,加强日常生活护理。勿做腰腹过屈、深蹲等运动,注意活动幅度要小。避免剧烈咳嗽、打喷嚏、用力排便等致腹压升高的因素,防止意外因素导致夹层破裂。

2. 生命体征监测　密切注意患者意识、心率、心律、呼吸、血压和疼痛症状的变化,并做好详细记录;建立静脉通道,保持水、电解质平衡;密切观察患者尿量,保持出入量平衡;根据患者血氧饱和度和动脉血气分析按需给予吸氧。

3. 心理护理　积极主动与患者沟通,解除或减轻患者各种心理负担,避免精神紧张。

4. 用药护理　注意用药后的疗效及不良反应和药物的成瘾性。

5. 相关检查　协助医师尽快完善各项临床辅助检查,做好介入和外科手术的准备。

6. 饮食护理　给予低盐、低脂、清淡易消化的半流饮食或软食,适量进食水果、蔬菜等富含维生素、粗纤维的食物,禁食咖啡因等刺激性食物。

7. 生活护理　戒烟酒;保持大便通畅,必要时给予通便剂。

【专科护理】

1. 术前护理

(1)休息与活动:急性期患者应绝对卧床休息,严密监护生命体征。加强基础护理,满足患者基本生理需要。

(2)血压管理:血压控制动脉压力增高是动脉瘤破裂的主要因素,术前维持血压(100~120)/(60~70)mmHg,急性期患者心率应控制在60~

80 次/min。避免一切引起血压增高及心率增快的因素，如疼痛、用力排便、咳嗽、情绪激动、过度活动等。加强基础护理，满足患者基本生理需要。

（3）疼痛管理：常用疼痛评估方法——NRS 数字评分法，评估要素包括：疼痛的部位、性质、程度、有无转移性疼痛。根据 NRS 评分及用药后的效果评价，适当采取镇痛措施及吸氧。

（4）四肢血运及肌力的观察：腹主动脉瘤胸腹主动脉病变常伴有附壁血栓形成，造成管腔狭窄，有时血栓脱落，出现急、慢性下肢缺血症状，因此应观察下肢有无疼痛、皮肤苍白、皮温下降、感觉减退、运动障碍和末梢动脉搏动消失等缺血症状。同时观察与记录肢体血运及肌力情况也便于术后并发症观察对照。

2. 术后护理

（1）生命体征监测：监测和控制血压与心率是主动脉腔内修复术夹层围术期的护理重点。确定血压控制目标要考虑到主动脉疾病本身的特点与其他合并症的综合要求。对于急性主动脉夹层，应将血压降至维持循环灌注所需的最低血压值，通常控制收缩压在 100 ~ 120 mmHg，同时心率 <60 次/min。对于创伤性的主动脉损伤，平均动脉压（MAP）应控制在 80 mmHg 以下。对于主动脉腔内修复术后脊髓缺血高风险患者，MAP 应提高至 90 mmHg 以上。如果脊髓缺血已经发生，血压控制目标可以进一步提高。控制血压首选 β 受体阻滞剂，推荐静脉制剂并序贯口服制剂；如患者不能耐受 β 受体阻滞剂，可以用非二氢吡啶类钙通道阻滞剂。但上述药物慎用于伴有明显主动脉瓣反流的患者。

（2）体位与活动：双下肢遵医嘱伸直制动 4 ~6 h，平卧 24 h，术后 24 h 无特殊情况可适当下床活动。鼓励患者在床上进行相应的锻炼，如足背屈伸活动等，加速血液的回流，预防 VTE。术后避免剧烈活动，防止支架移位，勤翻身，防压疮。

（3）饮食护理：术后清醒的患者可进食清淡易消化富含纤维的食物，全身麻醉者清醒后一般可进食流质饮食，次日起半流饮食逐渐过渡到普食。宜进食清淡、易消化、营养丰富的食物；保持大便通畅；应鼓励患者多饮水，减少造影剂对肾功能的影响。

（4）并发症的观察及预防

1）出血：抗凝治疗期间，注意监测凝血指标。如穿刺口处有无出血、血肿，有无牙龈出血、血尿、便血，血常规有无明显降低等。若术后伤口渗血较多，应当及时报告医师，并且增加包扎的压力，定期换药，避免伤口感染。观察全身系统有无出血征兆,如神经系统改变(意识变化)、消化系统改变(大便颜色、性状及量变化)、呼吸系统改变(咯血)、泌尿系统改变(血尿)及皮肤黏膜情况(有无皮下散在出血点、瘀斑或口腔黏膜、牙龈出血)等,如有变化及时向医师汇报。

2)内漏:内漏是指在放置腔内移植物后仍有血液流进动脉瘤囊内。会造成动脉瘤囊扩大并可能破裂。内漏的进展,其囊腔压力会逐渐增高,瘤体破裂风险也逐渐增大,应避免便秘;向患者解释主动脉腔内修复术覆膜支架修复术的并发症,要求患者防止腹内压增高,以免发生支架移位或者内漏。康复过程中尽量不要做强体力劳动,活动时避免做下蹲动作,上厕所时尽量用马桶,指导养成良好的生活习惯,戒烟戒酒,控制血压,定期复查。患者可自愈,但若裂孔较大时,应当主动干预。

3)急性肾损伤(AKI):TEVAR 围术期发生 AKI 较为常见。一般符合以下标准之一即可考虑出现 AKI:在 48 h 内血清肌酐(SCr)上升≥0.3 mg/dL(26.5 mmol/L);SCr 上升≥基础值的 1.5 倍,肾功能损害发生在 7 d 之内;尿量<0.5 mL/(kg·h),持续 6 h。引起 AKI 的原因一般包括:主动脉夹层累及肾动脉、腔内操作引起的主动脉粥样硬化斑块脱落和肾动脉栓塞、造影剂用量过多、基础肾功能减退等。因此围术期患者应记录 24 h 出入量,观察尿色和尿量,尿量要求不少于 1 mL/(kg·h)。如患者出现少尿、无尿,应注意患者有无出现夹层进展影响肾灌注、有效循环血量不足等;术后出现血尿、无尿(排除容量不足情况)、肾区疼痛,需警惕支架覆盖或移位影响肾动脉供血;针对造影剂诱发 AKI 的防治,可以在术前 3~12 h 和术后 6~24 h 进行充分水化,一般采用等渗晶状体[1.0~1.5 mL/(kg·h)]。

4)脑血管缺血:由于近端封闭区邻近颈动脉和椎动脉,故 TEVAR 术后可能会发生栓塞性脑卒中。术后应评估患者意识及生命体征变化,进行脑科观察,发现异常应立即报告医师,及时通过 CT 或 MRI 检查确定脑血管缺血情况。

5)脊髓缺血:脊髓缺血是 TEVAR 术后的严重并发症,常表现为双侧或者单侧下肢肢体运动感觉功能障碍,以及直肠膀胱括约肌功能障碍。脊髓缺血可以在术后即刻出现,也可以在患者经历了一段时间的正常脊髓功能后出现,即迟发性脊髓缺血。围术期低血压是脊髓缺血的另 1 个重要危险因素,因此在术中及术后使用麻醉镇静药时,应注意患者的意识情况、镇静评分,要警惕麻醉镇静相关的血压下降,避免血管迷走反射,在使用、更换、调整降压药物剂量时避免大量药物突然进入体内,避免出血与容量不足。同时为预防脊髓缺血发生，需要识别高危因素，包括：植入长血管移植物，或移植物远端覆盖 $T_8 \sim L_1$ 节段；既往曾接受外科手术或者腔内治疗修复胸主动脉或者腹主动脉；同期进行腹主动脉修复术；胸主动脉腔内修复术中封闭优势椎动脉侧的锁骨下动脉；髂内动脉闭塞；术中或术后持续性低血压；血红蛋白水平低、高龄、手术时间延长、力及活动情况，术后常规监测评估四肢肌力，每班检查肌力情况，做好交接，直至患者下地行走。一旦发现肌力下降，立即报医师。预防与改善脊髓缺血的 1 个重要措施是提高脊髓灌注压。脊髓灌注压是平均动脉压(MAP)与脑脊压力的差值，可以从提高 MAP 和降低脑脊液压力两方面提高脊髓灌注压。脊髓缺血高危患者术后应维持 MAP 在 90 mmHg 以上。为了维持理想的血压，首先应给予充分的容量，必要时可以使用缩血管升压药物。如果患者已经发生脊髓缺血事件，血压在可耐受的范围内还可以进一步提高。降低脑脊液压力最常用的方法是脑脊液引流，一般术后返室的患者出现四肢活动及感觉障碍时应尽快协助医师进行腰椎穿刺测量脑脊液压力，脑脊液压力超过 10 mmHg，及时放液减压，一般维持术后 48 ~72 h 内脑脊液压力<10 mmHg。实施脑脊液引流要注意预防相关并发症，包括中枢神经系统的感染、低颅压综合征、引流管脱落与断裂。通常引流速度应<(10 ~15) mL/h。当脊髓缺血发生但不具备脑脊液引流条件时，可以采用分次腰椎穿刺监测和控制脑脊液压力。

6)肠系膜缺血：每班评估有无腹胀、腹痛，肠鸣音情况。若发现腹部仍有搏动，腹部包块无明显变化或增大，则提示可能修复不全或有内漏；若患者腹痛加剧，面色苍白，出冷汗，血压下降，则提示有动脉瘤破裂的可能。术后可造成乙状结肠侧支循环供血不足，应注意大便性状。如果膀胱压力 30 cmH_20 或 25 mmHg，则提示有腹腔间隔室综合征，须及时行后腹膜血肿引流。

7)下肢缺血：术后每班观察 1 次双侧足背动脉的搏动、皮肤温度、颜色及感觉运动情况。术后髂支闭塞或血栓风险高者，进行完整的下肢动脉搏动检查或测量踝肱指数(ABI)。若患者术后出现新发的剧烈疼痛、麻木等情况，考虑为形成血栓；新发的下肢跛行、缺血或 ABI 下降，立即评估支架是否堵塞。若出现肢体温度降低、皮肤苍白、末梢循环不良，应及时处理下肢急性动脉栓塞，防止肢体坏死。存在中高危血栓风险患者，术后使用间断充气压力装置并鼓励尽早下床活动以预防深静脉血栓。

8)伤口护理：持续观察切口敷料是否干燥、清洁，如果患者术后出现不明原因的疼痛、脓毒血症、腹股沟渗液、假性动脉瘤，同时实验室检查结果为非特异性的炎症表现，如白细胞计数升高、红细胞沉降率增快、C 反应蛋白升高等，应当重点怀疑移植物感染。

9）植入后综合征：目前较广泛接受的诊断标准为：术后发热（体温>38 ℃）持续 1 d，合并白细胞升高（白细胞计数 12×10^9 L），同时排除感染（血培养阴性）。表现为支架植入后出现非感染性的发热和炎性因子升高。一般术后即出现持续 2～3 d 甚至 7 d 的发热，背部疼痛，但无白细胞升高的感染征象，可能与瘤腔内血栓形成有关，或支架植入后机体会对异物产生炎症反应。一般体温不超过 38.5 ℃，必要时给予物理降温和非甾体类药物，常规给予抗生素抗感染。症状轻者予解释原因消除忧虑，重者报告医师对症处理。13%～60% 的患者在主动脉支架植入术后会出现短暂的急性流感样炎症综合征。植入后综合征相关因素可能包括新发血栓、支架的材料成分。该综合征的特征是植入术后 7～10 d 内出现发热、白细胞增多、血清 C 反应蛋白浓度增高及支架周围的气体影。有研究也发现内毒素、IL-6 水平及血小板活化水平升高；一项研究显示前降钙素保持低水平。该综合征的病因仍未最终确定，但似乎不是感染所致，也不限定于任何特定支架。当支架植入伴发该综合征时，治疗包括口服阿司匹林及监测，不需要抗生素治疗。目前学者正在研究是否有特定药物能预防该综合征。

10）谵妄：腔内修复术后谵妄的发生率为 2.4%～24.7%。减少引起谵妄的诱因，如疼痛、低氧血症、感染、内环境紊乱等。为患者提供舒适的环境，允许家人亲友的陪伴。因酒精戒断导致术后谵妄患者，首选苯二氮䓬类药物，其次考虑使用 α_2 肾上腺素能受体激动剂和抗精神病药物。对于苏醒期谵妄，苯二氮䓬类药物可能是一个诱发因素，需引起注意。除非患者出现激越行为，威胁自身或他人安全，并且非药物治疗无效时，可使用抗精神病药物改善患者的精神行为异常。

（5）内外科杂交手术（弓上分流+EVAR）的原理：累及重要分支的主动脉夹层和动脉瘤，尤其是主动脉弓部病变，由于存在腔内支架移植物的有效锚定区不足等问题，而传统的相关腔内辅助技术（包括烟囱技术、开窗技术、分支支架技术）的治疗效果存在近/远期的血管逆撕、内漏、分支闭塞等不良结果的可能，所以全腔内技术还不适合全面推广应用于主动脉弓部病变治疗。因此，通过外科与微创腔内修复技术相融合的 Hybrid 技术（或称杂交技术、复合手术），一方面，运用内外科手段联合处理病灶，或分别处理不同部位的病灶，可获得确切安全的锚定区，两者相辅相成，以求达到最佳效果；另一方面，外科手段并不直接干预病灶，而是作为辅助措施，为介入操作创造便捷可行的路径或条件,最终通过介入手段和器材直接处理病灶,治疗疾病,从而大幅减轻手术创伤或缩短手术时间。临床上根据患者的病变部位进行解剖学的血管重建,一般常见术式包括以下几种。①无名动脉-左颈总动脉-左锁骨下动脉人工血管旁路手术+覆膜支架腔内修复术。②用四分支人工血管行升主动脉置换和/或升主动脉近端吻合,人工血管分支分别与无名动脉、左颈总动脉和左锁骨下动脉端端吻合完成人工血管旁路手术+覆膜支架腔内修复术。③右颈总动脉-左颈总动脉-左锁骨下动脉转流+覆膜支架腔内修复术等。

(6)内外科杂交手术(弓上分流+EVAR)的围术期护理

1)术前 1 d 常规备皮,禁食,遵医嘱配血,使用抗生素。

2)了解主动脉夹层的分型、术式及术中情况。

3)严密监测生命体征,术后早期测量四肢血压,做好记录并进行双上肢血压对比及上下肢血压对比,日常血压监测以右上肢为主,遵医嘱应用药物控制血压,收缩压控制在 130 ~ 140 mmHg,以保证桥血管通畅,避免桥血管远端肢体因血压过低导致缺血,或远端肢体处于身体低位而出现窃血综合征或脑灌注不足致使脑缺血发生。

4)定时检查四肢活动及双上肢握力,四肢感觉及运动情况,四肢动脉搏动、颜色、皮温。

5)监测动脉血气的变化及血氧饱和度。

6)注意患者意识、瞳孔大小及对称度,拔管后要注意对答及是否有声嘶的情况,警惕脑缺血发生。

7)辅助呼吸的患者加强呼吸道的管理。

8)准确记录尿量,观察是否有血尿。

9)听肠鸣音,观察是否有腹胀、腹痛,有腹胀者要定时测量腹围;留置胃管者要观察胃液的颜色,能自己进食的患者要注意进食的量,了解患者是否有恶心、呕吐等消化道症状;观察大便的颜色,注意是否有黑便、血便等。

10)观察术后伤口有无渗血、血肿、感染,定期检查凝血指标和血常规,渗液多的伤口要及时更换敷料,保持敷料干洁。保持伤口引流管固定通畅,引流球保持有效负压。监测体温,加强心理护理。

11)了解患者各项检查的结果

12)术后 24 h 卧床休息,做足部踝泵运动,第 2、3 天协助床上活动,第 4 天协助下床活动,逐渐增加活动量和时间。

13)鼓励术后早期活动,床上加强翻身叩背,鼓励患者有效咳嗽、咳痰。

【健康教育】

1. 疾病宣教 养成良好的生活习惯，戒烟限酒；少食多餐，忌暴饮暴食。患者应学会自我调整心理状态，调控不良情绪，保持心情舒畅，避免情绪激动。

2. 运动指导 患者如无胸闷痛、头晕等不适症状，在血压、心率稳定的基础上，腔内修复术后可进行有氧运动，包括打太极、慢跑、散步、骑自行车等。出院患者建议到心脏康复部门进行评估，开出运动处方，为术后出院的运动提供依据和保障。

3. 药物护理

(1) 长期坚持规律药物治疗，服用他汀类药物期间注意有无肌肉酸痛等不适，切勿停药及调药，如需停药及调药均需门诊复诊。

(2) 了解药物的作用、不良反应及药物使用的注意事项。服药期间密切观察有无口腔及牙龈出血、血尿、黑便、皮肤出血、瘀斑及严重头痛等情况。如出现上述情况，或拟行有创操作或手术时，请于心内科门诊复诊或与心内科医师联系调整抗血小板药物剂量。

4. 血压的监测 教会患者及家属测量血压，定期、定时测量血压，如出现较大波动应及时就诊。定期到医院进行无创四肢血压、动态血压监测。

5. 随访 患者术后 1 个月、3 个月、6 个月、12 个月各随访 1 次，以后每年需回院门诊或住院随访，行主动脉全程 CT/MRI、经胸超声心动图、胸部 X 射线及心电图检查。

（孙 敏）

第二节 主动脉夹层手术护理

主动脉夹层是一种病情区险、进展快、病死率高的急性主动脉疾病。内科保守治疗、外科手术和介入治疗是主动脉夹层的主要治疗方法。StanfordA 型主动脉夹层手术方式取决于主动脉根部（主动脉窦、主动脉瓣、冠状动脉）及主动脉弓部病变。常见有 Bentall 手术、升主动脉置换、全弓置换+降主动脉内支架植入、孙氏手术等，均在体外循环下进行。目的是防止和避免夹层破裂出血、心脏压塞和严重脏器缺血导致患者死亡；对于已经破裂或即将破裂的主动脉夹层进行假腔切除术、内膜撕裂口修补术或人工血管置换术，最大限度地恢复主动脉及其主要分支血管的血流。

StanfordB 型夹层在急性期或亚急性期有并发症的患者选择覆膜支架植入术（介入治疗）或胸降主动脉置换术。这些并发症包括主动脉破裂、主动脉周围或胸腔积液增多、主动脉管径迅速增大、不能控制的高血压、充分药物治疗不能缓解的持续胸痛和脏器缺血等。

【护理评估】

1. 病史及心理-社会反应

（1）评估患者的一般情况，包括年龄、性别、身高、体重、职业等，有无吸烟史。近期是否服用抗凝药物或其他药物。

（2）评估患者既往有无高血压病史、过敏史、手术史、外伤史和以往的诊疗过程。

（3）评估患者家族中有无高血压和其他心脏疾病患者。

（4）评估患者和家属对疾病、治疗方案手术风险、术前配合、术后康复和预后知识的了解程度和接受情况。

（5）评估患者是否存在焦虑、恐惧和无助的心理；评估患者的经济承受能力和社会支持系统。

2. 身体评估

（1）评估患者的意识、生命体征（其中血压需测量四肢血压）。

（2）评估患者局部疼痛的部位、性质和诱发因素，以及疼痛时的伴随症状；了解患者全身其他重要器官功能状态。

（3）评估患者对手术的耐受力。

（4）评估患者生活自理能力，评估患者有无栓塞、跌倒、压疮等风险。

3. 相关检查

（1）实验室检查：血常规、血生化、肝肾功能、凝血时间等。

（2）辅助检查：胸部 X 射线检查、超声心动图、胸部 CT、磁共振血管造影和数字减影血管造影等。

【一般护理】

（1）按心血管疾病和心血管疾病外科护理。

（2）休息与活动。保持环境安静，绝对卧床休息，避免情绪波动，严格控制活动量，必要时应用镇静剂。避免剧烈咳嗽、打喷嚏、用力排便等致腹压升高的因素，防止意外因素致夹层破裂。

（3）术前戒烟，清淡饮食。

（4）心理护理。由于发病急，病情危重，病死率高，患者及家属会出现恐惧心理，向患者及家属介绍疾病和手术相关知识，耐心解答患者和家属的问题，缓解其紧张焦虑的情绪。

【专科护理】

1. 术前护理

(1)疼痛管理

1)密切观察疼痛的部位、性质、持续时间及有无伴随症状。

2)患者剧痛时可有面色苍白、四肢湿冷、脉搏快而弱、呼吸急促等休克表现，血压不下降，反而升高，这种血压与休克呈不平行的关系为主动脉夹层的特征表现。

3)疼痛减轻后又反复出现提示夹层分离继续扩展，疼痛突然加剧则提示血肿有破溃趋势，当血肿溃入血管腔，疼痛可骤然减轻。

4)按医嘱给予镇痛剂镇痛，并注意观察使用镇痛剂的效果。

(2)控制血压及心率：收缩压控制在100～120 mmHg，心率60～80次/min。血压下降后疼痛明显减轻或消失是夹层停止扩展的临床指征。但发生休克时，血压不宜降至过低。监测血压应以血压高的一侧为准。每日测量1次四肢血压，并详细记录。如有搏动减弱、消失或两侧强弱不等，两侧血压差别较大、上下肢血压差减小或消失等，应立即报告医师。

(3)意识及神经系统观察：注意观察患者有无肢体麻木、下肢无力、感觉异常、反射消失、偏瘫、截瘫、视觉改变、精神错乱、昏迷等神经精神症状。发现异常，立即通知医师，及时处理。

(4)手术前准备：全身备皮、配血、了解大便情况，必要时予缓泻剂。准备好患者术中带药如抗生素、清蛋白等，备好CT、MRI及其他病历资料等带入手术室。

2. 术后护理

(1)病情观察：持续心电监测、血压、饱和度等监测，术后每日测量四肢血压，做好记录并比较。术后早期收缩压控制在90～110 mmHg，避免血压过高引起吻合口出血；监测动脉血气的变化及血氧饱和度。病情稳定后，根据术前基础血压确定血压控制范围，尤其高血压患者，以保证各脏器的灌注。

(2)神经系统观察：检查意识、瞳孔大小及对光反射，术后清醒的时间和程度，四肢活动和感觉情况。及时协助医师判断是否有神经系统的损伤。观察是否有谵妄的发生，及时处理。

(3)肾功能的观察：记录每小时尿量，关注尿素氮和血清肌酐等指标变化；减少肾毒性药物的使用。肾功能不全者，限制水、钠摄入，控制含钾食物的摄入。

(4)并发症的预防及护理

1)吻合口活动性出血:与缝合技术不当、体外循环时间过长、鱼精蛋白中和肝素不足、患者凝血机制异常等有关。在护理中需注意:①严格控制血压。②监测凝血指标、ACT 情况,及时调整抗凝药剂量。③观察皮肤黏膜、手术切口、穿刺口、牙龈、鼻腔有无出血,有无血尿、黑便、脑出血表现等。④保持引流管通畅,观察胸液的量、颜色、性状变化,一旦发现活动性大出血,及时床边开胸抢救。

2)脑功能障碍:高龄和颜内血管病变是脑功能障碍发生的高危因素,此外还与术中气栓、血栓、动脉粥样硬化斑块脱落、中枢神经系统保护措施不当、体外循环时间过长等有关。主要表现为苏醒延迟、昏迷、躁动、癫痫发作、偏瘫、双下肢肌力障碍等症状。术后及时给予营养神经和脱水治疗;保证充分氧供,防止脑部缺血缺氧,必要时高压氧舱治疗。

【健康教育】

1. 指导患者正确使用药物　主动脉夹层患者常会服用较大量的降压药物及控制心率药物,向患者说明药物的作用及不良反应,尤其是一些降压药物可能引起直立性低血压,按医嘱服药,切勿擅自停药或更改剂量,服药期间改变体位需缓慢,避免驾车和高空作业,勿剧烈运动,出现头晕、乏力情况立即坐下或躺下休息。感觉不适时随时就诊。

2. 饮示指导　患者应进食低盐、低脂饮食。每日摄入食盐不超过 3 ~ 5 g,摄入胆固醇不超过 300 mg。尽量少吃油炸食品、动物油、动物内脏和腌制品等食物,忌暴饮暴食。

3. 健康生活方式指导　养成良好的生活习惯,戒烟限酒;患者应学会自我调整心理状态,调控不良情绪,保持心情舒畅,避免情绪激动。

4. 活动与休息　患者如无胸闷痛、头晕等不适症状,可进行太极、慢跑、散步、骑自行车等有氧运动。出院患者建议到心脏康复部门进行评估,开出运动处方,为术后出院的运动提供依据和保障。

5. 教会患者如何正确测血压

(1)定时间:测量前 1 h 内应避免进行剧烈运动、进食、喝含咖啡的饮料、吸烟、服用影响血压的药物;精神放松、排空尿液;至少安静休息 5 min。测量时间:早晨 6:00 ~ 8:00(或晨起后),下午 16:00 ~ 18:00(或午睡前后)。

(2)定体位:坐位,如有特殊情况,也可卧位。

(3)定部位:测量上臂。

(4)定血压计:血压计需至少每年检测1次。

(5)测量原则:测量血压高的一侧肢体。注意事项:袖带的大小适合,至少覆盖上臂臂围的2/3;袖带紧贴缚在被测者上臂,袖带下缘应在肘弯上2~3 cm;相隔1~2min重复测量3次,取后2次读数平均值记录;如果收缩压或舒张压的2次读数相差5 mmHg以上应再次测量;每次测量的血压均应记录下来,并且复诊时带给医师,医师会根据血压情况调药。

6. 保持大便通畅 切勿用力大便,大便时间不超过10 min,排便困难时应用缓泻剂(家中可备开塞露)。应避免一切增加胸腔压力及腹腔压力的动作,如提重物、剧烈咳嗽、用力大便。

7. 随访 患者术后1个月、3个月、6个月、12个月各随访1次,以后每年需回院门诊或住院随访,行主动脉全程CT/MRI、经胸超声心动图、胸部X射线及心电图检查。

(孙 敏)

第三节 胸腹主动脉瘤护理

胸腹主动脉瘤是指胸主动脉及腹主动脉因动脉壁结构异常或腔内血流的异常导致主动脉异常扩大变形,直径超过3.0 cm,或较原直径增大1.5倍以上,同时累及胸腔段和腹腔段,以及侵犯到肾动脉以上的主动脉瘤。动脉瘤从胸延伸至腹,累及胸主动脉、肋间动脉及腹主动脉内脏诸分支。如果瘤体直径>6 cm,瘤体年增长率在7~8 mm,40%可发生致死性动脉瘤破裂。普遍公认当瘤体直径>5 cm时需行手术治疗。

【护理评估】

1. 病史及心理—社会反应

(1)评估患者既往有无高血压、高血脂、吸烟史,有无结核、梅毒等病史。

(2)评估患者有无家族遗传性动脉粥样硬化。

(3)评估患者近期有无慢性腹痛、体重减轻、血沉增快等表现。

(4)评估患者发病起始时间,有无上腹痛、背痛等症状,疼痛与进食是否有关。

(5)评估患者的睡眠,有无焦虑、抑郁等负面情绪及程度。

(6)评估患者的文化程度、工作背景、家庭的主要经济来源、家庭成员对患者的关心和支持程度。

(7)评估患者和家属对疾病、治疗方案、手术风险、术前配合、术后康复和预后知识的了解程度和接受情况。

2.身体评估

(1)评估患者的意识、生命体征、血氧饱和度、尿量情况。评估患者有无心律失常、心气短、呼吸困难、下肢疼痛、皮肤颜色苍白、皮肤温度下降、感觉减弱、运动障碍、腔后动脉及足背动脉搏动减弱或消失等症状。

(2)评估患者疼痛的部位、性质、程度及变化情况。

(3)评估患者的依从性。

(4)评估患者发病后的饮食、睡眠及大小便情况。

(5)评估患者对手术的耐受力。

包括:安静的病室,整洁的床单位,舒适的卧位,减少访客,合理安排检查、治疗时间等。

3.药物护理　指导服药及用药方法。

4.饮食护理　进食高蛋白、低盐低脂、富含维生素的食物,保持大便通畅,避免腹压增高。避免进食易产气、辛辣刺激、油炸的食物,修复术前需嘱咐患者戒烟。

5.心理护理　保持乐观情绪,避免情绪紧张、焦虑、忧伤等,精神过度紧张容易导致交感神经兴奋性增高,血压上升,心率加快,进而加大主动脉瘤破裂风险。

【专科护理】

1.急性期护理　急性期患者应绝对卧床休息,严密监护生命体征。加强基础护理,满足患者基本生理需求。

2.血压控制　动脉压力增高是动脉瘤破裂的主要因素,术前维持血压(14.63~15.96)/(7.98~9.31)kPa[(100~120)/(60~70)mmHg],避免一切引起血压增高的因素,如疼痛、用力排便、咳嗽、情绪激动、过度活动等。

3.疼痛管理　常用疼痛评估方法——疼痛数字评分法(NRS),评估要素包括:疼痛的部位、性质、程度、有无转移性疼痛。根据NRS评分及用药后的效果评价,适当采取镇痛措施及吸氧。

4.双下肢血运的观察　腹主动脉瘤常伴有附壁血栓形成,造成管腔狭窄,有时血栓脱落,出现急、慢性下肢缺血症状,因此应该观察下肢有无疼痛、皮肤苍白、皮温下降、感觉减退、运动障碍和末梢动脉搏动消失等缺血症状。

【健康教育】

1. 生活指导　养成良好的生活习惯，戒烟戒酒；少食多餐，忌暴饮暴食。患者应学会自我调整心理状态，控制不良情绪，保持心情舒畅，避免情绪激动。

2. 运动指导　患者如无胸闷痛、头晕等不适症状，在血压、心率稳定的基础上，腔内修复术后可进行有氧运动，包括打太极、慢跑、散步、骑自行车等。出院时建议患者到心脏康复部门进行评估，开出运动处方，为术后出院的运动提供依据和保障。

3. 用药指导

(1)长期坚持规律药物治疗，服用他汀类药物期间注意有无肌肉酸痛等不适，切勿停药及调药，如需停药及调药均需门诊复诊。

(2)服药期间密切观察有无口腔及牙龈出血、血尿、黑便、皮肤出血、瘀斑及严重头痛等情况。如出现上述情况，或拟行有创操作或手术时，请与心内科门诊复诊或与心内科医师联系调整抗血小板药物剂量。

4. 随访　患者术后 1 个月、3 个月、6 个月、12 个月各随诊 1 次，以后每年需回院门诊或住院随访，行主动脉全程 CT/MRI、经胸超声心动图、胸部 X 射线及心电图检查。

（孙　敏）

第四节　主动脉食管瘘护理

主动脉食管瘘(AEF)是一种预后凶险的疾病，病死率可高达 50% 以上，需急诊干预。该病主要由食管异物引起，也可因纵隔内肿瘤、食管癌、食管溃疡、主动脉或食管手术后并发。近年来，随着主动脉夹层、主动脉瘤发病率逐年增加，术后因支架感染等原因并发的 AEF 也逐年增多，TEVAR 术后支架感染的发生率为 0.2% ~5.0%，而并发主动脉食管瘘的发生率为 1.7% ~1.9%。AEF 典型的临床表现为 Chari's 三联征，即胸骨后疼痛或吞咽困难、信号性出血、无症状间歇期后致命性大出血。目前公认有效的治疗方式为控制感染和致命性出血、外科切除感染病变组织及支架、重建胸主动脉或腹主动脉血流、修补食管瘘等。手术方式主要是以升主动脉-腹主动脉人工血管旁路移植联合感染段血管及支架切除、胸主动脉或腹主动脉人工血管旁路移植、局部旷置引流术为主。根据患者的实际情况,手术可分为一期或两期。对于食管瘘口较小并且可耐受的患者,可同期切除病变组织、重建胸主动脉或腹主动脉血流、修补食管瘘等;对于感染比较严重或者不耐受的患者,手术一期行切除病变组织及食管局部切除、重建主动脉血流、食管旷置,二期行胃代食管手术。AEF 损伤按张殿堂等的病理分类对临床诊断和治疗最具价值。详见表 11-1。

表 11-1 AEF 临床分型

分型	64-MSCT 成像	临床表现
纤维包裹型	表现轴位主动脉窗平面食管与降主动脉之间见软组织肿块,与降主动脉右侧壁分界不清	吞咽困难,呕血,无胸痛发热
假性动脉瘤型	表现轴位主动脉弓右侧壁见憩室样改变,其周围见软组织影	吞咽困难,或伴呕血,有胸背痛及发热
纵隔脓肿型	轴位下肺静脉层面增强扫描见降主动脉右侧壁有一瘘口,对比剂流入假性动脉瘤内,食管与降主动脉周围见强化软组织影包绕,内部有低密度气体影,左胸腔见强化液性影	吞咽困难,发热,伴呕血、明显胸背痛

【护理评估】

1. 病史及心理-社会反应

(1)评估患者既往有无食管异物史、纵隔肿瘤、食管疾病、主动脉疾病、手术史、高血压病史、外伤史等,并了解以往诊疗过程。

(2)评估患者的一般情况,包括年龄、性别、身高、体重、职业等,有无吸烟史,近期是否服用抗凝药物或其他药物等。

(3)评估患者和家属对疾病、治疗方案手术风险、术前配合、术后康复和预后知识的了解程度和接受情况。

(4)评估患者是否存在焦虑、恐惧等心理状况;评估患者的经济承受能力和社会支持系统。

2. 身体评估

(1)评估患者的意识、生命体征,尤其体温情况,有无发热、寒战。

(2)评估患者局部疼痛的部位、性质和诱发因素,疼痛时的伴随症状及疼痛评分。

(3)评估有无出血的表现,观察患者甲床、眼睑及嘴唇颜色,评估患者大便的颜色、性质及量，有无呕血，了解患者全身其他重要器官功能状态。

（4）评估患者对手术的耐受力。

（5）评估患者的生活自理能力，评估患者有无血栓、跌倒/坠床、压疮等风险。

3. 相关检查　多层螺旋 CT、消化道 X 射线钡剂造影、实验室检查结果、胸部 X 射线检查、超声心动图、磁共振血管造影、数字减影血管造影等。

【一般护理】

（1）按心血管疾病外科和主动脉夹层手术护理。

（2）活动与休息。绝对卧床休息，避免情绪波动，严格控制活动量，必要时应用镇静剂。避免剧烈咳嗽、打喷嚏、用力排便等致腹压升高的因素，防止意外因素致异物移位或瘤体破裂；在搬运患者时也应避免一切突然加大腹压时的动作。

（3）禁止经口进食。

（4）心理护理。向患者及家属介绍疾病和手术相关知识，耐心解答患者和家属的问题，缓解其紧张焦虑的心情。

【专科护理】

（1）观察有无大出血的表现，如大量呕血、便血，血红蛋白浓度、红细胞计数、血细胞比容下降；血流动力学不稳定、胸闷、气促、面色苍白等；若出现呕血后症状缓解，应警惕患者出现无症状间歇期后致命性大出血，及时报告医师处理。

（2）疼痛管理。①密切观察疼痛的部位、性质、持续时间及有无伴随症状。②根据患者疼痛时的临床表现进行疼痛评估。③根据疼痛评分，按医嘱给予镇痛剂镇痛，并注意观察使用镇痛剂的效果。

（3）感染控制。患者发热时给予物理及化学降温，按需抽取血培养，遵医嘱给予抗感染治疗。

（4）外科手术后患者按主动脉夹层术后护理。

（5）胃造瘘管的护理。

1）采用高举平台法固定胃造瘘管，防止导管对皮肤的压迫造成损伤。

2）术后禁止经口进食，饮食及药物均从胃造瘘管管饲，喂药前应充分捣碎药物并溶解，然后用注射器抽取注入，管饲前后均用温开水冲洗造瘘管，避免使用盐水（盐水容易导致管道内结晶并逐渐堵塞）。若管道堵塞，可在管道注入 10 mL 温水并夹管 5 min，再松开管道夹，尝试使用低压力抽吸。如果管道未堵塞，用温水冲刷至洁净，如果仍然堵塞，尝试使用苏打水或碱化酶。

3)每班听诊肠鸣音,观察有无腹胀情况,管饲温度适宜。避免温度过高烫伤胃黏膜,温度过低易引起胃肠道功能紊乱,出现腹泻等症状。每次管饲时回抽胃液,观察胃内容物的颜色、性质、量,并做好记录。

(6)食管造口护理。食管造口主要用于引流口腔分泌物,每班观察造口处的血运情况。正常情况造口部位为红色或者粉红色,富有光泽,若出现颜色变暗变紫或者水肿等情况,应警惕是否出现缺血性坏死。密切观察并记录引流液的颜色、性质、量。正确使用造口袋,底盘的剪裁应用偏心圆的方法,并使用弹力胶布将造口底盘外周位置严密粘贴,维持造瘘口周围皮肤清洁、干燥且完整。造口袋如有污染应及时更换,清洁造口周围皮肤,顺序由内向外,避免使用硬质材料擦拭,以免损伤黏膜,根据需要使用皮肤保护用品,防止皮肤受损。

(7)营养支持。AEF 患者禁食时间长,消耗大,进行早期营养支持更利于患者的康复。早期可通过肠外营养支持,可进食时通过术中放置胃造瘘管或空肠管置管进行营养支持。空肠管可减少误吸、胃食管反流,在保证营养的情况下减少细菌经食管瘘口移位引起的感染。

(8)并发症的预防及护理。

1)吻合口活动性出血与缝合技术不当、体外循环时间过长、鱼精蛋白中和肝素不足、患者凝血机制异常等有关。

在护理中需注意以下几点:①严格控制血压。②监测凝血指标、ACT 情况,及时调整抗凝药剂量。③观察皮肤黏膜、手术切口、穿刺口、牙龈、鼻腔有无出血,有无血尿、黑便、脑出血等。④保持引流管通畅,观察引流液的颜色、性质、量变化,一旦发现活动性大出血,及时床边开胸抢救。

2)感染食管异物压迫损伤和继发感染,是形成假性动脉瘤进而发展为 AEF 的重要因素,因此术后控制感染在整个治疗环节中具有十分重要的意义。术后应密切观察伤口及监测体温,保持伤口清洁干燥,定时换药,遵医嘱使用抗生素。每天口腔护理 3 ~4 次,以减少细菌的生长繁殖,预防口腔及造口感染。

【健康教育】

(1)食管旷置的患者应避免经口进食,注意观察造瘘口周围的皮肤,定时清洁,并保持干燥,如有湿疹可使用糖酸莫米松软膏涂抹更换造口袋时动作轻柔,先用清水清洗造口周围皮肤,待干后贴上造口袋,可根据皮肤情况使用护肤产品。

（2）应正确指导带胃造瘘管的患者使用正常食物自制匀浆膳，匀浆膳由谷类、肉类、蛋类及蔬菜等组成，食物煮熟后使用搅拌机打碎，采用大剂量推注的方式，每次 250～300 mL。指导患者选择低盐、低脂饮食，忌暴饮暴食。每次管饲前后使用温开水冲管，如果管路堵塞，可使用苏打水进行冲管。

（3）注意卧床休息、适当运动。嘱患者勿腰腹过屈、深蹲、用力排便、剧烈咳嗽、打喷嚏等，避免剧烈运动或用力过猛。如无胸闷痛、头晕等不适症状，可进行太极、散步等有氧运动。患者出院时建议到心脏康复部门进行评估，开具运动处方，为出院后的运动提供依据和保障。

（4）养成良好的生活习惯，戒烟限酒。患者应学会自我调整心理状态，调控不良情绪，保持心情舒畅，避免情绪激动。

（5）遵医嘱正确服用降压药及抗凝药物，保持血压稳定。切勿擅自停药或更改剂量，服药期间改变体位需缓慢，出现头晕、乏力等情况应立即坐下或躺下休息。

（6）不适随诊。

（孙　敏）

第五节　肺动脉高压护理

肺动脉高压（PAH）是指肺动脉压力（PAP）超过一定界值的一种血流动力学异常状态。静息状态下成年人正常平均 PAP（mPAP）为（14±3）mmHg，上限为 20 mmHg。肺动脉高压定义为在静息状态下经右心导管检查测得 mPAP≥25 mmHg。

肺动脉高压是临床病死率极高的恶性疾病，其发病特征为肺血管阻力、肺动脉压力进行性升高，患者出现进行性呼吸困难和运动受限，最终发生右心衰竭，严重时导致死亡。该病症可由多种机制诱发，病因复杂，左心疾病、肺部疾病、低氧血症、血栓、药物、感染、肿瘤等均可引发。可发生于任何年龄，20～40 岁为该病症高发年龄段，约占 75%；20 岁以下，包括患先天性心脏疾病的婴幼儿约占 15%。

【护理评估】

1. 病史及心理-社会反应　评估患者有无心脏疾病史，有无胸痛、昏厥、咯血、心等症状，有无焦虑、抑郁等负面情绪。

2. 身体评估　评估患者意识、营养状态；有无颈静脉压力增高、肝大、腹腔积液、外周水肿，晚期患者评估四肢末梢皮温等，听诊肺动脉瓣区、右心室区、三尖瓣区有无异常杂音等，有无咯血。

3. 相关检查　实验室检查、心电图、心血管造影、右心导管术、6min 步行试验、心脏彩超及 MRI、肺功能检查、胸部 X 射线、动脉血气分析和免疫学检查等。

【一般护理】

(1)按循环系统疾病护理。

(2)氧疗。吸氧以减轻患者缺氧症状，根据血氧饱和度选择吸氧浓度，以最低氧浓度达到最佳血氧饱和度(≥90%)，必要时给予面罩吸氧，并做好吸氧记录和观察。

(3)休息指导。卧床休息，去除诱因，如避免感冒等。

(4)饮食指导。予清淡、易消化、富含维生素饮食，保持大便通畅，右心衰时，限制水、钠摄入。

(5)安全护理。预防昏厥和咯血致窒息发生。

(6)心理护理。鼓励患者保持乐观情绪，树立长期治疗疾病的信心，并取得家属配合。

【专科护理】

1. 药物治疗观察及护理

(1)洋地黄类：常用制剂有地高辛和毛花苷 C，可增强心肌收缩力，改善右心功能，并减慢心率。由于患者右心功能差，肝代谢能力降低，建议采用小剂量给药方式。

(2)利尿剂：减轻右心负荷，推荐小剂量使用。对于发绀患者，若血红蛋白显著升高，不建议长期使用利尿剂。注意观察患者 24 h 出入量，监测患者电解质情况等。

(3)抗凝药物：主要针对原位血栓，并防止肺动脉血栓形成。常用药物为华法林，建议从小剂量开始使用，逐渐加量，将 INR 维持在 1.5～2.5。咯血患者忌用。

(4)多巴胺和多巴酚丁胺：多巴胺和多巴酚丁胺是治疗重度右心衰竭的首选药物，血压偏低首选多巴胺，血压较高首选多巴酚丁胺。两种药物的推荐起始剂量为 2 μg/(kg · min)，逐渐加量至 8 μg/(kg · min)。根据患者具体情况可选择其中一种或联合使用。注意监测血压及心率，密切观察药物不良反应，加强安全护理及宣教。

（5）降低肺动脉压的药物：口服药物如万艾可、希爱力、波生坦；注射类药物如曲前列环素类药物，目前临床较常使用瑞莫杜林。

1）口服万艾可、希爱力等药物时，注意观察患者有无低血压、头痛、消化不良等不良反应，应掌握药物的用法与用量、药物不良反应等知识，并做好相关护理措施。

2）口服波生坦时，注意观察患者有无肝肾功能损害等表现，应掌握药物的用法与用量、药物不良反应等知识，并做好相应护理措施。

3）瑞莫杜林因为对肺血管收缩有改善作用，已成为PAH临床治疗的一线用药。该药物的作用方式是模拟人体内天然存在的前列环素，帮助扩张肺血管，使其保持正常工作，进而降低心脏负荷，减轻肺动脉高压的症状。静脉注射瑞莫杜林是通过中心静脉导管或经外周静脉穿刺的中心静脉导管（PICC）经深静脉给药。建议使用0.9%氯化钠注射液（0.9% NS）24 h持续输注，并建议使用单独一条通路进行输注。初始剂量为1.25 ng/（kg · min），不耐受或轻中度肝功能不全患者将注射速度降至0.625 ng/（kg · min），之后可根据临床疗效和血液指标进行剂量调整。该药物首次启用后30 d内有效，由于价格较昂贵，护士应妥善保管好药物并做好交接班工作。临床护士应该掌握瑞莫杜林药物的相关知识，如药物的储存方式、配伍禁忌、起始剂量和维持剂量、药物的不良反应等。

使用瑞莫杜林皮下注射的护理如下。

1）掌握瑞莫杜林皮下注射泵的使用流程及注意事项。

2）掌握穿刺部位选择选择的先后顺序为腹部→上臂（成人）→大腿（儿童）→下方腰部→上臀，更换穿刺部位时可沿顺时针/逆时针方向更换。

3）掌握穿刺方法及固定方式，并告知患者谨防脱落。

4）每班要查看机器工作状态，检查输注部位、输注管路有无打折等，查看储药器剩余药液量，并做好皮肤护理。

5）掌握皮下输注泵使用期间常见报警情况及处理，如电池相关报警、无输注报警、低于剩余液量报警等。

6）注意观察不良反应，如局部皮肤疼痛，局部皮肤发红、发热、隆起、硬结、感染或脓肿，穿刺处出血，腹泻、呕吐等，及时报告医师，并做好相关护理措施。①局部皮肤疼痛：一般在更换新输注部位后12 h开始出现，在第2～5天最为严重。大部分患者在7 d后几乎不再疼痛或仅有轻微不适，并长时间维持这种状态。②局部皮肤发红、发热：最正常的表现，一般不需要处理，1周左右症状就会改善，必要时可以拿冷毛巾湿敷。③局部皮肤隆起、硬结：

温毛巾热敷，一般硬结消散大概需要1~2个月。出现硬结，可以外涂喜辽妥药膏或芦荟胶。④局部皮肤感染或脓肿：更换注射部位；感染的伤口做好清洁、消毒，必要时前往医院就诊，服用抗生素。当患者疼痛耐受后，出现突然疼痛是有感染迹象。穿刺处出血：如果只是在更换储药器时有少量血液回流入导管，此为皮下压力大造成，不用处理。输注泵运行时会将这些液体注回体内。如果是在纱布上看到有黄色的渗液或者红色的渗血，建议更换注射部位并保证旧伤口清洁干燥。旧伤口可用清洁的纱布按压止血。腹泻、呕吐：监测生命体征，观察血压、心律变化；记录大便与呕吐物色、质、量及24 h出入量；必要时补液等。

7)使用瑞莫杜林患者的日常护理注意事项。①做好局部皮肤清洁：每天检查输注部位，保持穿刺处清洁、干燥。密切观察有无红肿、渗液、出血、皮下软管脱出，仔细查看输注管路有无打折，接头处有无松脱等现象，如有异常及时处理。避免药液沾到皮肤，以免造成反应。②定期维护：选择使用酒精进行穿刺处及周围皮肤消毒。请牢记：储药器3 d更换1次、透明贴膜3 d更换1次、输注导管根据实际情况使用1个月左右，若无感染，扎针部位不要勤换，尽可能保持3个月。③过敏：如患者对敷料过敏，粘贴部位皮肤发红及有痒感，可选择透气性能好、防水脱敏的敷料贴膜，也可以选择使用纱布覆盖穿刺部位。患者尽可能避免剧烈活动以减少出汗的机会，过敏现象会得以缓解。汗液较多时，请撕去透明贴膜，用无菌纱布擦干穿刺处周围皮肤并做好消毒后，再次贴上透明贴膜。④沐浴：可以选择淋浴。在淋浴前，请观察防水贴膜有无卷边、翘起、空隙等情况，如有发生请在沐浴前更换贴膜。若不慎将穿刺部位淋湿，请等穿刺处自然风干，不要使用任何物品擦拭；风干后由穿刺处从内向外消毒后重新贴上贴膜。请确保导管连接线向下延伸，避免淋浴时水沿贴膜缝隙进入穿刺部位。请保持皮下输注泵干燥。

2. 右心导管术的护理

(1)右心导管检查的目的：①测定肺动脉压力、肺毛细血管楔压，计算肺动脉血管阻力和心排血量。②明确肺动脉高压原因(是否存在先天性心脏病)。③先天性心脏病的术前检查和评估。

(2)术前准备：①给予术前宣教。告知患者目的、注意事项，消除患者紧张情绪。②予双侧腹股沟及会阴部备皮，术前日评估睡眠情况。③建立静脉通道。

(3)术后护理：①密切观察穿刺部位出血、血肿及杂音情况，观察足背动脉搏动情况，指导患者做术肢踝泵运动。②如行肺动脉造影，可酌情给予补液，视心功能状态给予利尿剂，以尽快排出对比剂，并留取尿标本。残留对比剂可使肺动脉压增高，加重心力衰竭。③给予心电、血压监测，密切观察生命体征。④勤巡视，及时倾听患者主诉，给予对症处理。

3. 漂浮导管的护理 详见“第九节肺动脉漂浮导管护理”。

4. 肺动脉高压危象的观察 肺动脉压的监测可防止某些术后患者发生PAH危象，同时可判断患者恢复程度。患者受烦躁状态、缺氧、气管导管内吸痰等操作的影响，可导致肺动脉压突然增高，诱发危象发生，主要表现为烦躁不安，个别患者有濒死感，出现心率增快、心排血量显著降低、血压下降、血氧饱和度下降，病死率极高。肺动脉高压危象常在感染、劳累、情绪激动、妊娠等因素的诱发下发生，一旦诊断为肺动脉高压危象，需要立即抢救。

【健康教育】

1. 生活指导 预防感冒，保持充足的休息，可以减轻肺动脉高压引起的乏力症状。养成健康生活习惯，戒烟、限酒等。

2. 运动指导 保持一定的体力活动，中等程度的体力活动（如行走）对患者带来益处，但要避免参加剧烈的体育活动。

3. 避孕 采取有效避孕措施，避免使用避孕药物，因为药物会增加血栓发生风险及加重病情。

4. 避免诱因 避免接触高原等可刺激血管收缩的环境，尽量避免乘坐飞机。避免血压过低的状态，如蒸桑拿、长时间洗澡等。

5. 心理健康指导 降低精神压力，可采用以下方法：每天读书30 min、听音乐、练习瑜伽等。

6. 饮食指导 合理饮食，保持健康体重，限制食盐的摄入（<2.4 g/d）和饮水量，以减轻水肿及心脏的负担。

7. 疾病观察 指导教会患者如何皮下注射瑞莫杜林及观察不良反应；出现任何不适时及时就诊。

（孙 敏）

第六节 烧伤重症护理

烧伤是指因热力包括火焰、热液、蒸汽等物理、化学、电等因素造成的组织损伤。烧伤严重程度主要依据烧伤面积及深度来判断。重度烧伤是指

Ⅱ、Ⅲ度烧伤面积占30%～49%总体表面积(TBSA),或Ⅲ度烧伤面积占10%～19% TBSA。特重度烧伤是指Ⅱ、Ⅲ度烧伤面积>50% TBSA,或Ⅲ度烧伤面积>20% TBSA。烧伤除了造成皮肤创面损伤外,往往还累及患者心、肺、肾等多个器官导致功能障碍。大量的体液丢失主要发生在伤后6 h内,48 h基本达到高峰,液体补充不足极易引发低血容量性休克。应密切监测患者的病情变化,早期识别高危风险因素,并积极配合医师对症处理。

一、重症烧伤患者的急救措施

(一)建立人工气道

气管切开是重症烧伤患者建立人工气道最主要的方式。对于伴重度吸入性损伤的烧伤患者,由于休克期组织液急性渗出,短期内患者可出现头面部、气道黏膜的严重水肿,预防性气切是保证成功救治的关键措施。

1. 充分湿化气道　烧伤患者气管切开后,每日经呼吸道丢失的水分远大于非烧伤气管切开的患者,气管黏膜干燥加重,极易形成套管内环形痰痂,因此,气道湿化是气道护理中的重点。未行机械通气的气切患者采用文丘里装置进行喷射湿化氧疗,用灭菌注射用水湿化,同时配合加温器使湿度达到气道生理状态水平(绝对湿度36～44 mg/L)。机械通气患者采用主动加温湿化装置。

2. 及时清除气管内分泌物　定时浅吸痰刺激咳嗽。使用橡胶软质吸痰管,轻柔插入,以保护气道黏膜,减少机械性损伤。吸痰过程中严密监测患者生命体征并观察痰液性状。

3. 监测套管绳松紧度情况　伤后第2天颈部水肿使颈围增加1.5倍左右,早期未明显水肿时固定的套管系带若不及时调整,很容易嵌入颈部皮肤,甚至由于系带过紧引发窒息风险。

根据水肿情况及时调松系带,以容纳1指为宜。系带污染或被渗液浸湿时,及时更换,避免系带干结后摩擦患者颈部创面,造成新的损伤或加重颈部创面的感染。

(二)输液管理

烧伤后创面毛细血管通透性增加,机体内大量血浆液渗出体外而导致有效循环血量降低,短期内如不能补充充足的液体,很快就会发生休克。

1. 迅速建立静脉补液通道　重症烧伤患者正常皮肤大量缺失、表浅静脉受损、不易辨认、外周静脉穿刺难度极大,且一般表浅静脉置管无法满足短期内快速补液需要，在救治过程中优先考虑中心静脉置管。

2. 补液量和成分 以休克期补液量公式作为参考，强调个体化原则。按照先晶后胶，先盐后糖，先快后慢的原则。胶晶状体液比为 1 : 1，胶体液用 3/4 血浆，1/4 全血。胶体液在伤后 6 h 开始使用；晶状体液用乳酸林格液或平衡溶液。

3. 输液速度 在第 1 个 24 h 补液中，前 8 h 补晶胶体液总量的 1/2，中间 8 h 补晶胶体液总量的 1/4，后 8 h 补晶胶体液总量的 1/4。根据每小时尿量及渗出液量调整输液速度。

二、重症烧伤患者的监测

（一）生命体征的监测

重症烧伤患者应优先安排至烧伤 ICU，密切监测患者的心率/脉率、血压、血氧饱和度、呼吸变化。受创面影响，心率监测受电极片无法正常粘贴导致监测受限，临床上更加关注血氧饱和度及脉率变化。此外，无创血压受敷料包扎影响，必要时监测有创动脉血压。

（二）循环监测

尿量、尿液 pH 值及尿比重监测是重症烧伤患者循环监测的重要内容，也是判断患者是否进入回吸收期的重要监测指标。休克期由于血管通透性的改变，组织液渗透入第三间隙，导致水肿。患者进入休克期后，尿量减少，尿液 pH 值下降，尿比重升高，进入回吸收期后，患者尿量增多，尿液 pH 值上升，尿比重下降。

（三）血流动力学监测

1. CVP 反应右心室前负荷，正常值为 6 ~ 12 cmH_2O，与血压值协同判断循环情况。CVP、血压低提示血容量不足，需加强补液；CVP 高、血压低或正常提示心功能不全，当 CVP>20 cmH_2O 时需谨防心衰的发生。

2. PAWP 反映左心功能及其前负荷的指标，正常值为 6 ~ 12 mmHg。当 PAWP 值低时提示血容量不足，需加强补液；当 PAWP 值偏高时则提示左心功能减退，当 PAWP>25 mmHg 时提示左心功能严重减退，应严格限制液体入量，预防肺水肿的发生。

3. CO 反映左心功能指标，CO 值偏低提示组织低灌注状态。

4. 监测技术

（1）Swan-Ganz 漂浮导管测定法，是经典的 CO 监测方法，但存在指标监测不全面、引发导管感染的风险。

(2)PiCCO,可连续监测CO、CFI、胸内血容量、肺水指数等,可为重症烧伤患者休克期提供较为准确的血流动力学的连续性监测指标。

三、头面部烧伤患者的护理

(一)头皮烧伤

(1)剃净烧伤部位及周围的头发,保持创面清洁干燥。

(2)烧伤部位应避免长期受压,尤其是枕后,及时更换卧位,避免压力性损伤的发生。

(3)使用醋酸氯己定溶液擦拭消毒,2次/d。

(二)面部烧伤

(1)严密观察生命体征,尤其观察呼吸、SpO_2 变化,防止水肿造成缺氧,甚至窒息。

(2)头面部烧伤合并吸入性损伤的患者,应保持呼吸道通畅,床旁备气管切开包。生命体征平稳者给予半卧位,利于水肿消退

(3)保持创面清洁干燥,头面部一般早期采用暴露疗法,同时颈部存在烧伤时需给予颈部过伸位,防止瘢痕粘连。

(4)眼部烧伤:①眼睑烧伤水肿严重使眼睑结膜水肿,轻度外翻不能回纳时可使用抗生素眼药膏封闭,并使用凡士林油纱覆盖,严重时应通知医师做早期眼睑焦痂切开减张。使用翻身床者,翻身至俯卧位后需及时观察眼部情况。②及时清理分泌物,遵医嘱按时给予眼药水、眼药膏及眼部冲洗等护理。③主动询问患者眼部有无不适,及时给予对症处理。

(5)外耳道护理:①避免受压,尤其留置胃管者,其胃管固定绳需采用纱布垫于外耳道上,避免长期受压导致二次损伤。②保持外耳道清洁干燥,使用无菌棉签或纱布及时清理耳部分泌物。③遵医嘱按时给予滴耳液滴耳。

(6)口鼻腔护理:①口鼻腔清洁,去除鼻腔内痂皮及分泌物。②伴有口唇及口腔黏膜烧伤者,要保持口唇周局部皮肤创面干燥及口唇湿润,使用大小合适的餐具进食,防止再次损伤。③加强口腔护理,密切关注口腔黏膜情况,有异常及时汇报医师,并根据具体情况选择合适的口腔护理药液。

(三)会阴部烧伤

(1)剔除阴毛,注意清除褶皱处、凹陷处的污渍。

(2)采用暴露疗法,两腿外展,充分暴露会阴部创面。使用无菌纱布隔

开腹股沟，潮湿、污染时随时更换纱布。对于男性患者，阴囊水肿严重者，垫高阴囊，必要时采用50%硫酸镁外敷以促进水肿减退。

（3）加强会阴护理，每次大小便结束后采用温水清洗及氯己定冲洗，保持清洁干燥。

四、吸入性损伤护理

（一）气道护理

1. 观察呼吸及氧饱和度变化，防止窒息　轻度吸入性损伤可抬高床头，给予半卧位，给予氧气吸入。中、重度吸入性损伤者，需采取预防性气管切开，妥善固定气管套管，防止脱管的发生。未行气管切开者需床旁备呼吸机、气管插管箱、气管切开包等。

2. 及时清除呼吸道异物及分泌物　中、重度吸入性损伤患者采用体位引流及胸部物理治疗等方法促进气道内分泌物排出。

（二）体位护理

（1）采用不同的翻身工具及方法避免创面受压，如背部有创面者协助患者取俯卧位，盖无菌中单。

（2）四肢烧伤者给予"大字"卧位，充分暴露腋窝、腹股沟，给予烤灯持续照射，保持创面干燥。

（三）感染预防

1. 实施保护性隔离　单人病房，严格控制探视，限制人员出入，医护人员入室前更换隔离衣。患者用物经消毒处理后固定使用。

2. 导管的维护　穿刺过程中无菌操作，注意导管接头护理。每天观察敷料有无渗血、渗液、松脱，按时更换，确保置管处干燥，固定良好。

3. 误吸预防　加强对口鼻腔分泌物的引流。鼻饲时尽量保持患者半坐位或坐位；每班检查胃管的刻度、是否在胃内；4～6 h 回抽胃内容物，抽出量>150 mL 暂停饮食，并给予胃动力药物，减少误吸的风险。

（孙　敏）

第七节 重症患者导管护理

一、经外周静脉穿刺的中心静脉导管

经外周静脉穿刺的中心静脉导管(PICC)置管术是指由外周静脉(贵要静脉、肘正中静脉、头静脉、大隐静脉等)置管,使导管尖端位于上腔静脉或下腔静脉的方法。

【适应证和禁忌证】

1. 适应证

(1)需要长期静脉输液的患者。

(2)缺乏外周静脉通路倾向的患者。

(3)有锁骨下或颈内静脉插管禁忌证的患者。

(4)输注刺激性药物(如化疗药物等)的患者。

(5)输注高渗性或黏稠性液体(如胃肠外营养液、脂肪乳等)的患者。

(6)需反复输血或血制品,或反复采血的患者。

(7)23 ~30 周的早产儿(极低体重儿,体重<1.5 kg)。

(8)其他:如家庭病床患者等。

2. 禁忌证

(1)无合适的穿刺置管血管。

(2)穿刺部位有感染或损伤。

(3)置管途径有外伤史、血管外科手术史、放疗治疗史、静脉血栓形成史。

(4)接受乳腺癌根治术和腋下淋巴结清扫术后的患侧上肢。

(5)上腔静脉压迫综合征。

(6)已知对导管材质过敏者。

(7)严重出血性疾病。

(8)锁骨下淋巴结肿大或有肿块者。

(9)安装起搏器的一侧。

(10)淋巴结水肿或脑卒中累及的患侧肢体。

(11)4 ~5 级慢性肾病患者。

【换药流程】

1. 用物准备 换药包[治疗巾1块、酒精棉棒1包、碘伏(或氯己定)棉棒1包、无菌手套2副、透明贴膜1块、胶布3条、酒精棉片2片、纱布1块]、输液接头(正压接头)、20 mL注射器、0.9%氯化钠溶液20 mL、皮尺等。

2. 评估 首先向患者解释操作过程,仔细检查PICC穿刺周围皮肤有无压痛、肿胀、血肿、感染、浆液脓肿等,用皮尺测量穿刺点上方10 cm处臂围(>2 cm应考虑血栓或静脉炎的出现)。

3. 更换输液接头 戴无菌手套,用酒精棉片用力旋转摩擦接头连接处,至少20次(约15 s),用20 mL 0.9%氯化钠溶液预冲正压接头以排出其中的气体。连接PICC连接处,回抽血确认位置,脉冲式冲洗导管。

4. 揭除敷贴 拇指轻压穿刺点周围,沿敷料周边0°角平行牵拉透明敷料,固定导管,自下而上180°角去除旧的敷料。观察穿刺点周围有无红肿、渗血、渗液及导管刻度。

5. 酒精棉棒消毒 更换无菌手套,用酒精棉棒在距穿刺点1 cm外的皮肤由内向外,顺时针、逆时针交替螺旋状消毒三遍,消毒直径为10 cm×12 cm。

6. 碘伏(或氯己定)棉棒消毒 碘伏(或氯己定)棉棒以穿刺点为中心,由内向外,顺时针、逆时针交替螺旋状消毒三遍,消毒直径为10 cm×12 cm,最后消毒外留导管及延长管。

7. 固定 皮肤待干后,正确摆放导管位置(U型固定),切勿打折,无张力贴膜(敷料中心对准穿刺点,下缘覆盖翼型部分约一半,纸质边框预切口对准导管连接器方向)放置后先捏牢导管、固定翼及连接器边缘。

8. 导管塑形 使导管与贴膜完全相融,然后按压整片敷料,最后去除纸质边框时边去除边按压。

9. 胶布固定 蝶形交叉固定连接器。

10. 标注 注明换药日期、时间(置管时间、更换敷料时间)刻度、签名。

【日常护理】

术后24 h内观察穿刺点有无渗血,弹力绷带加压包扎松紧度是否合适。穿刺肢体适当抬高,多做握拳动作,如出现疼痛、酸痛等不适症状,应立即通知护士。

术后24 h后置管后24 h更换第1次敷贴,以后每周更换1~2次,根据病情需要随时更换,严格无菌操作原则。

(1)PICC导管一般8 h冲管1次,持续输液每12 h冲管1次,限制输液速度的患者,增加冲管的次数。

(2)采取血样标本时,先用注射器抽取2~3 mL血液弃去,再留取血标本,最后冲管。

(3)每天定时定部位测量臂围,及时发现有无水肿及静脉炎出现,早期发现早期处理。

(4)输液接头(正压接头)常规每周更换1次,如有血迹及时更换,更换时用酒精棉片持续旋转擦拭PICC的螺纹口15S彻底消毒,共消毒2遍。

(5)输注黏稠度高或相对分子质量大的物质,如脂肪乳、血制品等时,输注前后均应用0.9%氯化钠溶液20 mL脉冲方式冲管,切忌用10 mL以下的针筒,以防压力太大造成硅胶导管破裂。

(6)封管时抽取2~3 mL肝素盐水(0~10 U/mL)正压封管。

(7)微量泵、化疗泵推注速度宜大于3 mL/h。

(8)对于能够正常洗澡的患者,洗澡之前需要在穿刺点部位及周围使用防水袖套,以防止被沾湿而导致感染,若敷贴发生污染应立即更换。

(9)耐高压型PICC固定标准操作流程:需要思乐扣(导管固定装置)进行加强固定。

(10)日常生活

1)适宜活动,可以从事一般的日常工作,如吃饭、洗澡、写字等。

2)不宜的活动,避免带管的手臂过度用力,避免做甩手臂动作,如游泳等。

3)衣袖不宜过紧,避免长时间压迫导管引起不适。

4)睡眠时,注意不要压迫穿刺血管。

5)更衣时,先脱健侧衣袖再脱患侧衣袖。

6)置管肢体避免测血压,扎止血带,压力会使血液反流并堵管。

7)不能用于CT检查的高压注射(耐高压导管除外)。

【意外处理】

1.过敏反应 如果过敏程度较轻,应做好过敏部位的清洁,保证该部位皮肤干燥,使用抗过敏敷贴;如果出现皮疹、瘙痒等不适症状,可用炉甘石洗剂清洗过敏局部皮肤;如果过敏程度严重,用无菌纱布覆盖穿刺部位并用宽胶布固定,换药频率为1~2次/d,遵医嘱给予抗过敏药物。

2.导管阻塞 输液速度慢或停止,无法抽到回血,无法冲管。密切观察患者的体位,避免导管弯曲、打折,确认导管尖端位置正确。可采用10 mL注射器回抽(不可暴力推注),导管部分堵管可选用10 U/mL肝素盐水脉冲式封管,保留 20 mL 溶栓。通管失败,或导管完全堵塞,采用 5 000 U/mL 尿激酶溶栓。

3. 导管感染　如果导管入口处红肿、硬结、流脓,应暂停使用 PICC,遵医嘱使用碘伏及抗生素湿敷,2 次/d,15 ~20 min/次。待感染完全消失后 PICC 仍可正常使用。使用过程中患者出现高热、寒战、低血压等症状遵医嘱采血培养,根据血培养结果,使用抗生素治疗,处理 3 d 无好转,遵医嘱拔出 PICC,做导管尖端培养。

4. 静脉炎　沿静脉通路部位疼痛、压痛,穿刺部位血管红、肿、热、痛,触诊时静脉发硬,呈条索状、无弹性,严重者伴有发热等全身症状。停止输液,抬高患肢,避免剧烈活动,用 50% 的硫酸镁外敷,4 次/d,20 min/次,并抬高患肢,避免剧烈运动,若 3 d 无好转或更严重者应拔出导管。

5. 静脉血栓　置管部位肿胀、渗液、麻木、刺痛、皮肤颜色和温度改变。超声和血管造影明确诊断,抬高患肢、制动,遵医嘱使用抗凝药物,外科或介入治疗。

6. 导管异位　滴速减慢,无法抽到回血,导管发生位置偏差。先评估导管功能,并进行 X 射线定位。过深可以根据需内留长度拔出一部分导管,但过浅时不可再送入外移导管。如处理后导管功能仍未恢复,应拔管或重新置管。

7. 导管断裂　体外部分断裂:修复导管,按无菌原则,用无菌剪刀在渗漏部位远端剪断,重新更换延长管,拍 X 射线片确认位置。

体内部分断裂:用手指按压导管上端的血管或立即于上臂腋部扎止血带,并制动,防止断管随血流移动,止血带松紧以不影响动脉血供为宜。快速确定导管位置,必要时行静脉切开术,取出导管。

8. 导管脱出　导管从置管处脱出来,或有明显脱出迹象,立即按压穿刺处,检查导管的刻度并排除断裂的可能。如导管刻度不全,嘱患者制动,立即通知医师。

9. 拔管护理　在进行拔管前需要先用热水袋在患者穿刺点上方热敷至少 30 min,为了避免出现导管破裂,需提前准备好止血带。导管拔出后进行压迫止血,最后用无菌敷料进行包扎,伤口恢复后才能洗澡。

二、中心静脉导管

中心静脉导管(CVC)末端位于上腔或下腔静脉的导管,包括经锁骨下静脉、颈内静脉、股静脉置管。在重症监护室(ICU)应用广泛,在抢救危重患者时可快速扩容,同时也是进行中心静脉压测定、肠外营养等治疗的有效途径。其中锁骨下静脉穿刺因导管感染率远低于颈内静脉穿刺和股静脉穿刺,被卫健委感染控制操作指南列为首选。

【适应证和禁忌证】

1. 适应证

(1)外周静脉穿刺困难。

(2)长期输液治疗。

(3)大量、快速扩容。

(4)实施完全胃肠外营养(TPN)治疗的患者。

(5)药物(化疗、高渗、刺激性)治疗。

(6)血液透析、血浆置换术。

(7)急危重症患者抢救和大手术期行 CVP 监测。

(8)Swan-Ganz(气囊漂浮)导管监测进行肺动脉压(PAP)和肺毛细血管契压(PCWP)测量工具。

(9)PiCCO 监测(脉波轮廓温度稀释连续心排量监测)。

2. 禁忌证

(1)同侧颈内置管和起搏导线置管。

(2)穿刺部位静脉血栓。

(3)同侧动静脉造瘘管。

(4)穿刺区域的感染、蜂窝织炎。

(5)上腔静脉压迫综合征及凝血功能障碍。

(6)胸廓畸形、锁骨骨折有明显的畸形愈合。

【换药流程】

1. 用物准备　换药包[治疗巾 1 块、酒精棉棒 1 包、碘伏(或氯己定)棉棒 1 包、无菌手套 2 副、透明贴膜 1 块、胶布 3 条、酒精棉片 2 片、纱布 1 块]、输液接头(正压接头)、20 mL 注射器、0.9% 氯化钠溶液 20 mL 等。

2. 评估　首先向患者解释操作过程,评估穿刺部位及周围皮肤有无渗出、红肿、热痛等。触摸穿刺周围皮肤,评估有无硬结形成,询问患者的感觉。

3. 取舒适卧位　充分暴露穿刺点及换药侧肩颈部,肩下垫治疗巾。

4. 更换输液接头　去除旧输液接头,酒精棉片擦拭路厄接口,多方位用力摩擦不少于 15S,共消毒两遍,将备好的新输液接头与路厄接口连接。再次洗手,预冲与新输液接头连接,排气备用(勿将接头从包装袋内取出)。

5. 冲洗导管 打开夹子，确认导管位置，抽回血（不超过输液接头），用 20 mL 0.9% 氯化钠溶液脉冲式冲洗导管，并使用 2～3 mL 肝素盐水（10 U/mL）正压封管，关闭夹子。

6. 揭除敷贴 拇指轻压穿刺点周围，沿敷料周边 0°角平行牵拉透明敷料，固定导管，自下而上 180°角去除旧的敷料。观察穿刺点周围有无红肿、渗血、渗液，观察导管刻度。

7. 酒精棉棒消毒 更换无菌手套，用酒精棉棒在距穿刺点 1 cm 外的皮肤由内向外，顺时针、逆时针交替螺旋状消毒 3 遍，消毒直径为 10 cm×12 cm。

8. 碘伏（或氯己定）棉棒消毒 碘伏（或氯己定）棉棒以穿刺点为中心，由内向外，顺时针、逆时针交替螺旋状消毒 3 遍，消毒直径为 10 cm×12 cm，最后消毒外留导管及延长管。

9. 固定 皮肤待干后，正确摆放导管（U 型固定），切勿打折，无张力贴膜（敷料中心对准穿刺点，下缘覆盖翼型部分约一半，纸质边框预切口对准导管连接器方向）放置后先捏牢导管、固定翼及连接器边缘。

10. 导管塑形 使导管与贴膜完全相粘，然后按压整片敷料，边去除边按压直至边框。

11. 胶布固定 蝶形交叉固定连接器。

12. 标注 注明换药日期、时间（置管时间、更换敷料时间）、刻度、签名。

三、经鼻胃（肠）管

经鼻胃（肠）管指将胃（肠）管经一侧鼻腔插入胃（肠）内，用以胃肠减压或从管内灌注流质食物、营养液、药物和水分，从而达到治疗目的的管道。

【适应证和禁忌证】

1. 适应证

（1）急性胃扩张。

（2）上消化道穿孔或胃肠道有梗阻。

（3）急腹症有明显胀气者或较大的腹部手术前等。

（4）昏迷患者或不能经口进食者，如口腔疾患、口腔和咽喉手术后的患者。

（5）不能张口的患者，如破伤风患者。

（6）早产儿和病情危重的患者及拒绝进食的患者。

（7）服毒自杀或误食中毒需洗胃患者。

2. 禁忌证

(1)鼻咽部有癌肿或急性炎症的患者。

(2)食管静脉曲张。

(3)上消化道出血。

(4)胃炎。

(5)鼻腔阻塞。

(6)食管、贲门狭窄或梗阻。

(7)吞食腐蚀性药物的患者。

【置管流程】

1. 鼻胃管置入流程

(1)用物准备:生活垃圾桶、医疗垃圾桶、治疗本、治疗盘内放治疗碗(盛温开水)、注射器、胃管、鼻贴、治疗巾、标识贴、手套、听诊器、弯盘、压舌板、手电筒、棉签。

(2)核对、评估:携用物至患者床旁,核对姓名及床号,自我介绍,向患者及其家属解释操作目的及配合方法。评估患者病情、意识状态、合作程度、鼻腔是否通畅,评估患者有无消化道狭窄或食管静脉曲张,插胃管的经历,评估消化、吸收、排泄功能和进食需求。

(3)体位:①协助患者取半坐卧位或坐位。②无法坐起者取右侧卧位。③昏迷患者取平卧位,头向后仰。

(4)保护床单位:铺治疗巾。

(5)鼻腔准备:清洁患者鼻腔。

(6)洗手戴手套、口罩。

(7)测量胃管插入长度:成人插入长度为45~55 cm,测量方法是从前额发际至胸骨剑突的距离。

(8)插入胃管:润滑胃管前端,自鼻孔轻轻插入10~15 cm,嘱清醒患者做吞咽动作,继续插入至预定长度。昏迷患者:左手将患者头部托起,使下颌角靠近胸骨柄,缓慢插入至预定长度。

(9)确认胃管是否在胃内:①抽取胃液法。②听气过水声法:将听诊器置患者胃区,快速经胃管向胃内注入10 mL的空气,听到气过水声。③对于一些定位困难的患者(如不能抽出胃液)、胃瘫的患者,推荐使用X射线进行定位。X射线是确认胃管位置的"金标准"。

(10)固定:确定胃管在胃内后,用鼻贴固定于鼻尖,二次固定于脸颊。

(11)处理胃管末端:①盖上胃管前端小帽,用纱布包好胃管末端。②贴胃管标识,置入长度、日期。

(12)安置患者。协助患者清洁鼻腔、口腔,整理床单位。

(13)整理用物。

(14)洗手、记录。

2. 鼻肠管置入流程　要求:整个过程动作应轻柔,围绕“10-10-10”原则匀速缓慢置入。

(1)签字:患者及家属签字(了解是否存在置管禁忌证)。

(2)用物:鼻肠管、听诊器、橡胶手套、pH 试纸、鼻贴及标识、小份包、甲氧氯普胺 10 mg、生理盐水 200 mL、空针管 20 mL 及 2mL 各 1 个。

(3)评估:核对、解释(清醒患者)、评估,选择合适型号的鼻肠管。

(4)核对:再次核对患者信息,静脉缓慢推注甲氧氯普胺 10 mg,等待 10 min 后置管。

(5)抬高:床头抬高 30°,右侧卧位。

(6)洗手:戴手套、口罩。

(7)测量:拆开鼻肠管包装,关闭接入端口,保持导丝牢固,测量管道经鼻进入胃的长度。

(8)湿润:弯盘倒入 200 mL 生理盐水,浸泡鼻肠管,空针冲管腔。

(9)铺巾:铺治疗巾。

(10)置管:注意动作缓慢轻柔,以每次 2 ~ 3 cm 的速度插管。

(11)入胃:回抽胃液、听诊等方法确认鼻肠管在胃内。

(12)过幽门:确认在胃内后,减慢置管速度。当置入长度达 75 cm 时(一般位于幽门口处),以每次 1 ~ 2 cm 的速度缓慢前行,每置入 5 cm 长度时就回抽导丝,判断有无打折弯曲。

(13)初步位置确认:①听诊法。②真空试验。③导丝判断。④回抽出金黄色肠液测量 pH 值。

(14)固定:分叉交织法固定,贴导管标识。

(15)最终定位:①导航仪。②腹部 X 射线检查(金标准)。

(16)导管位置的确认:①导丝回弹法。导丝回撤回弹大,可能在胃内盘曲(存在争议)。②注水回抽法:向管道内注入 10 mL 生理盐水,如果易回抽液体少于 5 mL,可能进入小肠(存在争议)。③听诊法:左上腹(胃腔)→右腹(过幽门)→左下腹(十二指肠或空肠)(存在争议)。④抽取肠液法:抽出金黄色液体,pH>6 可能进入肠内(存在争议)。⑤导航仪定位法。⑥腹部 X 射线检查(金标准)。

(17)注意事项如下:①随患者呼吸缓慢进管,通常超过 75 cm 后,可有一种突破感为过幽门,可继续轻柔推进。②如遇导丝回弹大,向后慢速回撤,每次 5 cm,直到感觉导丝能够在管道内自由移动。③正常如遇阻力明显增加,不应盲目用力进管。④置管困难可辅助使用注水、注气、双导丝等方法。⑤气管插管/切开置管前可将气囊抽出再置管。

【固定方法】

要求:牢固、美观、舒适、清洁、通畅。

1. 分叉交织法　取抗过敏透气弹性胶布,按胶布背面刻度剪出 7 cm×3 cm 胶布 1 块,沿纵向正中剪开至 4 cm 处,修边角至美观。鼻胃(肠)管留置成功后,擦净鼻部分泌物,用未剪开的 3 cm(此长度可根据患者鼻的情况而定)胶布纵向固定于整个鼻部,剪开的一条沿胃管在鼻孔处顺时针螺旋形缠绕数圈,将导管稍向鼻内插入 0.5 cm,目的是使得导管和鼻子之间插入些胶布,减少导管对鼻部的刺激,再将另一条胶布逆时针螺旋形缠绕。

2. 蝶翼法　选择一条长 7 cm 的透气型宽胶布,将胶布从一端两侧各剪去 1 cm×4 cm,一端保留 3 cm×3 cm 贴于患者鼻部,将一端剪开残留的部分缠绕在鼻胃(肠)管上。将鼻胃(肠)管外露部分用透明贴或宽胶布高举平台法贴于患者的脸颊上。

3. 吊线法　选择 10.0 cm×1.5 cm 的透气型宽胶布,缠绕胃管 2 圈后固定于鼻部,取 1 段长约 10 cm 的装订线将胃管出鼻孔处系死扣,注意勿过紧过松,双线捻成 1 股后向上固定于额头,用 3 cm×4 cm 透气型宽胶布固定,导管尾部可用高举平台法固定于面颊部。

4. "工"字形法　取抗过敏透气弹性胶布,按胶布背面刻度剪出 7 cm×4 cm 胶布 1 块,剪成"工"字形,上端保留 3 cm×3 cm,贴于患者鼻部,下端保留 1.5 cm×4.0 cm,用于固定导管,修边角至美观。

【日常护理】

1. 留置鼻胃管的护理

(1)每日晨间护理时测量胃管长度,用生理盐水棉签清理鼻腔,温毛巾擦鼻翼、脸部后更换胶布。观察患者鼻腔情况,如有脓性分泌物或局部红肿疼痛较明显时,立即更换胃管至对侧或拔出胃管,正确使用黏膜保护剂和抗生素。

(2)保持鼻饲患者口腔清洁,做好口腔护理,2 次/d。对于机械通气的鼻饲患者使用(氯已定)口腔护理 2 次/d,以降低肺炎的发生率。

(3)每次鼻饲前需确认胃管是否在胃内,将床头抬高>30°以预防反流,充分评估患者呼吸道情况，吸痰后再进行鼻饲，鼻饲后应保持该体位 30 ~ 60 min。

（4）鼻饲前应回抽胃液，了解有无胃潴留，如胃内容物残留量超出 100 mL 应适当延长喂食间隔时间。

（5）根据患者情况调整好“三度”，即鼻饲液的浓度、温度（38 ~ 40 ℃）、推注速度，每次定时注射器缓慢推注 200 ~ 250 mL。每次鼻饲后用温开水冲洗胃管，冲洗时用手旋捏胃管，以免食物残留在管壁上。

（6）鼻饲时严格遵守无菌原则及鼻饲饮食配制原则。

（7）鼻饲后胃管末端口盖帽或用无菌纱布包裹，且每日更换纱布。

（8）长期鼻饲的患者应每月更换胃管，晚上拔出，次日晨由对侧鼻腔重置。

2. 留置鼻肠管的护理

（1）每 2 ~ 4 h 用 30 mL 温开水脉冲式冲管，一旦发生堵管，可与鼻肠管末端接三通注入适量的可乐或碳酸氢钠使管腔充盈，利用碳酸氢钠的酸化作用溶解软化堵塞物。

（2）口服药物尽量选液体，片剂要充分研碎，注意药物的配伍禁忌。

（3）高龄、胃肠道功能减退、反流性疾病的患者行肠内营养时需使用营养泵持续输注。

（4）对于机械通气的患者为预防误吸的发生，可以行鼻肠管肠内营养联合胃管间歇胃肠减压。

（5）鼻肠管虽然避免了胃排空延迟的弊端，但营养液没有经过胃的消化，导致腹泻的发生率要高于胃管，在营养支持治疗时，一定要遵循循序渐进的原则，并注意输注的温度。

（6）鼻肠管 3 ~ 6 个月需更换 1 次。

【意外处理】

1. 鼻胃管堵塞

（1）原因：①鼻饲速度过慢。②食物或药物未充分研碎或药物研碎混合后因化学反应产生凝块。③鼻饲后冲管方法不规范。

（2）预防措施：①控制鼻饲速度，避免过慢导致堵管。②鼻饲药物时注意药物之间化学反应及配伍禁忌，几种药物不能放在一起磨碎，鼻饲液保证无渣。③鼻饲前后用 20 mL 以上温开水冲洗胃管，并采用脉冲式冲管方式（推→停→推→停）。④免疫功能受损或危重患者建议灭菌注射用水冲管。

2. 鼻肠管堵塞

(1)原因:①鼻肠管打折。外露段扭曲折叠或肠内段反折。②营养液阻塞。营养液过于浓稠、输注速度过慢、蛋白质凝固、药物与营养液的配伍禁忌。

(2)预防:四度三冲洗。①浓度:不能过高,从低浓度向高浓度过渡,在增加浓度时,不能同时增加容量,两者增加可交替进行。②速度:不能过快(最快 100 ~ 120 mL/h)。③高度:床头抬高要大于 30°。④温度:鼻饲液温度控制在 38 ~ 40 ℃。⑤分别、逐渐增加速度、浓度和量。⑥鼻饲前后、喂药前后、定时冲洗。

3. 脱出

(1)原因:①面颊油脂及汗腺分泌多使面部胶布松脱。②患者烦躁,不自主拔管。

(2)预防:①妥善固定鼻胃(肠)管,分叉交织法胶布固定可减少滑脱。要加强鼻饲患者的巡视,检查管道固定情况,如有胶布松脱现象应及时更换。②护士要详细解释留置鼻胃(肠)管的目的及自行拔管的危害。对有可能不自主拔管的患者进行适当约束,对有躁动不安或谵妄的患者应和医师沟通给予适当的药物镇静。

4. 鼻饲液反流及误吸

(1)原因:①剧烈咳嗽有可能使胃管改变位置。②患者体位不当。③胃肠蠕动缓慢造成胃潴留或鼻饲输注速度过快。④胃管插入深度不够。

(2)预防:①鼻饲前充分评估呼吸道情况,先吸痰再进行鼻饲,以预防鼻饲后吸痰引起咳嗽,导致反流。②鼻饲前将床头摇高至角度大于 30°,鼻饲后应保持该体位 30 ~ 60 min。③鼻饲前回抽胃液,了解有无胃潴留,如胃内容物残留量超出 100 mL 应适当延长喂食间隔时间。④鼻饲速度尽可能慢,有条件者可使用营养泵控制鼻饲速度,初用时速度可调至 20 mL/h,应用 12 ~ 24 h 后输注速度可逐步增至 40 ~ 80 mL/h。⑤延长胃管的置入长度,即发际线至剑突的距离再加 8 ~ 10 cm。

(3)紧急处理:鼻饲液反流及误吸对患者危害很大,轻者可引起吸入性肺炎,重者则导致窒息死亡。若患者突然出现呼吸道分泌物增多,应警惕有无胃内容物反流误吸,出现误吸时应立即停止鼻饲,取右侧卧位,头部放低,尽快吸出呼吸道分泌物并抽出胃内容物,防止进一步反流,造成严重后果。

5. 胃肠功能紊乱

(1)原因与表现:胃肠功能紊乱表现为腹泻、便秘、糖代谢紊乱等,与鼻饲液的种类、速度、温度及鼻饲量等有关系。

(2)护理措施:①鼻饲液温度38~40 ℃,每次鼻饲量应控制在200~250 mL,少量多餐,一般4~6次/d,两餐之间适当补充水分。②食物要当日配制,鼻饲用品要清洁消毒。③对高龄及危重患者持续鼻饲较分次鼻饲可有效降低并发症的发生。

四、口咽通气管

口咽通气管又称简易人工气道,是指经口使用口咽通气管插入口腔,将舌根与咽后壁分开,使下咽部到达声门,建立人工气道的方法,是保持气道通畅的一种简单、快捷的通气装置。可解除上呼吸道阻塞,减少气流阻力,利于上呼吸道吸引,改善患者氧合。

【适应证和禁忌证】

1. 适应证

(1)鼻咽部呼吸阻塞。

(2)舌后坠造成的不完全呼吸道梗阻患者,呼吸困难通过鼻导管进行氧气吸入者。

(3)咳痰无力、分泌物多、未行气管插管的患者,需经上呼吸道进行吸引者,防止反复经鼻腔吸引易引起鼻腔黏膜破损。

(4)缺乏咳嗽或咽反射的昏迷患者。

(5)有自主呼吸而舌后坠致呼吸道梗阻的昏迷患者。

(6)气道分泌物增多且需行吸引的患者。

(7)癫痫发作或抽搐需保护舌、牙齿免损伤的昏迷患者。

(8)气管插管时取代牙垫作用。

2. 禁忌证

(1)清醒和浅麻醉患者不易耐受。

(2)食管静脉曲张。

(3)上消化道出血。

(4)食管、贲门狭窄或梗阻。

(5)心力衰竭和重度高血压患者。

(6)吞食腐蚀性药物、有出血倾向的患者。

(7)牙关紧闭、严重口周损伤等。

【置管流程】

1. 用物准备　治疗车、无菌治疗盘、口咽通气管、液状石蜡、听诊器、医嘱本、吸痰包(内盛灭菌注射用水)、无菌镊子 2 把、开口器、无菌纱布数块、一次性吸痰管、一次性无菌手套、棉签、吸痰装置、手电筒、医疗垃圾桶、生活垃圾桶、免洗洗手液。

2. 评估患者、摆体位　评估患者病情、治疗情况、肺部症状、呼吸及血氧情况,口腔黏膜是否完整,有无口腔手术史,患者凝血功能状况,患者心理状态与合作程度;放平床头,协助患者取平卧位,头后仰,使上呼吸道三条轴线(口、咽、喉)尽量走向一致,清洁口腔内分泌物。

3. 选择合适的口咽通气管并置管　用浸润液状石蜡的纱布充分润滑口咽通气管外壁,开口器从一侧口角打开。置管方法分为两种:一种为直接放置,将通气管的咽弯曲沿舌面顺势送至上咽部,将舌根与口咽后壁分开;另一种为反向插入法:把口咽管的咽弯曲部分向腭部插入口腔,当其内口接近口咽后壁时(已通过腭垂),即将其旋转 180°,借患者吸气时顺势向下推送,弯曲部分下面压住舌根,弯曲部分上面抵住口咽后壁。

4. 固定口咽通气管　用 10 cm×12 cm 透明敷料固定口咽通气管周围或用胶布制成长方形,中间留有和口咽通气管大小合适的孔,形成"回"字形固定。

【日常护理】

(1)加强口腔护理,每 4 h 漱口或口腔湿润 1 次,每日口腔清洁 2 次,每日全面口腔评估 1 次,注意检查分泌物。

(2)保持口咽通气管在位通畅,操作过程要注意观察患者的呼吸情况。

(3)口腔周围皮肤护理:保持口腔周围皮肤清洁干燥,有皮肤破损者可涂金霉素眼膏,预防局部皮肤感染。

(4)患者取去枕平卧位或头偏一侧,稍后仰,保持气道有一定的弧度,从而扩大咽腔,有利于通气。

(5)妥善固定通气管,防止脱落,出汗多或胶布被分泌物污染时,应及时更换胶布,重新固定。

(6)密切观察患者呼吸、心率、血压、血氧饱和度等的变化。

(7)拔除口咽通气管时机:24 h 后更换,要掌握好使用口咽通气管的时机,待患者吞咽反射恢复、通气良好、呼之睁眼、有指令张口动作可以考虑拔管,以免诱发频繁的吞咽、咳嗽反射,减少感染的机会。

【意外处理】

(1)管道移位和脱出:保持呼吸道通畅,监测呼吸和血氧饱和度,及时吸氧。

(2)堵塞:及时清理分泌物,监测生命体征,保持呼吸道通畅,必要时重新置入。

(3)定期检查患者口腔,查看有无舌后坠、分泌物较多的情况。

五、鼻咽通气管

鼻咽通气管又称简易人工气道,是指经鼻使用鼻咽通气管插入鼻腔,保持气道通畅的一种简单、快捷的通气装置,可解除鼻咽部上呼吸道阻塞,减少气流阻力,利于上呼吸道分泌物吸引,改善患者血氧饱和度。

【适应证和禁忌证】

1. 适应证

(1)下颌很紧,置入经口人工气道有困难的患者。

(2)鼻咽部呼吸阻塞者。

(3)舌后坠造成不完全呼吸道梗阻者,呼吸困难通过鼻导管进行氧气吸入者。

(4)咳痰无力、分泌物多未行气管插管的患者。

(5)缺乏咳嗽或咽反射的昏迷患者。

(6)有自主呼吸而舌后坠致呼吸道梗阻的昏迷患者。

(7)气道分泌物增多需行吸引的患者。

2. 禁忌证

(1)清醒和浅麻醉患者不易耐受。

(2)鼻腔阻塞者。

(3)心力衰竭和重度高血压患者。

(4)鼻气道阻塞、鼻息肉、鼻腔出血或有出血倾向、鼻外伤、鼻腔畸形、鼻腔炎症者。

(5)颅底骨折、脑脊液耳鼻漏的患者。

【置管流程】

1. 用物准备　治疗车、无菌治疗盘、鼻咽通气管(根据患者选择型号)、液状石蜡、听诊器、医嘱单、吸痰包(内盛灭菌注射用水)、无菌镊子 2 把、无菌纱布数块、一次性吸痰管、一次性无菌手套、棉签、吸痰装置、手电筒、医疗垃圾桶、生活垃圾桶、免洗洗手液。

2. 评估患者　评估患者病情、治疗情况、肺部症状、呼吸及血氧饱和度情况,鼻腔黏膜是否完整,无创机械通气情况,有无鼻咽部或颅脑手术史,患者凝血功能、心理状态与合作程度。

核对、摆体位　携用物至床边，再次核对，洗手；翻身叩背，摆体位；询问查看鼻腔通畅情况，润滑鼻腔。

4. 置鼻咽通气管　测量插入长度（同侧鼻翼至耳垂），用浸润液状石蜡的纱布充分润滑鼻咽通气管外壁，将鼻咽通气管弯度向下、弧度朝上、内缘口向下沿垂直鼻面部方向缓缓插入鼻腔至管的外口缘，调节氧气气流量，接吸氧管，将吸氧管固定于一侧鼻腔进行吸氧。

5. 注意事项

（1）鼻咽通气管仅适用因舌后坠导致的上呼吸道阻塞，此时需注意观察凝血功能障碍者的鼻咽出血。

（2）鼻面部损伤者禁止使用，防止经骨折的筛状板错位进入颅腔的危险。

（3）鼻咽通气管留置时间<7 d。

（4）保持鼻咽通气管通畅，每日做好鼻腔护理。鼻腔与鼻咽通气管间涂液状石蜡，及时清洁鼻腔分泌物。

（5）做好气道湿化，防止鼻黏膜干燥出血。

（6）防止鼻腔黏膜压伤，一般一侧留置 1～2 d，更换至另一侧鼻腔插入。

（7）鼻咽通气管使用时要注意做好痰液吸引和氧气改善效果的评估。

（8）置管时切忌暴力，如果用中等力度不能将鼻咽通气管置入，应更换一根较细的鼻咽通气管，并且需用棉棒扩张鼻道，也可在另一鼻腔试插。

【日常护理】

（1）定时湿化鼻腔，加强口腔护理，每 4 h 漱口或口腔湿润 1 次，每日口腔清洁 2 次，每日全面口腔评估 1 次，注意观察有无鼻窦炎的迹象。

（2）保持鼻咽通气管在位通畅，操作过程要注意观察患者的呼吸情况。

（3）患者鼻腔周围皮肤护理：保持口鼻腔周围皮肤清洁干燥，每日用生理盐水轻轻擦拭皮肤 2～3 次，有皮肤破损者可涂金霉素眼膏，预防局部皮肤感染。

（4）患者去枕平卧中立位或头偏一侧，稍后仰，保持气道有一定的弧度，从而扩大咽腔，有利于通气。

（5）监测患者的呼吸、心率、血压、心电图和血氧饱和度等的变化。

（6）拔除鼻咽通气管时机：气道阻塞致死常发生在拔管后，故拔管后至完全清醒的一段时间内要掌握好使用鼻咽通气管的时机，待患者吞咽反射恢复、自发呼吸已足够、通气良好、呼之睁眼、有指令张口动作可以考虑拔管，以免诱发频繁的吞咽、咳嗽反射，减少感染的机会，拔管前护士应准备好吸引器及吸痰管，拔除鼻咽通气管后，应清除鼻腔内异物并另备鼻咽通气管，以防再次插管且需长时间使用者，拔除清洗，从另一侧鼻腔插入。

【意外处理】

（1）管道移位和脱出：保持患者呼吸道通畅，监测呼吸和血氧饱和度，及时吸氧。

（2）堵塞：及时清理分泌物，监测生命体征，保持呼吸道通畅，必要时重新置入。

（3）鼻咽部出血：停止吸引，缓慢取出鼻咽通气管，嘱患者头部抬高，并用棉签蘸少量肾上腺素涂抹于出血侧鼻腔。

（孙　敏）

参考文献

[1]曹艳春.突发公共卫生事件下公共政策比较与创新[M].上海:上海远东出版社,2021.

[2]李林泽,徐小丽,李晓青,等.实用急诊与介入超声[M].哈尔滨:黑龙江科学技术出版社,2021.

[3]张全斌.介入性超声医学临床医师备忘录[M].北京:科学技术文献出版社,2021.

[4]范从华.突发公共卫生事件理论与实践[M].昆明:云南科技出版社,2020.

[5]唐纳德·C.奥克肖恩,凯瑟琳·M.奥托.术中及介入超声心动图[M].宋海波,刘进,主译.北京:中国科学技术出版社,2020.

[6]蒲军.实用临床生殖医学[M].北京:科学出版社,2020.

[7]张广清,周春兰.突发公共卫生事件护理工作指引[M].广州:广东科技出版社,2020.

[8]周绿林,陶红兵.新冠肺炎突发疫情的社区防控组织与管理[M].镇江:江苏大学出版社,2020.

[9]KALAITZAKIS E,VILMANN P,BHUTANI M S.治疗性超声内镜学[M].金震东,张敏敏,主译.北京:中国科学技术出版社,2020.

[10]蔡伟芹.公共卫生定义与内涵外延研究[M].长春:吉林大学出版社,2019.

[11]郝翠芳,包洪初,韩婷.生殖医学内镜微创技术[M].北京:人民卫生出版社,2019.

[12]王丽,刘雪莲.神经外科专科护理服务能力与管理指引[M].沈阳:辽宁科学技术出版社,2019.

[13]彭罗方.全彩图解神经外科手术护理[M].长沙:湖南科学技术出版社,2019.

[14]弗兰克·G.格雷斯.超声内镜学[M].天津:天津科技翻译出版有限公司,2018.

[15]李凯,许尔蛟.介入性超声的临床应用[M].广州:华南理工大学出版社,2018.

[16]克里斯托弗·F.迪特里希,迪特尔·纽伦伯格.介入性超声实践指南和图谱[M].尹立雪,译.天津:天津科技翻译出版公司,2017.

[17]张维宏.计划生育国际比较研究[M].北京:知识产权出版社,2017.

[18]童琦,景秀.计划生育技术指导[M].重庆:重庆大学出版社,2017.